- 지은이

    임진규

- 약력

    이학 박사(화학)

    경영학 박사

    비타민 과학 연구소 소장

    충북대학교 교수 역임

    한양대학교 교수 역임

세상의 모든 비타민

초판인쇄 2024년 12월 24일
초판발행 2024년 12월 24일
지 은 이 임진규
펴 낸 이 임진규
펴 낸 곳 도서출판 북해림
전   화 031-8086-8280
팩   스 031-8086-8293
전자우편 klalim@naver.com
I S B N 979-11-984597-4-9(93590)

도서출판 북해림은 삶과 지식을 이어주고 올바른 정보를 제공하는 책의 바다 숲을 이루 고자 합니다.

세상의 모든 비타민

임진규 지음

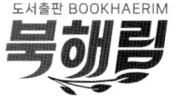

도서출판 BOOKHAERIM
북해림

책 소개

산업이 발달하고 우리의 생활도 과거보다 윤택해 졌지만 우리의 영양상태는 늘 영양소의 부족으로 많은 사람들이 피로, 권태감, 무기력, 불면, 질병 등의 힘든 삶에 놓여 있다. 우리가 먹는 음식만으로는 영양소의 섭취가 부족한 실정이다. 이에 비타민과 건강 기능식품은 현대인의 필요한 영양소로 인식되어 많은 연구가 이루어졌고 지금도 계속 그 연구가 이루어지고 있다. 이에 본 저자는 주요 비타민과 다양한 건강 기능식품의 주요 성분 및 그 성분의 효과, 효능, 주요 작용, 용법, 용량, 주의 사항, 부작용 등을 기술하였다. 아무쪼록 본 저서가 현대인의 건강에 조금이라도 보탬이 되고 모두가 건강한 삶을 누리는 계기가 되었으면 하는 바램이다.

이 책이 출간되기까지 애써 주신 북해림 편집팀과 함께 수고하신 모든 분들께 감사의 말씀을 드립니다.

2024년 12월

저자 임진규

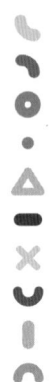

세상의 모든 비타민

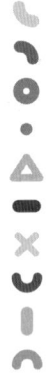

목 차

ㄱ 가르시니아 캄보지아 ~ 김네마　32

가르시니아 캄보지아

가시오갈피

가쓰오부시 올리고펩타이드

가지사슬 아미노산

갈락토올리고당

감마리놀렌산

감마아미노뷰티르산

감마토코페롤

검정콩 추출물

게르마늄

공액리놀레산

관화육종용

구굴

구리

구아검

구아바

구연산

국화

글루코사민

기장

김네마

ㄴ 나이아신 ~ 니코메이플 63

나이아신

나토키나아제

나포마

난소화성 덱스트린

노니

녹즙

니코메이플

ㄷ 단백질분해효소 ~ 두충 73

단백질분해효소

달맞이꽃

대두 올리고당

대두 이소플라본

돌로마이트

동충하초

두날리엘라

두충

ㄹ 락토슈크로스 ~ 리코펜　84

락토슈크로스

락토트라이펩타이드

락토페린

락툴로즈

레드와인 추출물

레몬밤

레시틴

로열젤리

루테인

루틴

류신

리코펜

ㅁ 마그네슘 ~ 밀크씨슬　103

마그네슘

마늘

마늘 난황

마카

마테

매실

맥주효모

메틸설포닐메테인

멜라토닌

멜로키아

모로미식초

몰리브데넘

밀크씨슬

ㅂ 바나바 ~ 뽕나무   124

바나바

발레리안

발린

발아현미

발효 바가스

백금 콜로이드

버드나무 껍질

베타카로틴

보라색울금

보리지

봄울금

붉은토끼풀

블랙커런트

블랙코호시

비오틴

비타민 A

비타민 B군

비타민 B_1

비타민 B_2

비타민 B_6

비타민 B_{12}

비타민 C

비타민 D

비타민 E

비타민 K

비타민 P

비터오렌지

비파

빌베리

뽕나무

ㅅ 사과식초 ~ 식초　171

사과식초

산자나무

삼칠삼

상어간유

상어연골

상황버섯

샹추

서양민들레

석류

세라미드

세사민

세인트존스워트

셀레늄

소엽

소팔메토

수용성 비타민

스피루리나

시나몬

시스테인

시스틴

시트룰린

식물성스테롤

식초

ㅇ 아가리쿠스버섯 ~ 잎새버섯 208

아가리쿠스버섯

아라비녹실레인

아미노산

아세롤라

아슈와간다

아스타잔틴

아연

아티초크

안세린

알로에

알로에베라

알로에 아보레센스

알파리포산

애플 폴리페놀

야콘

양송이버섯

에키네시아

엘라스틴

여주

엽산

영지버섯

예덕나무

오르니틴

옥시카인

옥타코사놀

올리고당

올리브 잎

요오드

울금

유산균

율무

은행나무 추출물

이소류신

이소말토올리고당

이탈리아목형

인

인삼

잎새버섯

ㅈ 자일라리아 ~ 지용성 비타민   267

자일라리아

자일로올리고당

자일리톨

장미

전동싸리

정어리 펩타이드

중국해당화

지용성 비타민

ㅊ 차 ~ 첨차　276

차

차가버섯

참깨

참깨 펩타이드

천수국

철분

첨차

ㅋ 카르노신 ~ 키토산　285

카르노신

카제인포스포펩타이드

카카오

카테킨

칼슘

캣츠 클로

커큐민

커피

컴프리

케피어

코끼리마늘

코엔자임 Q10

콘드로이틴

콜라겐

콜레우스 포스콜리

쿼르세틴

크랜베리

크레아틴

크로뮴

크릴오일

클로렐라

키토글루칸

키토산

트 태반 ~ 티로솔 321

태반

테아닌

토코트리에놀

통캇알리

티로솔

ㅍ 파슬리 ~ 필발   329

파슬리

파파야

판토텐산

포토씨 추출물

포스파티딜세린

폴리글루탐산

폴리페놀

푸룬

프락토올리고당

프로폴리스

피버퓨

피쉬오일

피크노제놀

필발

ㅎ 핵산 ~ 히알루론산   350

핵산

헤스페리딘

호로파

호박씨

홍경천

홍국

후추

후코이단

흑초

흰강낭콩

흰느타리버섯

히알루론산

A - Z DHA ~ S-아데노실메티오닌 369

DHA

EPA

L-카르니틴

S-아데노실메티오닌

항목구성

다음과 같은 항목으로 구성

명칭 영문명

학명, 화학명 각 해당 행목을 기재

영양 성분의 효능과 안전성에 대한 데이터를 개략적으로 설명

효과	기초연구와 임상연구에서 시사하는 효과와 효능. 전통의학에 적용하는 소위 말하는 건강식품으로서의 이용 목적 등.
	각 성분의 효능과 안전성을 독자적으로 평가(주요성분만).
주요성분	함유된 유효성분을 중심으로 기재.
작용	기초연구 및 임상연구의 화학적 근거에 따라 기재.
용법용량	임상시험에 근거한 용법과 용량을 기재.
주의사항	적정량 사용에 대한 주의사항을 기재.
부작용	전반적인 유해사항을 기재. 참고로 인과관계가 명확하지 않은 사항도 포함.
상호작용	전반적인 상호작용을 기재. 참고로 실제 증례 보고뿐만 아니라 이론적으로 가능한 내용도 포함.
비고	적정량 사용에 대한 유의사항을 기재.

평가는 다음과 같이 분류

효능

- 우수: 무작위로 진행된 비교적 많은 비교 시험에서 그 효능이 검증되고, 임상 이용 경험도 풍부.
- 양호: 무작위로 진행된 비교 시험에서 그 효능이 검증됨.
- 보통: 임상 연구에서 효능을 보인 영양제. 증례 시리즈의 보고는 있으나, 무작위 비교 시험이나 메타 분석 등의 데이터는 아직 충분하지 않음.
- 미흡: 전승이나 일화에 근거하여 민간요법으로 사용되어 왔으나, 임상 연구가 아직 충분하지 않음.

안전성

- 우수: 적정량 사용 시 높은 안전성을 보임. 권장 기준량에 따라 이용할 경우, 특별히 건강에 중대한 피해나 부작용이 보고된 바 없음.
  단, 유해 사항이 보고된 적 없더라도 안전성을 나타내는 임상 시험의 데이터가 충분하지 않은 경우에는 등급을 한 단계 내려 '양호'로 매긴다.
- 양호: 높은 안전성. 단, 영양제와의 인과관계를 부정할 수 없는 건강피해와 부작용의 증례보고는 인정된다. 또는 건강 피해 등의 보고는 없지만 안전성을 위한 임상 시험 데이터가 부족한 경우와 의약품과의 상호작용에 주의가 필요한 경우이다. 일반적으로 사용 시, 특별히 문제가 될 만한 건강이상 초래와 부작용 발생 가능성은 낮다.
- 미흡: 비교적 높은 안전성. 단, 인과관계를 부정할 수 없는 건강피해와 부작용의 증례보고가 인정되기 때문에, 만약을 위해 이용 시에 주의가 필요하다.

질환별 건강기능성분표

ㄱㄴㄷ순

1. 간손상 개선
- 아라비녹실레인, S-아데노실메티오닌, 상어 간유, 시스테인, 삼칠삼, 태반, 프로폴리스, 밀크씨슬, 니코 메이플, 레시틴

2. 간헐성파행증
- 은행나무 추출물

3. 감기
- 아연, 에키네시아, 비타민C

4. 갑상선 기능 항진증
- L-카르니틴

5. 갱년기증상
- 대두 이소플라본, 이탈리아목형, 블랙코호시, 붉은토끼풀

6. 고혈압
- 아가리쿠스버섯, 정어리펩타이드, 올리브 잎, 가쓰오부시 올리고펩타이드, γ-아미노뷰티르산, 키토산, 흑초, 참깨 펩타이드, 석류, 식초, 삼칠삼, 두충, 마늘, 피크노제놀, 모로미 식초, 락토트라이 펩타이드, 나포마, 영지버섯, 로열젤리

7. 골다공증 예방
- γ-리놀렌산(GLA), 콜라겐, 대두 이소플라본, 달맞이꽃, 비타민 D, 비타민 K

8. 과민성대장증후군
- 아티초크, 구아검

9. 과민성방광증후군
- 호박씨

10. 구내염 예방
- 카테킨

11. 구취 및 배변냄새 억제
- 양송이버섯

12. 기능성 위장장애
- 아티초크

13. 남성불임
- L-카르니틴

14. 당뇨병
- 아가리쿠스버섯, 아스타잔틴, 아라비녹실레인, α-리포산, 알로에베라, 올리브 잎, 김네마, 구아검, 구아바, 크로뮴, 뽕나무, 커피, 호로파, 시나몬, 흰강낭콩, 동충하초, 두충, 난소화성 덱스트린, 여주, 발아현미, 바나바, 잎새버섯, 멜로키아, 야콘, 영지버섯

15. 당뇨병성 신경장애
- α-리포산, γ-리놀렌산(GLA)

16. 동맥경화 예방
- 레드와인 추출물, EPA, 석류, DHA, 토코트리에놀, 마늘, 피쉬오일, 폴리페놀

17. 디프테리아 심근염
- L-카르니틴

18. 류마티스 관절염
- γ-리놀레산(GLA), 캣츠 클로, S-아데노실메티오닌, 달맞이꽃, 보리지

19. 만성심부전
- L-카르니틴, 코엔자임Q10

20. 말기신장질환
- L-카르니틴

21. 면역활성
- 녹즙, 아스타잔틴, 아라비녹실레인, 가시오갈피, 캣츠 클로, 인삼, 상어 간유, 스피루리나, 단백질분해효소, 차가버섯, 동충하초, 토코트리에놀, 유산균, 잎새버섯, 상황버섯, 락토페린, 영지버섯, 로열젤리

22. 모세혈관 취약성
- 퀘르세틴, 비타민P, 헤스페리딘

23. 미각장애
- 아연

24. 피부미백
- 시스틴, 시스테인, 티로솔

25. 발기부전
- 인삼, 통캇알리, 마카

26. 백내장
- 비타민C, 루테인

27. 변비
- 녹즙, 예덕나무, 이소말토올리고당, 올리고당, 갈락토올리고당, 자일로올리고당, 구아검, 양송이버섯, 대두올리고당, 난소화성 덱스트린, 락토슈크로스, 유산균, 발효 바가스, 프락토올리고당, 락툴로즈

28. 부종
- 전동싸리

29. 불면증
- 발레리안, 멜라토닌, 레몬밤

30. 비만
- L-카르니틴, 오르니틴, 카테킨, 가르시니아 캄보지아, 키토산, 공액리놀렌산, 흑초, 콜레우스 포스콜리, 비터오렌지, 식초, 흰강낭콩, 차, 발아현미, 아스타잔틴, 마테, 모로미 식초

31. 생리전증후군
- γ-리놀렌산(GLA), 크릴오일, 이탈리아목형, 달맞이꽃, 피크노제놀

32. 성장호르몬 분비 촉진
- 오르니틴

33. 소염진통
- 버드나무 껍질

34. 소화불량
- 아티초크, 울금

35. 수술 회복 기간 단축
- 핵산

36. 수족냉증
- 인삼, 필발, 헤스페리딘

37. 아답토젠 작용
- 아슈와간다, 가시오갈피, 인삼, 삼칠삼, 홍경천

38. 아토피
- γ-리놀렌산(GLA), 소엽, 달맞이꽃, 첨차, 발아현미, 장미, 보리지, 애플 폴리페놀

39. 안구피로
- 아스타잔틴, 블랙커런트, 빌베리

40. 알레르기성 비염
- 소엽, 첨차, 장미, 메틸설포닐메테인, 애플 폴리페놀

41. 여드름
- 구귤, 이탈리아목형

42. 완하작용
- 알로에 아보레센스, 푸룬

43. 요로감염증 예방
- 크랜베리

44. 운동능 향상
- 가시오갈피, 옥타코사놀, 크레아틴, 코엔자임Q10, 삼칠삼, 동충하초, 피크노제놀

45. 위점막 보호
- 매실, 카테킨, 파파야, 필발, 후코이단

46. 유방통
- γ-리놀렌산(GLA), 달맞이꽃

47. 이뇨 작용
- 서양민들레

48. 이담 작용
- 울금, 서양민들레

49. 이완 효과
- 테아닌

50. 인슐린 저항성 개선
- 아스타잔틴, 오르니틴, 크로뮴

51. 이상지질혈증
- 아티초크, 녹즙, 아가리쿠스버섯, EPA, 카테킨, 키토산, 구굴, 구아검, 크릴오일, 호로파, 식물성스테롤, DHA, 동충하초, 토코트리에놀, 두충, 마늘, 발아현미, 피쉬오일, 후코이단, 포도씨 추출물, 푸룬, 홍국, 잎새버섯, 마테, 영지버섯, 로열젤리

52. 인지증 예방 및 개선

- EPA, 은행나무 잎 추출물, 커피, DHA, 피쉬오일, 포스파티딜세린, 레시틴

53. 자양강장

- 아슈와간다, 가시오갈피, 관화육종용, 삼칠삼, 동충하초, 통캇알리, 태반, 마카, 홍경천

54. 전립선비대증

- 호박씨, 식물성스테롤, 소팔메토

55. 전립선암 예방

- γ-토코페롤, 리코펜

56. 충치 예방

- 자일리톨

57. 치아의 법랑질 재광화 촉진

- 카제인포스포펩타이드

58. 카르니틴 결핍증

- L-카르니틴

59. 칼슘 흡수 촉진

- 카제인포스포펩타이드, 폴리글루탐산

60. 통풍

- 안세린

61. 퇴행성관절염
- 캣츠 클로, 구굴, 크릴오일, 글루코사민, 콘드로이틴, S-아데노실메티오닌, 메틸설포닐메테인

62. 파킨슨병
- 옥타코사놀

63. 편두통 예방
- 피버퓨, 코엔자임Q10

64. 피로회복
- 매실, 가시오갈피, 구연산, 흑초, 샤추, 인삼, 시트룰린, 식초, 동충하초, 모로미 식초, 로열젤리, 홍경천

65. 피부결 개선
- 엘라스틴, 콜라겐, 세라미드, 율무, 히알루론산, 태반

66. 피부미용
- 엘라스틴, 콜라겐, 세라미드, 티로솔, 율무, 히알루론산, 태반

67. 항바이러스 작용
- 아라비녹실레인, 울금, 에키네시아, 올리브 잎, 클로렐라, 마늘, 락토페린

68. 항불안 작용
- 발레리안, 나포마

69. 항산화 작용

- 아스타잔틴, 아세롤라, 아라비녹실레인, 울금, 가시오갈피, 옥시카인, 올리브 잎, 블랙커런트, 카테킨, γ-토코페롤, 캣츠 클로, 구아바, 크릴오일, 커큐민, 흑초, 검정콩 추출물, 클로렐라, 퀘르세틴, 커피, 인삼, 코엔자임Q10, 후추, 참깨, 컴프리, 석류, 상어 간유, 소엽, 시트룰린, 중국해당화, 스피루리나, 셀레늄, 차, 차가버섯, 티로솔, 두날리엘라, 삼칠삼, 토코트리에놀, 두충, 마늘 난황, 노니, 파슬리, 백금 콜로이드, 봄울금, 피크노제놀, 비타민P, 비파, 포도씨 추출물, 푸룬, 프로폴리스, 헤스페리딘, 폴리페놀, 마테, 보라색울금, 니코 메이플, 멜라토닌, 멜로키아, 애플 폴리페놀, 루틴

70. 항스트레스 작용

- 아슈와간다, 가시오갈피, 인삼, 삼칠삼

71. 항알레르기 작용

- 소엽, 첨차, 유산균, 장미, 애플 폴리페놀

72. 항암 작용

- 아가리쿠스버섯, 아스타잔틴, 아라비녹실레인, 울금, 카테킨, γ-토코페롤, 커큐민, 커피, 인삼, 상어연골, 대두 이소플라본, 차, 차가버섯, 삼칠삼, 동충하초, 토코트리에놀, 마늘, 폴리페놀, 잎새버섯, 니코 메이플, 상황버섯, 멜라토닌, 리코펜, 루테인, 영지버섯, 로열젤리

73. 항염증 작용

- 아스타잔틴, 아슈와간다, 울금, 캣츠 클로, 크릴오일, 커큐민, 퀘르세틴, 인삼, 소엽, 단백질분해효소, 차, 삼칠삼, 파파야, 봄울금, 피크노제놀, 비타민P, 비파, 프로폴리스, 헤스페리딘, 폴리페놀, 기장,

보라색울금, 니코 메이플, 루틴, 로열젤리

74. 항우울 작용
- S-아데노실메티오닌, 세인트존스워트, 홍경천

75. 허혈성 심질환 예방
- 레드와인 추출물, EPA, γ-토코페롤, 코엔자임Q10, DHA, 피쉬오일, 리코펜, 루틴

76. 혈전증 예방
- 매실, 토코트리에놀, 나토키나아제

77. 혈행 개선
- 매실, 시트룰린, 나토키나아제

78 협심증 및 심근경색
- L-카르니틴, 코엔자임Q10

79. 화학요법 부작용 감소
- 아가리쿠스버섯

80. 황반변성증
- 천수국, 루테인

81. ADHD
- γ-리놀렌산(GLA), 달맞이꽃, 피크노제놀

ㄱ 가르시니아 캄보지아 ~ 김네마

가르니시아 캄보지아 garcinia
학명: Garcinia cambogia

가르시니아 캄보지아(이하 가르시니아)는 동남 아시아와 남아시아에서 자생하는 감귤류이다. 열매에 함유된 하이드록시시트릭산(hydroxycitric acid; HCA) 성분이 식욕을 조절해주고, 지방 합성을 억제하는 작용을 하여 이른바 다이어트 건강기능식품으로 사용되고 있다.

HCA 작용에 관한 연구에서 HCA에 의한 구연산 개열 효소 활성 억제, 지방산 합성 억제, 간 글리코겐 합성 증가, 섭식량 제한 및 식욕 억제, 에너지 소비 증대, 혈장 콜레스테롤 감소, 과도한 탄수화물로부터 지질 합성 억제와 같은 작용기전이 시사되었다.

가르시니아는 식이요법과 운동요법을 병행하면서 보완적으로 사용하면 효과가 기대되는 성분이다.

효과	항비만 (식사량 감소, 지방산 합성 억제에 의한 체중감량)
효능: 양호	안전성: 양호
주요성분	가르시니아의 약용부위는 열매 및 껍질. 건조된 열매에는 중량 대비 10~30%, 최대 30%의 HCA가 함유
작용	- 구연산 개열 효소 활성 저해/지방산 합성 억제/간 글리코겐 합성 증가/섭식량 억제 및 식욕억제/에너지 소비 증대/혈장 콜레스테롤 저하/과도한 탄수화물로부터 지질 합성 억제/지방산 산화 항진/탄수화물 이용 감소/운동 내성 개선 - 항비만 작용
용법용량	항비만 작용을 검토한 임상시험에서 가르시니아 추출물(1,500 mg HCA)을 일일 3,000mg 2주간 투여한 사례와 2,000mg를 투여한 사례가 있음.
주의사항	동일한 작용기전을 가진 성분과의 병용에 주의
유해사항	적정량 사용의 허용성이 높음. 가르시니아 경구 투여로 인한 두통, 메스꺼움, 소화기 장애가 일어날 수 있음
상호작용	현재로서 의약품과의 상호작용으로 인한 유해반응이 보고된 바 없음
비고	고용량의 가르시니아 분말을 장기간 투여한 동물 실험에서 고환에 대한 악영향이 시사되었다. 흰쥐를 이용한 실험에서 제시한 당장의 무독성 레벨은 HCA로 306.2mg/kg/일(체중 50kg라고 가정했을 때, 일일 약 15g에 해당)이다. 현재로서 인간의 고환에 대한 작용에 신뢰성이 있는 자료가 없어 임상적 의의를 상정하기 어렵다. 여러 무작위배정, 위약대조, 이중맹검의 임상연구에서 HCA를 일일 최대 2,800mg 투여한 결과, 특별한 유해사항이 보고되지 않았다.

가시오갈피 Eleuthero, Eleuthero ginseng, Siberian ginseng
학명: Eleutherococcus senticosus

가시오갈피는 시베리아부터 중국 흑룡강성에 걸쳐 자생하는 약용식물로 고려인삼과 같이 두릅나무과에 속한다. 피로회복과 자양강장에 효과가 있어, 이른바 아답토젠(adaptogen)으로 사용되는 건강기능식품이다.

예비 임상시험에서 면역 활성 작용, 항암제에 동반되는 부작용 경감 작용, 항우울 작용, 항스트레스 작용, 운동내용능 향상 작용, 고령자의 삶의 질 향상 작용이 시사되었다. 가시오갈피를 시베리아 인삼(Siberian ginseng)이라 부르는 경우가 있는데, 이는 적절하지 않은 용어이다. 같은 두릅나무과에 속하지만 가시오갈피는 고려인삼과는 종이 다르기 때문에 인삼 종류와는 구별해야 한다.

효과	자양강장/항피로/항스트레스/운동내용능 향상/면역 활성/항산화/삶의 질 개선
효능: 보통	안전성: 우수
주요성분	리그난 배당체류: 엘레우테로사이드(eleutheroside)류 [엘레우테로사이드B(시린진), 엘레우테로사이드E] 등
작용	- 면역 활성 작용/혈소판 응집 억제 작용/신경세포 보호 작용/혈관이완 작용/혈당 강하 작용 - 면역 활성 작용/항암제에 따른 부작용 경감 작용/급성 비특

	이적 폐렴 및 급성상기도염과 호흡기 질환에 대한 보완요법/항우울 작용/항스트레스 작용/운동내용능 향상 작용/고령자의 삶의 질 향상 작용
용법용량	임상시험에서 단독투여 시의 용량은 일일 300mg 또는 일일 970mg
주의사항	동일한 작용기전을 가진 성분과의 병용에 주의
부 작 용	적정량 사용의 허용성이 높음. 고용량 섭취 시 부작용으로 경미한 졸음, 불안, 초조, 두통, 빈맥, 유방통, 혈뇨가 보고됨
상호작용	현재로서 상호작용으로 인한 유해반응이 보고된 바 없음. 단, 가시오갈피가 가진 작용으로 미루어 볼 때 다음과 같은 의약품에 대해서는 이론적으로 상호작용이 있을 수 있다. - 고혈압 치료제 - 중추신경계 작용제 및 억제제 - 당뇨병 치료제 - 항응고제 및 혈소판기능 억제제
비고	가시오갈피 섭취로 인해 혈중 디곡신 농도가 상승한 증례 보고가 있음. 그러나 이후 조사에서 제품 품질의 관리가 원인으로 여겨지고 있고, 현재로서 가시오갈피에는 강심배당체나 그에 유사한 물질이 존재하지 않으므로 이로 인한 디곡신과 디기톡신과의 상호작용이 발생하지 않으며 임상검사에서의 상호작용 또한 부정적이다.

가쓰오부시 올리고펩타이드 dried bonito oligo peptide

가쓰오부시 올리고펩타이드는 가쓰오부시를 서몰리신(thermolysin)으로 분해해서 만들어낸 펩타이드이다. ACE 억제 활성이 있어 강압 작용을 나타낸다. 기초연구에서 가쓰오부시를 여러 단백질분해효소로 분해하여 만든 펩타이드로 ACE 억제 활성을 검증한 결과, 서몰리신 분해 산물이 더 강한 억제 활성을 나타냈다. 특히 Ile-Lys-Pro, Ile-Trp, Leu-Lys-Pro, Leu-Tyr-Pro에 강한 ACE 억제 활성이 확인되었다. 인체를 대상으로 한 예비 임상연구에서 가쓰오부시 올리고펩타이드에 의한 고혈압 개선 작용이 보고되었다. 용량의 예로 일일당 가쓰오부시 올리고펩타이드를 1.5g 또는 3g(둘다 LKPNM(Leu-Lys-Pro-Asn-Met)으로 5mg)이 있다.

일반 식재료에서 유래하는 성분이기 때문에 적정량 사용의 허용성이 높다. 또한, ACE 억제제와 공통적인 부작용(마른 기침등)이 상정되고 있다. 현재로서 의약품과의 상호작용으로 인한 유해반응이 보고된 바 없으나, 가쓰오부시 올리고펩타이드가 가진 작용으로 미루어 볼 때 고혈압 치료제와 이론적으로 상호작용이 있을 수 있다. 따라서 병용 시에는 필요에 따라 임상 소견과 검사 지표 경과를 관찰한다.

효과	고혈압 개선
효능: 보통	안전성: 우수

가지사슬 아미노산 branched chain amino aicd, BCAA

가지사슬 아미노산(BCAA)은 발린, 류신, 이소류신 3가지 필수아미노산의 총칭이다. 근단백질 동화작용 등의 기능성이 입증되어 건강기능식품의 성분으로 널리 이용되고 있다.

근육의 주성분인 액틴과 미오신의 단백질 유지에 있어, 중요한 구성 아미노산이 가지사슬 아미노산이다. BCAA는 안정된 상태의 인체 근육 조직에서 단백질 합성 속도 증진 및 단백질 붕괴 속도 억제를 통해 단백질 동화작용을 나타낸다. 또한, 지구력 운동 후 회복기에도 BCAA가 인체 근육 조직에서 단백질 동화작용을 나타낸다. BCAA 건강기능식품의 기능성은 근육 조직의 단백질 동화 작용에 관련있으며, BCAA 섭취에 의해 근단백질의 이화상태가 개선된다. 운동 전에 BCAA를 섭취하면 운동 후에 발생하는 지연성 근육통 및 근육 피로의 유의한 감소 효과가 있다.

BCAA의 기능성을 검증한 연구에서 당 대사와 지질 대사에 대한 조절 작용이 시사되었다. 또한, BCAA는 간부전에 동반하는 간성

뇌증의 발병 예방과 개선에도 이용된다. 그 외 예비 임상연구에서 BCAA 투여에 의한 지연성 운동장애 증상 개선, 조증 증상 완화, 척수소뇌변성증 증상 개선 효과가 보고되었다.

효과	근단백질 동화/지연성 근육통 억제/근육피로 감소/당 대사 개선/지질 대사 개선/간성뇌증 예방 및 개선/지연성 운동 장애 증상 개선/조증 증상 완화/척수소뇌변성증 증상 개선
효능: 양호	안전성: 우수
주요성분	발린, 류신, 이소류신
작용	단백질 동화 작용
용법용량	임상연구에서 일일 2~6g 정도를 투여한 사례가 많다. 예를 들어 Ile : Leu : Val = 1 : 2.3 : 1.2 비율로 총 5.5g의 BCAA를 투여한 임상연구가 있다.
주의사항	동일한 작용기전을 가진 성분과의 병용에 주의
부작용	적정량 사용의 허용성이 높다. 고용량 투여 사례로 일일 60g의 BCAA를 7일간 투여한 무작위 배정 비교시험에서 특별히 문제가 될만한 유해사항이 발견되지 않았다. 단, 간질환이나 신경변성질환, 각종 대사이상증과 같은 기저질환이 있는 환자에 대한 투여는 부작용과 유해사항이 시사되었다.
상호작용	현재로서 의약품과의 상호작용으로 인한 유해사항이 보고된 바 없음

갈락토올리고당 galactooligosaccharide

갈락토올리고당은 갈락토스가 주요 구성단당인 올리고당의 총칭이다(올리고당은 2~10개 정도의 단당이 글리코시드 결합으로 연결된 탄수화물). 갈락토스는 단당류의 일종으로 젖당(락토스)의 구성 성분이다. 젖당에 β-갈락토시다아제를 작용시켜 생산한다. 대표적인 갈락토올리고당은 4-갈락토실락토스(락토스에 갈락토스가 결합된 3당류)나 6-갈락토실락토스 등이 있다. 모유나 우유의 초유, 요구르트 등에 존재한다.

갈락토올리고당은 프리바이오틱스(prebiotics)로서 기능성을 주목받고 있으며, 소화효소에 영향을 받지 않고(난소화성) 대장까지 도달하여 유익균인 비피더스균을 증가시키고 유해균을 억제하는 특징을 가졌다. 인체를 대상으로 한 임상연구에서 프로바이오틱스와의 병용이 소아 아토피성 피부염 예방 작용, 유아기 아토피성 피부염 예방 작용, 정장 작용 등과 같이 갈락토올리고당의 기능성이 입증되었다.

효과	정장 작용/비피더스균 증가
효능: 우수	안전성: 우수
주요성분	갈락토올리고당

작용	장내 비피더스균과 유산균을 적절히 증가시킨다.
용법용량	임상시험에서 일일 9g의 갈락토올리고당을 2주간 투여한 사례가 있음
주의사항	동일한 작용기전을 가진 성분과의 병용에 주의
부작용	적정량 사용의 허용성이 높음
상호작용	현재로서 의약품과의 상호작용으로 인한 유해반응이 보고된 바 없음

감마리놀렌산 gamma linolenic acid, GLA

γ-리놀렌산(GLA)은 오메가 6계 지방산의 일종으로 달맞이꽃(evening primrose)과 보리지(borage, Borago officinalis)와 같이 식물 종자에서 유래하는 성분이 건강기능식품으로 사용된다. GLA의 항염증 작용은 다양한 질환에 그 효과가 검증되었으며, GLA가 DGLA (dihomogammalinolenic acid)에 대사되어 항염증 작용을 나타낸다. PMS(생리전증후군)나 ADHD(주의력결핍과다행동장애)와 같은 병증에서 GLA 혹은 DGLA등 지방산의 체내 농도 감소가 보고되었다. GLA의 약리작용으로 면역 활성 작용, 혈소판 응집 억제 작용, 지질대사 개선 작용, 항에스트로겐 작용, 당뇨병성 신경병증 예방 작용에 대한 보고가 있다.

임상시험에서 류마티스 관절염, PMS, 유방통, 아토피성 피부염, 골다공증, ADHD와 같은 질환에 대해 GLA의 작용이 검증되었다. 소아를 대상으로 한 임상시험도 보고되고 있다.

효과	류마티스 관절염/당뇨병성 신경병증/PMS/유방통/아토피성 피부염/골다공증/ADHD
효능: 보통	안전성: 우수
주요성분	γ-리놀렌산 (GLA, γ-linolenic acid)
작용기전	항염증 작용
용법용량	확립되지 않음
주의사항	동일한 작용기전을 가진 성분과의 병용에 주의
부작용	적정량 사용의 허용성이 높음
상호작용	현재로서 의약품과의 상호작용으로 인한 유해반응이 보고된 바 없음. 단, GLA(γ-리놀렌산)이 가진 작용으로 미루어 볼 때 항응고제와 혈소판 기능 억제제, 페노티아진(phenothiazine) 유도체에 대해서는 이론적으로 상호작용이 있을 수 있음. 따라서, 이러한 의약품과 병용 시에는 필요에 따라 임상 소견 및 검사 지표의 경과를 관찰한다.

감마아미노뷰티르산 gamma amino butyric acid

γ-아미노뷰티르산(GABA)은 아미노산의 일종으로 중추신경계에

서 신경전달물질로 기능한다. 뇌에 GABA가 부족하면 쉽게 흥분하는 원인이 된다. 뇌에서 GABA전달계는 감정장애와 불안장애에 관여하며, GABA는 정신적 피로회복 작용을 한다. GABA는 채소와 콩발효식품 등 식재료에 존재하며, 특히 현미와 발아현미에 풍부하게 함유되어 있다. GABA 경구투여에 의한 강압작용이 알려져 있다.

임상시험에서 강압작용이 보고되었으며, 작용기전으로 GABA수용체를 통한 교감신경절 또는 그 이후의 신경전달계 억제가 시사되고 있다. 이는 노르아드레날린의 과다 분비를 억제하고 말초세동맥을 이완하는 작용을 한다. 그 외로는 GABA투여에 의한 혈장 레닌 활성 감소, 나트륨 배출 증진, 항이뇨 호르몬인 바소프레신 분비 억제와 같은 기전도 나타내고 있다. 또한, GABA 경구투여는 정상 혈압에는 영향이 없고 고혈압에만 강압작용을 나타낸다.

효과	고혈압 개선 (정상 혈압 또는 경증 고혈압)
효능: 양호	안전성: 우수
주요성분	γ-아미노뷰티르산 (γ-amino butyric acid)
작용	- 본태성 고혈압 개선 작용/강압 작용/대장암 억제 작용/간 및 신장 기능 보호 작용/지질대사 개선 작용/정신적 피로회복 작용 - 강압 작용/갱년기장애에 동반하는 증상 개선 작용/알코올 및 알데히드대사 촉진 작용

용법용량	일일 10mg 또는 20mg
주의사항	동일한 작용기전을 가진 성분과의 병용에 주의
부작용	적정량 사용의 허용성이 높음
상호작용	동일한 작용기전을 가진 성분과의 병용에 주의

감마토코페롤 gamma tocopherol

γ-토코페롤은 비타민 E의 일종으로 항산화 작용과 항염증 작용, 항암 작용을 나타낸다. 최근 다른 비타민 E와는 다른 특징이 밝혀지면서 건강 유지와 질병 예방에 대한 임상적 의의가 주목받기 시작했다. γ-토코페롤의 효과는 항산화 작용, (단백질키나아제 C 저해를 통한)세포증식 억제 작용, (프로스타글란딘 E2 합성 저해 및 사이클로옥시게나제-2 저해 활성에 의한)항염증 작용과 같은 기전에 의한다. 기초연구 및 임상연구 결과에 따르면, γ-토코페롤의 혈중 농도가 높으면 심혈관 질환과 전립선암 발병률이 낮은 것으로 보고되었다. 건강기능식품으로 α-토코페롤과 γ-토코페롤을 병용하면 전립선암 예방에 효과적이다.

기초연구에서 γ-토코페롤에 의한 전립선암 세포증식 억제 작용과 LDL산화 억제 작용이 나타났다.

일반적으로 비타민E 건강기능식품은 d-α-토코페롤을 주성분으로 한다.

효과	항산화/항암/항염증/심혈관질환 예방/전립선암 예방
효능: 양호	안전성: 우수
주요성분	γ-토코페롤 (gamma tocopherol)
작용	- 항산화 작용/항염증 작용(사이클로옥시게나제 활성 억제 작용)/ 항암작용 - 심혈관질환 위험 감소/전립선암 위험 감소
용법용량	확립되지 않음. 건강기능식품은 일일 수십mg 내외로 권장하는 경우가 많다. 임상연구에서 γ-토코페롤 100mg을 단회 투여 및 토코페롤류(60% γ-토코페롤) 500mg을 투여한 사례가 있다
주의사항	동일한 작용기전을 가진 성분과의 병용에 주의
부작용	적정량 사용이 허용성이 높음
상호작용	현재로서 의약품과의 상호작용으로 인한 유해사항이 보고된 바 없음. 단, 다음과 같은 의약품에 대해서는 이론적으로 상호작용이 있을 수 있다. - 시토크롬 P450 분자종 가운데 CYP3A4에 관련된 제제 - 스타틴계 의약품 - 비타민E 위의 의약품과 병용에는 신중을 기하며 의사의 지시하에 관련 지표를 모니터한다.
비고	비타민 E는 크게 토코페롤(tocopherol)과 토코트리에놀(tocotrienol) 2종류로 나뉘며 각각 알파(α), 베타(β), 감마(γ), 델타(δ)로 분류된다. 자연계로는 α-, β-, γ-, δ-토코페롤과 α-, β-, γ-, δ-토코트리에놀 총 8종류가 알려져 있다. 그 중 γ-토코페롤은 식물 종자에 존재하는 비타민 E의 주요 형태이다.

검정콩 추출물 black soybean extract
학명: Glycine max (대두)

검정콩 추출물의 유효성분으로 안토시아닌류가 존재한다. 특히 시아니딘-3-글루코사이드(cyanidin-3-glucoside)가 특징적인 안토시아닌이다. 그 외 delphinidin-3-glucoside나 petunidin-3-glucoside와 같은 성분도 발견되었다.

안토시아닌류에는 항산화 작용이 있어 기초연구에서 지금까지 검정콩 추출물 작용에 의한 LDL산화 억제 작용, 내장지방 축척 억제 작용, 항바이러스 작용 등이 보고되었다. 건강기능식품에는 안구피로 대책으로 크로마닌과 같은 제품이 사용되고 있다.

일반적인 식재료에서 유래하는 성분으로 적정량 사용의 허용성이 높다. 현재로서 의약품과의 상호작용으로 인한 유해반응이 보고된 바 없다.

게르마늄 germanium
화학명: Ge

게르마늄은 수많은 식물성 식품에 극히 미량으로 존재하는 원소이다. 인체에 대한 유용성 및 임상적 의의와 섭취 기준이 명확하지 않다. 동물에 대한 게르마늄 결핍증도 알려져 있지 않다. 따라서, 인간의 게르마늄 섭취량은 일일 1.5mg으로 추정된다. 유기 게르마늄의 작용으로 항산화 작용, 면역 활성 작용, 중금속 해독 작용, 항암 작용 등이 상정된다는 의견도 있다. 그러나, 게르마늄을 건강기능식품으로 섭취하는 경우 신장 장애, 간 장애, 신경 장애 등 수많은 심각한 부작용이 보고되고 있다.

1980년대에 암환자에게 스피로게르마늄(spirogermanium)을 투여한 임상연구가 보고되었으나, 모든 연구가 명확한 효과를 나타내지 않았으며 심각한 부작용만이 나타났다. 1991년 보고에 따르면 1982년 이후 이산화게르마늄(무기 게르마늄) 섭취로 인한 급성 신장 장애가 18건 보고되었다. 이러한 증례를 바탕으로 게르마늄 섭취량은 총(누적 섭취량) 16g ~ 328g이며, 이는 추정 평균 섭취량의 100배 ~2,000배에 해당한다. 현재로서 게르마늄 섭취에 의한 효과는 명확하지 않으며 오히려 독성으로 인한 부작용 발생 위험성이 높은 것으로 나타났다. 따라서, 게르마늄이 함유된 건강식품의 사용은 피하는 것이 바람직하다.

공액리놀레산 conjugated linoleic acid, CLA

공액리놀레산(CLA)은 공액 이중 결합을 갖는 리놀레산 이성질체를 칭한다. 일반적인 식단에서 반추동물에서 유래하는 육류(소고기 등)와 유제품에 CLA가 함유되어 있다. 이러한 cis-9, trans-11 (c9, t11) 이성질체와 trans-10, cis-12 (t10, c12)이성질체가 전부 포함되어 있지만 c9, t11 이성질체가 많다.

기초연구에서 CLA의 체중 감소 작용이 다양한 동물시험을 통해 입증되었다. 작용기전으로 섭취 에너지 감소 작용, 소비 에너지 증대 작용, 지방산화 촉진, 지방세포 크기 축소, 지방 조직의 세포사멸 촉진을 통한 체지방 감소가 있다. 임상시험에서 비만인의 체조성 개선 작용, 항비만 작용이 보고되고 있다.

효과	항비만
효능: 양호	안전성: 양호
주요성분	공액리놀레산(CLA)은 공액 이중 결합을 가진 리놀레산의 이성질체의 총칭으로 리놀레산은 이중결합을 2개 가진 구조를 가진다. 이 경우 이중결합은 cis형 또는 trans형 어느 한 곳에서 탄소-탄소결합 어느 결합에도 발생할 수 있다. 그러나 일반적으로 [8]와 [10], [9]와 [11], [10]와 [12], [11]와 [13]에서 발생하는 경우가 많다. CLA로 판매되고 있는 대부분의 건강기능식품은 cis-9, trans-11 (c9, t11) 이성질체와 trans-10,

	cis12 (t10, c12) 이성질체가 주요 성분으로 함유되어 있다.
작용	- 섭취 에너지 감소 작용, 소비 에너지 증대 작용, 지방산화 촉진, 지방세포 크기 감소, 지방 조직의 세포사멸 촉진/지방 축척 억제 작용/지방 합성 억제 작용/항암 작용/면역 활성 작용 - 항비만 작용 - 항암 작용
용법용량	각종 임상시험에서 CLA를 일일 0.7~6.8g 4주~1년간 투여한 결과, 체지방량의 유의한 감소가 나타남.
주의사항	동일한 작용기전을 가진 성분과의 병용에 주의
부작용	적정량 사용의 허용성이 높음
상호작용	현재로서 의약품과의 상호작용으로 인한 유해반응이 보고된 바 없음
비고	복부 비만 환자에게서 CLA의 t10, c12 이성질체가 고프롤린혈증을 유발하고 인슐린 저항성을 촉진한다는 자료가 보고되었다. 다만 건강기능식품의 CLA는 t10, c12 이성질체 단독이 아닌 c9, t11과 같은 다른 이성질체와 복합제로 사용되기 때문에 인슐린 감수성 개선 작용을 나타내고 있다. 일반적으로 비만은 대사증후군의 위험성이 있기 때문에 비만을 방치하는 장기적인 위험성과 CLA를 사용하는 잠재적인 위험성을 비교해야 하며, 비만 개선을 위해 CLA를 단기적으로 사용하는 선택지도 고려해 볼 수 있다.

―

관화육종용

학명: Cistanche tubulosa

관화육종용은 열당과 육종용에 속하는 다년생의 기생식물이다.

북아프리카부터 중동, 아시아에 걸쳐 분포하고 있으며, Salvadora종과 Calotropis종의 식물 뿌리에서 기생한다. 중국 타클라마칸 사막 붉은 버드나무(타마릭스)에 기생하는 관화육종용이 식용으로 사용되어 왔다.

기초연구에서 항염증 작용과 항산화 작용, 혈관 확장 작용이 보고되었다. 전통의학에서 관화육종용의 효능과 효과는 자양강장과 피로회복이다.

효과	자양강장
효능: 보통	안전성: 우수
주요성분	엑테오사이드(acteoside)류와 에키나코사이드(echinacoside)류, kankanoside류. kankanoside A~G, kankanose, kankanol, cistanoside F 등.
작용	항염증 작용/항산화 작용/혈관확장 작용
용법용량	확립되지 않음
주의사항	동일한 작용기전을 가진 성분과의 병용에 주의
부작용	현재로서 특별한 부작용이 보고된 바 없음
비고	동속 식물로 Cistanche salsa(G. Beck, 육종용)가 있다. 육종용은 고비사막에 분포하는 홍사 등의 식물에 기생한다. 관화육종용과 마찬가지로 자양강장에 한약재로 사용된다.

구굴 guggul

학명: Commiphora wightii, Commiphora mukul

구굴은 인도 전통의학 아유르베다에서 사용되어 온 약용식물로, 최근에는 이상지질혈증을 개선하는 건강기능식품으로 사용되고 있다.

기초연구에서 유효성분인 구굴스테론류가 간에서 콜레스테롤 대사 과정에 영향을 미치는 것으로 나타났다. 예비 임상시험에서는 이상지질혈증 개선 작용이 보고되었다.

효과	이상지질혈증 개선/퇴행성 관절염 개선/중증 여드름 개선
효능: 양호	안전성: 우수
주요성분	구굴스테론류
작용	- 항산화 작용/항염증 작용/항응고 작용 - 이상지질혈증 개선 작용/여드름 개선 작용
용법용량	구굴스테론류 2.5%가 함유된 규격 제품이 있음. - 이상지질혈증에 대한 임상시험에서 일일 100mg의 유효성분(구굴스테론류)을 24주간 투여 - 결절과 낭종을 동반하는 중증 여드름에 대한 임상시험에서는 일일 50mg의 유효성분을 3개월간 투여 - 그 외 구굴 추출물 1,500mg(3회 분할) 투여에 의한 퇴행성 관절염에 동반하는 증상 개선의 보고가 있음
주의사항	동일한 작용기전을 가진 성분과의 병용에 주의
부작용	적정량 사용의 허용성이 높음. 두통, 메스꺼움, 구토, 설사, 발진

	등 소화기 증상과 피부 증상을 유발할 수 있음.
상호작용	현재로서 의약품과의 상호작용으로 인한 유해반응이 보고된 바 없으나, 구굴이 가진 작용으로 미루어 볼 때 다음과 같은 의약품에 대해서는 이론적으로 상호작용이 있을 수 있다. - 시토크롬 P450 분자종 가운데 CYP3A4에 관련된 제제 - 항응고제 - 항혈소판제 - 경구피임약 - 에스트로겐 제제 - 갑상선 호르몬제 - 딜티아젬 - 타목시펜 - 프로프라놀롤(β차단제) 위의 의약품과 병용에는 신중을 기해야 하며 의사의 지시 하에 관련 지표를 모니터한다.

구리 copper

화학명: Cu

구리는 필수미량원소 중 하나로 지질대사와 당대사에 관여한다. 또한, 적혈구 내 헤모글로빈 합성 과정에서 철분 이용을 촉진하는 작용을 한다. 적혈구 내 헤모글로빈 합성에는 철분이 필수이며, 철분 사용을 위해 구리가 구성성분인 셀룰로플라스민의 단백질 작용이 필수이다(구리는 혈장 내에서 셀룰로플라스민으로 존재). 따라서,

구리가 부족하면 헤모글로빈 합성이 충분히 이루어지지 않아 철분 결핍성 빈혈 증상을 일으킨다. 또한, 구리가 결핍되면 고콜레스테롤 혈증을 유발하기 때문에 지질대사에 대한 작용이 주목받고 있다. 그러나 심질환과의 상관관계는 명확하지 않다. 그 외 구리는 다양한 효소 및 단백질의 구성성분이다.

구리 섭취 효과로 철분 사용 촉진에 의한 빈혈 예방, 관절염 완화, 고콜레스테롤 혈증 예방 등을 들 수 있다.

건강기능식품으로 섭취할 때는 권장량에 따라 섭취한다. 일반적으로 구리 단독 제품이 아닌 '멀티 미네랄' 등과 같은 성분을 조합한 제품이 많다. 또한 일반적인 식단을 하는 건강한 자에게 결핍증은 드물다.

용법용량	일일 섭취권장량(RDA)은 성인 30~49세를 기준으로 남성 0.8mg, 여성 0.7mg이며 상한량은 10mg이다. 또한 일반식단을 통한 일시적인 상한량 초과는 건강이상을 초래하지 않는다.
부작용	적정량 사용의 허용성이 높다. 과다 섭취시에는 소화기 증상 등을 유발할 수 있다.

구아검 guar gum
학명: Cyamopsis tetragonoloba

구아검은 콩과 식물 구아(guar)의 종자에서 유래하는 수용성 식이섬유이다. 구아(학명: Cyamopsis tetragonoloba)는 주로 인도나 파키스탄에서 자생한다. 유효성분 중 하나로 구아검 분해물인 갈락토만난이 있다.

구아검은 배변활동(변비, 설사) 개선, 당뇨병과 이상지질혈증 개선, 과민성 대장 증후군 개선과 같은 작용을 한다. 구아검은 일반적으로 증점 안정제나 유화제와 같은 식품 첨가물로 널리 사용되고 있다.

효과	배변 이상(변비, 설사)/당뇨병(식후 과혈당)/이상지질혈증(고콜레스테롤 혈증)/과민성 대장 증후군
효능: 양호	안전성: 우수
주요성분	구아 종자 유래의 수용성 식이섬유, 구아검 분해물인 갈락토만난 등
작용	- 이상지질혈증(고지혈증)개선 작용/항당뇨병 작용 - 변비 개선 작용/정장 작용/과민성 대장 증후군 개선 작용/1형 당뇨 및 2형 당뇨의 혈중 콜레스테롤 개선 작용/고콜레스테롤혈증 개선 작용/고중성지방혈증 개선 작용/식후 저혈압 개선 작용
용법용량	- 변비: 일일 12g을 사용한 보고가 있음. 단, 소화기에 부작용을 줄이기 위해 일일 4g 정도의 저용량부터 시작해서 조금씩 증량하는 것을 권장 - 과민성대장증후군: 일일 5g의 부분 가수분해 구아검을 투여 - 2형당뇨병: 일일 15g (3회 분할)을 12~48주간 투여 - 고지혈증(이상지질증): 일일 15g 수용성 식이섬유(구아검과

	펙틴)와 5g의 불용성 식이섬유를 투여
주의사항	동일한 작용기전을 가진 성분과의 병용에 주의
부작용	적정량 사용의 허용성이 높음
상호작용	현재로서 의약품과의 상호작용으로 인한 유해반응이 보고된 바 없으나, 구아검이 가진 작용과 예비 연구 자료에서 미루어 볼 때 당뇨병 치료제, 디곡신, 페니실린, 에티닐 에스트라디올(Ethinyl estradiol(난포 호르몬))과 이론적으로 상호작용이 있을 수 있다. 위의 의약품과의 병용에는 신중을 기하며 의사의 지시 하에 관련 지표를 모니터한다.
비고	미국에서는 GRAS(generally recognized as safe)로 분류되어 있음. 또한, 구아검 투여 시에 수분 섭취가 충분하지 않으면 식도나 소장 폐색과 같은 소화관 이상을 유발할 수 있다.

구아바 Guava

학명: Psidium guajava L.

구아바는 열대 아메리카 원산 도금양과 프시디움에 속하는 상록수이다. 구아바 잎에 함유되어 있는 폴리페놀류가 항산화 작용과 당뇨병 개선 작용을 하여 구아바 잎 추출물이 건강기능식품 성분으로 활용되고 있다.

구아바 잎에는 퀘르세틴(quercetin), 아비쿨라린(avicularin), guaijaverin 등의 플라보노이드류가 함유되어 있다. 또한, 페둔

쿨라진(pedunculagin)과 스트릭티닌(strictinin) 등의 탄닌류, 비타민류도 존재한다. 그 외 정유 성분으로 시네올(cineol), 리모넨(limonene), 유게놀(eugenol), 카리오필렌(caryophyllene), 피넨(pinene), 미르센(myrcene) 등이 알려져 있다. 구아바 잎 추출물에 관한 기초연구에서 항산화 작용, 항염증 작용, 간 기능 보호 작용, 당뇨병 개선(혈당 수치 저하) 작용 및 고혈압 개선 작용이 나타났다. 또한, 급성 설사증이 있는 성인을 대상으로 구아바 잎 추출물(퀘르세틴 함유량으로 표준화된 제제) 500mg을 8시간 간격으로 3일간 투여한 무작위 배정 이중맹검 시험에서 복통의 지속시간을 줄여주는 것이 확인되었다.

기초연구에서 구아바 열매, 껍질, 과육에 포함된 폴리페놀의 항산화 작용이 보고되었다. 당뇨병 흰쥐를 이용한 실험에서 구아바 열매 투여에 의한 공복 혈당 수치 저하 작용이 나타났다.

전통 의학에서 사용되어 온 성분으로 적정량 사용의 허용성이 높다. 현재로서 의약품, 건강기능식품, 식품과의 상호작용으로 인한 유해반응이 보고된 바 없다. 단, 구아바 폴리페놀류와 동일한 작용기전이나 효능, 효과를 가진 성분과 병용에는 상가작용 및 상승작용에 주의해야 한다.

효과	당뇨병 개선/항산화
효능: 보통	안전성: 우수

구연산 citric acid

구연산은 감귤과에 주로 함유되어 있는 유기산의 일종으로, 체내에서 구연산(TCA) 회로의 중간대사물로 ATP(아데노신삼인산)생성에 중요한 역할을 한다. 운동으로 피로물질인 젖산이 축적되면 구연산 회로에 의해 에너지 생산 효율이 저하된다. 여기에 구연산을 보충하면 구연산 회로가 다시 작용한다. 따라서, 구연산은 젖산을 제거하고 피로회복 작용을 하여 운동 시의 건강기능식품으로 활용된다. 구연산은 식이를 통한 칼슘 등 미네랄류의 흡수를 촉진하는데, 이는 구연산의 킬레이트화 작용에 의한 것이다. 또한, 구연산의 신맛 자극에 의해 귀밑샘에서 파로틴(parotin)이라는 호르몬이 분비되는데, 파로틴은 체내 대사를 촉진하고 기능을 정상적으로 유지하는데 관여한다.

일반적인 식재료에서 유래하는 성분으로 적정량 사용의 허용성이 높다.

효과	피로회복 촉진/미네랄 흡수 촉진
효능: 보통	안전성: 우수

국화 chrysanthemum flower
학명: Chrysanthemum morifolium, Chrysanthemum indicum

중국 전통의학과 한방에서 국화꽃은 생약으로 사용되어 왔다. 기원 식물은 국화과의 국화(Chrysanthemum morifolium Ramatulle)와 국화과의 감국(Chrysanthemum indicum L.)이 있으며, 약용 부위는 꽃 머리 부분이다. 전통의학에서 두통, 해열, 안구질환, 타박상 등에 처방되었으며 한방에서는 해표, 평간, 명목, 청열해독에 효과가 있다고 알려져 있다.

기초연구에서 국화꽃의 유효성분에 대한 보고가 있다. 국화(Chrysanthemum morifolium 유래)에서 taraxastane, oleanane, ursane, lupane, taraxane, cyloartane, tirucallane, dammarane 등의 유형으로 분류되는 다수의 트리테르펜류가 분리되어 있다. 국화(Chrysanthemum morifolium 유래)의 카페익산 유도체는 항산화 작용을 나타낸다. 감국(Chrysanthemum indicum 유래)에서 신규 플라보노이드류가 분리되어, 흰쥐 실험에서 수정체 알도스 환원효소의 저해 활성이 나타났다.

전통의학에 사용되어 온 성분으로 적정량 사용의 허용성이 높을 것으로 추정된다.

효능: 보통 안전성: 우수

―
글루코사민 glucosamine, glucosamine hydrochloride, glucosamine sulfate
화학명: 2-amino-2-deoxyglucose

글루코사민은 연골을 구성하는 성분인 뮤코다당류의 일종이다. 퇴행성 관절증과 관절염 증상에 대한 일정한 효과가 보고되고 있으며, 콘드로이틴(chondroitin)과 병용하는 경우도 많다. 미국과 유럽, 일본에서 실시한 수많은 임상시험을 통해 글루코사민의 관절염과 관절증에 따른 통증 경감, 관절의 가동성 개선이 입증되었다. 글루코사민은 글리코스 아미노글리칸(glycos-aminoglycan)이라 통칭되는 분자 합성에 필요한 성분으로, 각 조직의 유연성과 탄력성에 기여한다. 글루코사민을 건강기능식품으로 섭취하면 소화관에서 흡수되어 관절 연골 등의 성분으로 사용된다.

임상시험에서 퇴행성 관절증 등 관절 질환이 있는 환자에게 글루코사민(황산염 또는 염산염)을 경구 투여한 결과, 개선 효과가 입증되었다. 20건의 무작위 배정 비교시험을 대상으로 한 코크란 리뷰에서 총 2,570명의 피험자에게서 통증과 Lequesne index에서의 글루코사민 효과가 시사되었다.

효과	퇴행성 관절증과 관절염에 따른 증상 예방 및 개선/관절연골 수복/관절연골 보호
효능: 우수	안전성: 우수
주요성분	글루코사민, 글루코사민 염산염, 글루코사민 황산염
작용	- 연골손상치유 촉진 작용 - 퇴행성 관절증과 관절염에 따른 증상 예방 및 개선/관절염과 관절증에 따른 통증 경감/관절 가동성 개선
용법용량	일일 1,000~1,500mg. 임상시험에서 투여 기간은 4주에서 3년
주의사항	동일한 작용기전을 가진 성분과의 병용에 주의
부작용	적정량 사용의 허용성이 높음. 속쓰림과 설사와 같은 위장 장애를 유발할 수 있음
상호작용	현재로서 의약품과의 상호작용으로 인한 유해반응이 보고된 바 없음. 단, 글루코사민이 가진 작용으로 미루어 볼 때 다음과 같은 의약품들에 대해서는 이론적으로 상호작용이 있을 수 있다. - 당뇨병 치료제 - 항암제 - 와파린 위의 의약품과의 병용에는 신중을 기하며 의사의 지시 하에 관련 지표를 모니터한다.

기장 millet
학명: Panicum miliaceum

기장은 벼과 기장속의 한해살이 식물이다. '밀렛'이라는 명칭은 벼과 잡곡류를 총칭하지만 일반적으로 식품과 건강기능식품에서는 기장을 의미한다.

소위 잡곡인 기장은 단백질 공급원으로 논의되어 왔다. 기장의 단백질 함유량은 11.6%(건조중량)로 밀과 비슷한 수준이지만, 류신과 이소류신, 메티오닌과 같은 필수 아미노산이 풍부하게 함유되어 있다. 따라서 단백질 관련 품질 지표(필수 아미노산 지수)에 따르면 기장은 밀보다 51% 더 높은 수치를 보인다.

미국과 유럽에서 모발 건강 유지를 위해 건강기능식품으로 기장 추출물을 이용하고 있다. 모발, 손톱, 피부에는 케라틴이 구성인자로 존재하는데, 케라틴의 구조적 특징은 시스테인이 결합된 시스틴에서 기인한다. 시스틴의 전구체인 아미노산은 기장에 풍부하게 함유되어 있는 메티오닌이다.

기장의 유효성분으로 트리테르펜류의 일종인 밀리아신(miliacin)이 존재한다. 기초연구에서 밀리아신에 의한 항염증 작용과 DNA 손상 억제에 의한 세포 보호 작용이 등이 보고되었다.

일반 식재료에서 유래하는 성분으로 적정량 사용의 허용성이 높다. 또한, 현재로서 의약품과의 상호작용으로 인한 유해사항이 보고된 바 없다.

효과	모발 건강 유지/항염증
효능: 보통　안전성: 우수	

김네마 gymnema
학명: Gymnema sylvestre

김네마(김네마 실베스터)는 인도 원산지로 가가이모과 다년초이다. 인도 전통의학인 아유르베다에서 당뇨병과 비만에 효과가 있는 허브로서 김네마 잎 추출물이 사용되어 왔다. 유효성분인 김네마산은 소장에서 탄수화물 소화와 흡수를 늦춰줘 식후 과혈당을 억제해준다. 예비 임상연구에서 1형 및 2형 당뇨병 환자에 있어 혈중 콜레스테롤 개선 작용이 보고되었다.

효과	당뇨병
효능: 보통　안전성: 우수	
주요성분	김네마산, gurmarin, conduritol A, gymnemoside 류.
작용	-혈당 강하 작용/이상지질혈증 개선 작용/체중감소 작용/항균 작용/소장환상근 이완 작용

	- 1형 당뇨 및 2형 당뇨병의 혈중 콜레스테롤 개선 작용/이상지질혈증 개선 작용/체중감소 작용
용법용량	확립되지 않음. 김네마 실베스타 잎 추출물(김네마산 25%)을 일일 2회 400mg 투여 등
주의사항	동일한 작용기전을 하는 성분과의 병용에 주의
부작용	적정량 사용의 허용성이 높음. 2형 당뇨병 환자를 대상으로 김네마를 투여한 임상시험에 의하면, 투여 45분 후에 혈당 강압 작용이 나타나지 않은 것으로 보아 김네마에는 급성 작용이 없는 것으로 판단된다. 따라서 김네마의 직접적인 작용에 의한 저혈당 발작은 없거나 아주 극히 드물 것으로 추측된다.
상호작용	현재로서 의약품과의 상호작용으로 인한 유해반응이 보고된 바 없음
비 고	김네마는 단맛과 쓴맛의 감각을 감소시킨다. 이는 유효성분인 김네마산과 gurmarin의 삭용에 의한 것이다. 단맛 감소 작용은 인도에서도 오래전부터 알려져 왔으며, 힌두어로 김네마를 뜻하는 gurmar는 '설탕 파괴자'를 의미한다.

ㄴ 나이아신 ~ 니코메이플

나이아신 niacin

나이아신은 니코틴산과 니코틴산아미드의 총칭으로 모두 비타민 B군으로 분류된다(나이아신=니코틴산, 나이아신아미드=니코틴산아미드). 니코틴산은 피리딘의 모노카르본산 유도체이며, 나이아신은 산화환원효소에 관여하는 조효소로 작용한다. 식이 중 니코티산아미드가 탈아미노화를 거쳐 니코틴산이 된다. 세포질에서 니코틴산이 아데닐릴화 등을 통해 조효소인 니코틴아미드 아데닌 디뉴클레오티드(NAD^+)를 생성하고, NAD^+는 인산화되어 니코틴아미드 아데닌 디뉴클레오티드 포스페이트($NADP^+$)를 생성한다. NAD^+와 $NADP^+$는 많은 산화환원효소의 조효소이다.

나이아신 결핍증은 피부염, 소화기 장애, 정신신경 장애가 주요 증상인 펠라그라(pellagra)를 일으킨다.

나이아신(니코틴산) 보충은 니코틴산 결핍증(펠라그라)의 예방 및 개선과 니코틴산의 수요 증대로 식이로부터 섭취가 충분하지 못할 때(소모성 질환, 임산부, 수유부, 격한 육체노동 등) 또는 구각염,

구내염, 설염, 접촉성 피부염, 급성 및 만성 습진, 광과민성 피부염, 메니에르증후군, 말초순환장애(레이노증후군), 이명, 난청의 질환 중 니코틴산의 결핍 또는 대사장애가 관여한다고 상정되는 경우 등에 효과가 기대된다.

용법용량	일일 권장섭취량(RDA)은 성인 30~49세를 기준으로 남성 15mgNE, 여성 12mgNE, 상한량 300mgNE이다. 또한 일반 식단을 통한 일시적인 상한량 초과는 건강이상을 초래하지 않는다.

―

나토키나아제 nattokinase

나토키나아제는 낫또에서 발견된 혈전 용해 활성을 가진 효소이다. 낫또 1팩(50g)에 우로키나아제에 버금가는 효과가 있다고 한다. 나토키나아제는 우로키나아제 등의 혈전 용해 효소에 비해 분자량이 작고 단일사슬 구조의 폴리펩타이드이다. 하지만 그대로 흡수될 만큼 작지 않고 단백질 분해효소의 작용에 의해 어느 정도 크기의 펩타이드 조각으로 분해된다. 이 펩타이드 중에 혈전 용해 활성을 가진 분자가 있음이 상정된다. 나토키나아제가 장에서 흡수되어 혈액 중에 검출되었다는 기초연구 자료도 있다. 이로 인해 나토키나아제는 펩타이드임에도 불구하고, 경구 섭취로 혈전 용해 효소 작용을 발휘한다. 경구 섭취한 나토키나아제의 작용시간은 짧게는 4시간, 길게는 8~12시간이라고 한다. 예비 임상연구에서 진성 글로불린의 분해 시간 단축과 진성 글로불린 섬유소 용해 활성의 상승이 인정되어 혈전 용해 활성의 증가가 보고되었다.

일반적인 식재료에서 유래하는 성분으로 적정량 사용의 허용성이 높다. 현재로서 의약품과의 상호작용으로 인한 유해사항이 보고된 바 없다. 단, 나토키나아제가 가진 작용으로 미루어 볼 때 항응고제 및 혈소판 기능 억제제와 이론적으로 상호작용이 있을 수 있다. 따라서 병용시에는 임상소견과 검사지표의 경과를 관찰한다. 또한, 낫또나 비타민 K가 함유된 식품은 와파린과의 병용을 삼간다. 반면, 건강기능식품인 경우 비타민 K를 제외한 제품이라면 사용이 가능하다.

효과	혈전 용해/뇌경색 및 뇌경색 및 뇌색전증 예방/혈소판 응고 억제
효능: 보통	안전성: 우수

나포마 Luobuma leaf extract
학명: Apocynum venetum

나포마는 협죽도과에 속하는 여러해살이 식물인 개정향풀(Apocynum venetum)의 잎을 건조시킨 생약재이다. 중국 전통의학에서 나포마 잎을 고혈압, 심부전, 불면증 등에 사용해왔다. 유효성분으로 각종 플라보노이드류가 검출되었다. 기초연구에서 항산화 작용, 강압 작용, 항불안 작용, 간 보호 작용 등이 보고되었다. 나포마에 존재하는 이소프락시딘(isofraxidin) 및 히페린(hyperin)이 진정 작용을 한다는 보고가 있다. 그 외 운동 부하 흰쥐 실험에서 항우울 작용을 나타냈다. 나포마는 중국과 몽골에서 차음료로 사용되어 왔으며, 최근 미국과 일본에서 건강기능식품 성분과 차음료로 사용되기 시작했다.

효과	고혈압 개선/항불안
효능: 보통 안전성: 양호	
주요성분	나포마(개정향풀 잎)에서 다수의 플라보노이드류가 검출되었다. 구체적으로 hyperoside 퀘르세틴, 이소퀘르세틴, 캄프페롤, 히페린, 카테킨, 갈로카테킨(gallocatechin), 에피갈로카테킨(epigallocatechin), 에피카테킨(epicatechin), 에피카테킨-(4베타-8)-갈로카테킨, 에피갈로카테킨-(4베타-8)-에피카테킨, 프로시아니딘(procyanidin) B-2, 아포시닌(apocynin) A,

	아포시닌 B, 아포시닌 C, 아포시닌 D, cinchonain Ia, 이소프락시딘 등이 있다. 또한, 이오논(ionone) 배당체로 apocynosides I 및 II의 2가지가 존재한다. 개정향풀 꽃에는 캄프페롤, 퀘르세틴, 바닐산(vanillic acid), baimaside, daucosterol이 검출되었다.
작용	- 항산화 작용/항불안 작용/항우울 작용/강압 작용/AGEs(최종당화산물)형성 억제 작용/안지오텐신 전환효소(ACE) 억제 작용/혈관내피 이완 작용
용법용량	확립되지 않음
주의사항	동일한 작용기전을 가진 성분과의 병용에 주의
부작용	적정량 사용의 허용성이 높음
상호작용	현재로서 의약품과의 상호작용으로 인한 유해사항이 보고된 바 없음

난소화성 덱스트린 indigestible dextrin

덱스트린은 전분을 산이나 효소 등에 의해 가수분해하여 얻어지는 다양한 중간 생성물의 총칭으로, 수용성의 점착성을 나타내며 접착제, 유화제, 증점제 등으로 이용된다. 덱스트린에는 글루코스 폴리머인 말토덱스트린, 글루코스가 고리 모양으로 중합된 사이클로덱스트린 등이 있다. 난소화성 덱스트린은 전분에 산을 더해 가열하고 α-아밀라아제 및 글루코아밀라아제로 분해 처리하면 얻어지는 난소화성 분획(식이섬유 분획)이다.

기초연구 및 임상연구에서 난소화성 덱스트린에 의한 정장 작용(변비 개선 작용)과 식후혈당 상승 억제 작용이 나타났다.

효과	정장 작용(변비 개선)/식후 과혈당 억제
효능: 우수 안전성: 우수	
주요성분	난소화성 덱스트린
작용	정작 작용/식후 과혈당 억제 작용
용법용량	임상연구 투여량은 일일 4~6g 전후가 많음
주의사항	동일한 작용기전을 가진 성분과의 병용에 주의
부작용	난소화성 덱스트린은 탄수화물, 식이섬유로 분류되는 성분으로 적정량 사용의 허용성이 높음
상호작용	현재로서 의약품과의 상호작용으로 인한 유해사항이 보고된 바 없음

노니 Noni, Tahitian Noni
학명: Morinda citrifolia

노니는 동남아시아 원산지로 열매가 식용 부위이며 약용으로 열매, 뿌리, 잎이 사용된다. 폴리네시아 제도의 전통의학에서 진통소염 작용 외 다양한 효과가 있는 만능약으로 사용되어 왔다고 한다. 노니의 유효성분으로 안트라퀴논류(anthraquinones)에 속하는 담나칸탈(damnacanthal), 알칼로이드류, 테르펜류, 플라보노이드류가 있으며, 구체적으로 우르솔산(ursolic acid), 루틴(rutin), 비타민 C, 칼륨 등이 존재한다. 과즙에 함유된 칼륨 농도는 56.3mEq/L이라고 한다.

기초연구에서 항균 작용, 항바이러스 작용, 면역 활성 작용, 항암 작용, 강압 작용, 진통 작용,

당뇨병 개선 작용, 항산화 작용이 보고되었다.

또한, 노니의 작용 기전으로 제로닌(xeronine)이라는 가설이 제시되고 있다. 제로닌은 알칼로이드류의 일종으로 노니의 유효성분 중 하나인 프로제로닌(proxeronine)에서 프로제로나아제라는 효소 작용으로 생성된다. 이 제로닌이 체내에서 작용하는 다양한 효소 등의 단백질에 작용하는 것으로 효과가 발휘된다고 한다. 그러나 이러한 물질의 구조와 해석에 대한 의학 논문이 알려져 있지 않아 가설에 의문이 있다.

전통의학에서 사용되는 성분이며 일반적으로 적정량 사용의 허용성이 높을 것으로 판단된다. 또한, 칼륨 섭취 제한을 받은 만성신부전 환자가 매 식후 노니 주스를 섭취한 결과, 혈중 칼륨 수치가 상승했다는 사례가 있다. 또한, 일반적인 노니 주스의 칼륨 함유량은 오렌지 주스와 비슷한 수준으로, 건강한 자가 생활습관병 예방 목적으로

섭취하는 경우, 특별히 문제가 없을 것으로 생각된다. 현재로서 의약품과의 상호작용으로 인한 유해사항은 보고된 바 없다.

효과	항산화
효능: 보통 안전성: 양호	

녹즙 mixed green vegetable beverage, vegetable concentrate

녹즙(靑汁)은 주로 녹황색 채소와 야초(野草)의 착즙액이 주성분인 건강 음료를 일컫는 말이다. 원재료로 양배추와 브로콜리의 원종인 케일이 알려져 있다. 그 외에도 신선초, 등심초, 보리, 새싹보리, 밀, 새싹밀, 여주(고과), 멜로키아(모로헤이야), 브로콜리, 쑥 등을 사용한 녹즙 제품이 있으며, 두유나 채소주스를 조합한 제품도 있다. 유효성분으로 항산화 작용이 있는 파이토케미컬류가 존재한다. 각종 파이토케미컬에 대해서는 기초연구를 중심으로 그 효능이 시사되었다. 그러나 개별의 녹즙 제품을 섭취한 경우, 그 효과에 대한 임상시험 데이터는 많지 않다.

효과	지질대사 개선/면역 조절/배변 개선/생활습관병 개선
효능: 보통 안전성: 우수	

주요성분	β-카로틴이라 하는 카로티노이드, 비타민C 등 비타민류, 클로로필(엽록소), 칼슘이나 칼륨 등 미네랄류, 식이섬유
작용	비타민류, 미네랄류, 파이토케미컬류에 의한 항산화 작용
용법용량	확립되지 않음. 필요에 따라 전문의와 상담
주의사항	동일한 작용기전을 가진 성분과의 병용에 주의
부작용	일반적인 식재료에서 유래하는 성분으로 권장량에 따라 섭취하면 안전성이 높을 것으로 추정된다.
상호작용	와파린과 병용 시에는 신중할 것
비고	클로로필(엽록소)에는 비타민 K가 풍부하기 때문에 이론적으로 와파린과 상호작용이 나타날 수 있음

니코메이플 nikko maple

학명: Acer nikoense

니코메이플은 중국과 일본에 널리 분포하는 단풍나무이다. 나무 껍질이 약재로 사용되며 민간요법에서 침침하고 눈물 등의 안구 증상, 꽃가루 알레르기 증상, 간질환에 사용된다. 기초연구를 통해 니코메이플 나무껍질 추출물에서 아세로제닌(acerogenin)과 aceroside과 같은 디아릴헵타노이드(diarylheptanoids)가 검출되었다. 또 다른 보고에 따르면 나무껍질에서 cyclic diarylheptanoid의 화합물로서 acerosides B_1, B_2, aceroketoside가 분리되어 LPS로 자극된 대식세포의 NO 생성에 대한 억제 작용을 나타냈다고 한다.

이 결과는 항염증 작용을 시사한다. 한편, 디아릴헵타노이드는 2개의 벤젠 고리를 사이에 두고 7개의 탄소 원자가 사슬 형태로 결합된 골격을 가진 화합물을 가르킨다. 그 외 유효성분으로 나무껍질에서 rhododendroketoside, (-)-sakuraresinoside, acernikol, nikoenoside가 분리되었다.

그 외 기초연구에서 간손상 예방 작용과 항암 작용, 자유라디칼 스캐빈저 작용이 나타났다. 단, 니코메이플 나무껍질 추출물에 대한 양질의 임상연구는 아직 보고되지 않았다.

니코메이플 추출물은 민간요법에서 사용되어 온 성분으로 적정량 사용의 허용성이 높다. 현재로서 의약품, 건강기능식품, 식품과의 상호작용으로 인한 유해사항이 보고된 바 없다.

비고   니코메이플의 유효성분인 디아릴헵타노이드는 구조적 특징으로 사슬형 centrolobol 등, diphenyl ether형의 acerogenin A 등, biphenyl형의 acerogenin E 3 등의 3종류를 모두 함유하고 있다.

ㄷ 단백질분해효소 ~ 두충

단백질분해효소 proteolytic enzyme

단백질분해효소는 항염증 작용과 면역 조절 작용이 있어 건강기능식품과 의약품의 유효성분으로 활용된다. 건강기능식품으로 파파야 유래의 파파인(papain)과 파인애플 유래의 브로멜라인(bromelain)이 유효성분인 제품이 알려져 있다.

파파인과 브로멜라인, 판크레아틴(pancreatin), 트립신(trypsin), 키모트립신(chymotrypsin)과 같은 효소제를 이용한 기초연구와 임상연구에서 항염증 작용과 면역 조절 작용, 암의 보완 치료로서의 작용이 보고되었다. 단백질분해효소는 염증 부위 및 주변 괴사 조직과 변성 단백질, 피브린 유사 물질을 비특이적으로 분해하여 염증 부위의 미세 순환을 개선함으로써 항염증 작용을 나타낸다. 또한 브라디키닌 등의 염증 유발성 폴리펩티드를 분해하여 부종을 완화한다. 그외 TNF, IL-6와 같은 세포 손상성 사이토카인류의 생성을 촉진하여 항염증 작용을 하는 것으로 추정된다. 건강기능식품에는 파파야 추출물과 파인애플 추출물이 사용된다. 파파야의 미숙 열매와 잎, 종자에는 파파인이 함유되어 있다. 브로멜라인은 파인애플에 함유된 단백질분해효소의 일종으로 파인애플의 열매 또는 뿌리 줄기에서 추출된다.

전통의학에 사용되어 온 성분으로 의약품으로도 사용된 점에서 적정량 사용의 허용성이 높을것으로 추정된다. 현재로서 중대한 부작용과 유해사항이 보고된 바 없다. 단, 부작용으로 복부 불쾌감과 식욕부진 등의 소화기 증상, 발진 등의 피부 증상, 코피 및 혈담 등의 출혈 경향을 유발할 수 있다.

단백질분해효소 제제는 피브린 용해 작용이 있기 때문에 항응고제와 병용하면 이론적으로 상가작용이 나타날 수 있다. 또한 파파야 추출물과 와파린과의 상호작용을 부정할 수 없는 증례가 보고되고 있다. 따라서 이러한 의약품과 병용 시에는 필요에 따라 임상소견과 검사지표의 경과를 관찰한다.

효과	항염증/면역 조절
효능: 양호 안전성: 우수	

달맞이꽃 evening primrose
학명: Oenothera biennis

달맞이꽃은 북미 원산지로 바늘꽃과 달맞이꽃속에 속하는 식물이다.

달맞이꽃 종자에서 얻을 수 있는 지질(달맞이꽃 종자유, evening primrose seed oil)이 전통적으로 약용 및 식용에 사용되어 왔다. 달맞이꽃 종자유에는 γ-리놀레산(gamma linolenic acid; GLA), 리놀레산 비타민 E가 함유되어 있다. 달맞이꽃 종자유는 GLA가 차지하는 약리 작용이 크며 항염증 작용이 알려져 있다. 예를 들어 GLA가 IL-1β 생성을 억제하는 것으로 류마티스 관절염에 대한 효과를 기대할 수 있다. 또한 GLA는 DGLA(dihomo gamma linolenic acid)로 대사되어 항염증 작용을 나타낸다. 이 작용으로 달맞이꽃 종자유가 류마티스 관절염과 아토피성 피부염에 사용되며, PMS(생리전증후군)과 ADHD(주의력 결핍 과다행동 장애, attention deficit hyperactivity disorder)와 같은 병태에서 GLA 또는 DGLA 등의 지방산 체내 농도가 감소된다는 보고가 있어, 달맞이꽃 종자유가 PMS와 ADHD에도 사용되어 왔다. 달맞이꽃 종자유의 약리 작용으로 혈소판 응집 억제 작용, 지질대사 개선 작용, 항에스트로겐 작용, 당뇨병 신경장애 예방 작용에 대한 보고가 있다. 임상시험에서 류마티스 관절염, 생리전증후군, 유방통, 아토피성 피부염, 골다공증, ADHD와 같은 질환에 대한 달맞이꽃 종자유의 작용이 검증되었다.

소아를 대상으로 한 임상시험도 보고되고 있으며, 일반적으로 적정량 사용의 허용성이 높다.

현재로서 의약품과의 상호작용으로 인한 부작용이 보고된 바 없다. 단, 달맞이꽃 종자유 또는 GLA(γ-리놀레산)이 가진 작용으로 미루어 볼 때 항응고제 및 혈소판 기능 억제제와 페노티아진(phenothiazine) 유도체와 이론적으로 상호작용이 있을 수 있다. 따라서, 이러한 의약품과 병용 시에는 필요에 따라 임상 소견과 검사 지표의 경과를 관찰한다.

효과	류마티스 관절염/PMS(생리전증후군)/유방통/아토피성 피부염/골다공증/ADHD(주의력 결핍 과다행동 장애)
효능: 양호	안전성: 우수

대두 올리고당 soy oligosaccharide

대두 올리고당은 대두에 존재하는 라피노오스(raffinose), 스타키오스(stachyose), 수크로오스(sucrose) 등의 당류(소당류)를 일컫는다. 생대두의 올리고당 함량(건조 중량)은 라피노스: 7.52g/kg,

스타키오스: 41.32g/kg, 수크로오스: 43.05g/kg이다. 이는 수용성으로 보통은 가공처리 과정에서 부산물 중에 소실된다. 대두 올리고당은 프리바이오틱스(prebiotics)로 그 기능성이 주목받고 있으며, 소화효소의 영향을 받지 않고(난소화성) 대장까지 도달하여 유익균인 비피더스균을 증가시키고 유해균을 억제하는 특징을 가졌다. 기초연구에서 라피노오스에 의한 항알레르기 작용과 면역 조절 작용이 시사되었다. 인체 임상연구에서 무작위 배정 비교시험에서 대두 올리고당에 의한 정장 작용이 보고되었다.

일반적으로 적정량 사용의 허용성이 높다.

효과	정장 작용/비피더스균 증가
효능: 우수 　안전성: 우수	

대두 이소플라본 soy isoflavones
학명: Glycine max

대두 이소플라본은 대두에 함유된 파이토케미컬로 제니스테인과 다이제인이 알려져 있다. 대두 이소플라본류는 에스트로겐 수용체(ER)에 친화성이 있어 ER에 대한 조절인자로 작용한다.

역학조사, 기초연구, 예비 임상연구에서 대두 제품 또는 대두 이소플라본류의 섭취가 유방암과 폐암, 전립선암을 억제하는 효과가 시사되었다. 또한 당뇨병 및 당뇨병 신경 장애에 대한 예방 작용도 보고되었다. 그 외 대두 이소플라본에 의한 갱년기 장애 증상 개선 작용과 골다공증 예방 작용, 인지기능 개선 작용 등이 시사되었다. 그러나 유방암에 대한 예방, 치료, 재발 예방에 대한 대두 이소플라본의 임상적 의의에 대해서는 다양한 논의가 있어 명확한 결론을 내리지 못하고 있다.

효과	갱년기 장애 개선/골다공증 예방/유방암 예방/생리전증후군(PMS) 개선/항산화/항암
효능: 양호 안전성: 우수	
주요성분	이소플라본류 또는 이소플라본 배당체. 구체적으로 제니스테인(genistein), 다이제인(daidzein), 글리시테인(glycitein)이 주요 비배당체(배당체)이다.
작용	- 에스트로겐 유사 작용/항산화 작용/항암 작용/유방암, 폐암, 전립선 억제 작용 - 유방암, 폐암, 전립선암 억제 작용/당뇨병 및 당뇨병 신경장애에 대한 예방 작용/갱년기 장애 증상 개선 작용/골다공증 예방 작용/인지기능 개선 작용
용법용량	대두 이소플라본 일일 권장섭취량의 최대 상한량은 70~75mg(대두 이소플라본 아글리콘 환산치)이다.
주의사항	동일한 작용기전을 가진 성분과의 병용에 주의. 그 외 성별에 관계없이 호르몬 감수성이 문제가 되는 병태 및 질환에는 상호작용을 주의해야 한다.
부작용	적정량 사용의 허용성이 높음. 다만 대두 알레르기 및 과민증이 있는 자는 섭취를 삼간다.
상호작용	현재로서 의약품과의 상호작용으로 인한 유해사항이 보고된 바 없음
비고	대두 이소플라본 건강기능식품으로 대두 이소플라본 글리코시드(배당체 glycoside)가 함유된 제품과 대두 이소플라본 아글리콘이 주성분인 제품이 있다. 천연 식재료에 존재하는 글리

코시드형이라면 허용성이 높을것으로 생각되나, 아글리콘형의 고용량, 장기간 투여에 따른 안전성은 명확하지 않다. 글리코시드형 건강기능식품을 섭취하는 경우 일반 식품 섭취에 준하는 양을 섭취한다면 문제가 없을 것으로 생각된다.

돌로마이트 dolomite
화학명: $CaMg(CO_3)_2$

돌로마이트는 탄산 칼슘-마그네슘 성분으로 이루어진 광물의 명칭으로 이 광물이 함유된 암석명으로도 사용된다. 돌로마이트는 산호나 조개 등이 퇴적되어 형성된 석회석 안의 칼슘이 해수 안의 마그네슘으로 전환되어 생성된다고 한다. 즉, 석회석 안의 방해석이나 아라고나이트(화학 조성은 모두 $CaCO_3$)가 마그네슘이 풍부한 간극수와 반응하여 돌로마이트화 작용(dolomitization)으로 생성되는 것이다(애초에 돌로마이트로 퇴적된 사례도 있음).

돌로마이트의 원래 용도는 토목 건축과 같은 공업용이 중심이었다. 이후 환경보전과 토양개량, 농축산업, 전자기기 관련 제품에 활용되었다. 나아가 최근에는 칼슘과 마그네슘의 천연 소재 공급원으로 주목받아 건강기능식품으로 응용되기 시작했다.

돌로마이트는 칼슘 및 마그네슘의 공급이 목적인 건강기능식품이다. 따라서 일일 권장섭취량은 칼슘과 마그네슘의 권장량(RDA)에 따른다.

적정량 사용의 허용성이 높다. 단, 돌로마이트가 칼슘 및 마그네슘의 공급원이기 때문에 이들 미네랄과의 상호작용이 문제가 되는 의약품과의 병용에는 주의가 필요하다.

효과	칼슘 및 마그네슘 보충
효능: 양호	안전성: 우수

동충하초

학명: Cordyceps sinensis

동충하초는 곤충에 기생하는 진균류로 맥각균과에 속한다. 중국 전통의학에서 사용되는 소재로 면역 활성 작용과 자양강장 작용, 생활습관병 예방에 효과가 있다.

유효성분으로 각종 다당류가 존재하며, 지금까지 각종 기초연구가 진행되어 동충하초가 면역계와 내분비계, 순환기계 등에 미치는 긍정적인 영향이 밝혀졌다. 구체적인 면역 활성 작용으로 NK세포의 활성화, 단핵구 및 헬퍼T 임파구의 활성화, 인터페론과 인터루킨 1의 생성 증가가 시사되었다. 또한, 암 세포를 이식한 동물에게 동충하초를 투여한 결과, 수명 연장 효과가 인정된 자료도 있다. 화학요법의 부작용 경감 작용이 시사되어 암 환자의 QOL(삶의 질)개선 효과가 기대된다. 또한, 동충하초에 의한 효과를 인정한 증례 보고가 알려져 있다. 나아가 항당뇨병 작용, 콜레스테롤 저하 작용, 간 및 신장 손상의 개선 작용, 발모(모발 재생) 촉진 작용 등이 시사되었다. 동물실험에서 동충하초 균사체 열수 추출물이 총 콜레스테롤 및 LDL 콜레스테롤을 감소시키고 HDL 콜레스테롤을 증가시켰다. 그 외 건강한 자에게 투여한 실험에서는 운동능력, 항피로능, 순환 기능의 향상이 인정된 보고가 있다.

전통의학에 사용되는 성분으로 적정량 사용의 허용성이 높다. 현재로서 의약품과의 상호작용으로 인한 유해사항이 보고된 바 없다.

효과	면역 활성/자양강장/이상지질혈증 및 당뇨병 개선/항피로/운동능력 향상/항암
효능: 양호 안전성: 우수	

두날리엘라 Dunaliella

학명: Dunaliella salina, Dunaliella bardawil

두날리엘라는 해조류의 일종으로 β-카로틴을 다량 함유하고 있어 천연형 β-카로틴의 건강식품 소재로 사용된다. 두날리엘라 유래의 카로티노이드류의 흡수를 검토한 인체 임상시험에 따르면 올-트랜스형 β-카로틴 및 α-카로틴의 흡수가 잘된다고 한다. 이 때 혈중 β-카로틴은 올-트랜스형 증가를 보였고 9-시스형은 변화가 없었다고 한다. 또한 두날리엘라의 β-카로틴은 올-트랜스형 및 9-시스형이다.

기초연구에서 두날리엘라 유래의 β-카로틴에 의한 항산화 작용, 면역 활성 작용, 항암 작용이 나타났다. 흰쥐를 이용한 아급성 독성 시험에서 두날리엘라 유래의 카로틴 NOAEL수치(부작용 비발현량, 무독성량)는 수컷쥐 696mg/kg/일, 암컷쥐 2,879mg/kg/일로 추정되었다. 일반적으로 적정량 사용의 허용성이 높을 것으로 판단된다.

효과	천연형 β-카로틴 보충
효능: 양호	안전성: 우수

두충

학명: Eucommia ulmoides

두충은 중국 사천성 원산지로 두충과 낙엽교목이다. 중국 전통의학에서 나무껍질이 한약재로 사용된다. 기능성 성분은 나무껍질과 잎에 존재하는 다양한 배당체로 제니포시딕산(geniposidic acid) 등이 알려져 있다.

기초연구에서 두충잎 추출물에 의한 고혈압 개선 작용, 당뇨병 개선 작용, 이상지질혈증 개선 작용, 항산화 작용 등이 보고되었다. 작용 기전으로 제니포시딕 산에 의한 부교감신경 활성을 통한 말초혈관 이완 작용을 들 수 있다.

전통의학에서 사용되는 성분으로 적정량 사용의 허용성이 높다. 현재로서 의약품과의 상호작용으로 인한 유해사항이 보고된 바 없다.

효과	고혈압 개선/당뇨병 개선/이상지질혈증 개선/항산화
효능: 양호	안전성: 우수

ㄹ 락토슈크로스 ~ 리코펜

—

락토슈크로스 lactosucrose, beta-D-galactosylsucrose

락토슈크로스는 락토스(유당, lactose)와 수크로오스(자당, sucrose)가 구성당인 올리고당(삼당)이다. 락토슈크로스의 프리바이오틱스(prebiotics)로서의 기능성이 주목받고 있으며, 소화효소에 영향을 받지 않고(난소화성) 대장까지 도달하여 유익균인 비피더스균을 증가시키고 유해균을 억제하는 특징이 있다.

또한, 올리고당은 2~10개 정도의 단당류가 글리코시드 결합으로 연결된 탄수화물이며, 자당은 글루코스(포도당)와 과당(fructose)이 탈수축합한 이당류이다. 락토스(유당)는 가수분해로 글루코스와 갈락토스(단당류의 일종)가 된다.

인체 임상연구에서 락토슈크로스에 의한 소화관의 칼슘 흡수 촉진 작용, 염증성 장질환(크론병) 증산 개선 작용 등이 보고되었다. 일반적으로 적정량 사용의 허용성이 높다.

효과	정장 작용/비피더스균 증가
효능: 우수	안전성: 우수

락토트라이펩타이드 lactotripeptide
학명: VPP(Val-Pro-Pro), IPP(Ile-Pro-Pro)

락토트라이펩타이드는 탈지유를 유산균(Lactobacillus helveticus)이나 효모(Saccharomyces serevisiae) 등으로 젖산 발효시켜 얻는 산유(sour milk)에 존재하는 트라이펩타이드이다. 주요 트라이펩타이드는 VPP(Val-Pro-Pro) 및 IPP(Ile-Pro-Pro)이며, 이들의 ACE 억제 활성으로 강압 작용을 나타낸다. 산유의 ACE 억제 활성의 대부분이 이 두 가지의 트라이펩타이드에 의존한다.

기초연구 및 예비 임상연구에 의해 강압작용이 보고되었다. 예를 들어, 고령의 고혈압 환자(대부분 혈압약 복용 중인) 30명을 대상으로 한 무작위 배정 비교시험에서 산유 95mL(VPP 1.5mg, IPP 1.1mg 함유) 또는 위약을 8주간 투여한 결과, 산유 투여그룹은 4주 뒤 수축기 혈압이 9.4 ± 3.6 mmHg ($p<0.05$), 8주뒤에는 14.1 ± 3.1 mmHg ($p<0.01$)으로 각각 유의하게 감소했다. 이완기 혈압은 8주뒤 6.9 ± 2.2 mmHg ($p<0.01$)으로 유의하게 감소했다. 반면 위약그룹의 혈압은 유의미한 변화를 나타내지 않았다. 또한, 정상 혈압 또는 경증 고혈압인 피험자 40명을 대상으로 L. helveticus에 의한 발효유의 강압 작용을 검증한 무작위 배정 위약대조 이중맹검

시험에서도 고혈압 개선의 경향을 보였다.

효과	고혈압 개선
효능: 양호	안전성: 우수
주요성분	VPP(Val-Pro-Pro) 및 IPP(Ile-Pro-Pro)
작용	ACE 억제 활성이 있어 강압 작용을 나타낸다.
용법용량	임상시험 용량은 VPP 1.5mg + IPP 1.1mg 또는 VPP 2.53mg + IPP 1.52mg과 같은 사례가 있다. 락토트라이펩타이드의 양은 단위 중량당 ACE 억제 활성의 역가를 고려하여 '락토트라이펩타이드 양(VPP 환산) = VPP+1.7 x IPP'로 구할 수 있다. 또한, 락토트라이펩타이드(LTP)를 3.4mg 배합한 제품이 있다.
주의사항	동일한 작용기전을 가진 성분과의 병용에 주의
부작용	적정량 사용의 허용성이 높음
상호작용	현재로서 의약품과의 상호작용으로 인한 유해사항이 보고된 바 없음

락토페린 lactoferrin

락토페린은 유선에서 합성되는 철 결합성 당단백질의 일종으로 모유, 우유, 타액, 눈물, 췌장액 등에 함유되어 있다. 특히 사람과 소의 초유에 7mg/mL 정도로 비교적 풍부하게 존재하지만 성숙유에는 1mg/mL로 적다. 락토페린은 면역 조절 작용, 항균 및 항바이러스 작용, 항암 작용, 항산화 작용, 철분 흡수 조절 작용이 있어 건강기능식품 성분으로 널리 사용되고 있다. 또한, 유제품에도 존재하는 단백질이기도 하다. 락토페린은 단백질분해효소에 의해 가수분해되어 항균 활성을 가진 염기성 항균 펩타이드 락토페리신(lactoferricin)을 생성한다. 또한, 사람의 락토페린 분해 산물로 오피오이드 길항 작용을 나타내는 3가지 펩타이드인 lactoferroxin A, B, C가 확인되었다. 또한, 락토페린의 일차 구조는 혈압 조절에 관여하는 ACE 억제 활성 펩타이드의 서열을 가졌다.

인체 임상연구에서 항균 작용과 항바이러스 작용 등을 시사하는 여러 보고가 있었다. 구체적으로 헬리코박터 파일로리균에 대한 항균 작용, 혈중 C형 간염 바이러스의 RNA 감소 작용 등이 알려져 있다. 그 외 분유 수유 중인 건강한 영아를 대상으로 진행된 위약대조 이중맹검 무작위 배정에서 락토페린 추가 투여그룹(850mg/L)과 대조그룹(102mg/L)의 12개월간의 자료를 비교한 결과, 락토페린 추가 투여그룹의 호흡기 질환 발생이 유의하게 적었고, 헤마토크리트 수치가 유의하게 높았다고 한다.

효과	면역 활성/항균/항바이러스
효능: 양호	안전성: 우수
주요성분	락토페린(철 결합성 당단백질)
작용	항균 작용/항바이러스작용
용법용량	임상시험에서 소 락토페린을 일일 600mg ~ 3.6g 용량으로 8주

	에서 12개월간 투여.
주의사항	동일한 작용기전을 가진 성분과의 병용에 주의
부작용	적정량 사용의 허용성이 높으며, 미국 GRAS(generally recognized as safe)로 분류되어 있다. 단, 대량섭취는 설사나 변비 등의 소화기 증상, 발진, 피로감을 일으키는 경우가 있다.
상호작용	현재로서 의약품, 건강기능식품, 식품과의 상호작용으로 인한 유해사항이 보고된 바 없다.

―

락툴로즈 lactulose

화학명: 4-O-beta-D-Galactopyranosyl-D-fructose

락툴로즈(락툴오스)는 과당(fructose)과 갈락토스로 구성된 이당류로 올리고당의 일종이다. 락툴로즈의 프리바이오틱스(prebiotics)로서의 기능성이 주목받고 있다. 소화효소에 영향을 받지 않고(난소화성) 대장까지 도달하여 유익균인 비피더스균을 증가시키고, 유해균을 억제하는 특징이 있다.

인체 임상연구에서 락툴로즈의 기능성이 입증되었으며 특히 정장 작용에 대해 효능과 안전성이 확인되었다. 무작위 배정 비교 시험에서 정장 작용, 칼슘 및 마그네슘의 흡수 촉진 작용, 경증 간성뇌증 환자의 인지기능과 QOL(삶의 질) 개선 등이 보고되었다. 또한, 간부전 치료제로서 의약품으로도 사용되고 있다.

효과	정장 작용/비피더스균 증가
효능: 우수	안전성: 우수
주요성분	락툴로즈(lactulose)
작용	프리바이오틱스로서 작용
용법용량	임상시험에서 일일 2g 또는 4g을 투여한 사례가 있음
주의사항	동일한 작용기전을 가진 성분과의 병용에 주의
부작용	적정량 사용의 허용성이 높음
상호작용	현재로서 의약품과의 상호작용으로 인한 유해사항이 보고된 바 없음

레드와인 추출물 red wine extract

레드와인은 포도에서 유래하는 파이토케미컬이 풍부하게 함유되어 있어 항산화작용에 의한 생활습관병 예방 효과가 기대되는 성분이다. 유효성분으로 각종 폴리페놀류가 있으며 레스베라트롤(resveratrol), 쿼르세틴(quercetin), 카테킨류, 안토시아닌류가 알려져 있다. 안토시아닌류는 포도껍질과 포도씨에 포함되어 있는 청자색 색소 성분이다. 레드와인의 심장병 예방 효과는 이러한 파이토케미컬의 활성산소에 의한 LDL콜레스테롤 산화 방지와 동맥경화 억제 효과가 추정된다.

또한, 적당한 알코올 섭취는 HDL콜레스테롤을 증가시켜 심장병 예방 효과를 나타내는 것으로 알려져 있다. 레드와인에서 폴리페놀을 추출한 논알콜 성분이 건강기능식품에 사용되고 있으며, 건강기능식품의 주성분으로 레드와인 추출물에 포도씨 추출물을 첨가한 제품과 레드와인 외의 폴리페놀 성분을 조합해서 제품화한 것이 있다.

효과	동맥 경화 예방/허혈성 심질환 예방
효능: 보통	안전성: 우수
주요성분	레드와인 폴리페놀류, 안토시아닌류, 레스베라트롤(resveratrol), 퀘르세틴(quercetin), 카테킨류
작용	- 항산화 작용/항염증 작용(Cox-1 및 Cox-2 억제 작용, 5-리폭시게나아제 억제 작용)/항암 작용/면역 조절 작용/심근 보호 작용/혈관 확장 작용/인슐린 감수성 개선 작용/항균 및 항바이러스 작용 - 항산화 작용 - 허혈성 심질환 예방/동맥 경화 예방 작용/HDL 콜레스테롤 상승 작용/인지기능 저하 예방/당뇨병 예방/헬리코박터 파일로리균 감염 위험성 감소
용법용량	알코올 음료 적정량에 따라 레드와인 추출물을 섭취
주의사항	동일한 작용기전을 가진 성분과의 병용에 주의
부작용	알코올 음료의 과도한 섭취는 급성 및 만성의 많은 부작용을 유발할 수 있음
상호작용	현재로서 의약품, 건강기능식품과의 상호작용으로 인한 유해 반응이 보고된 바 없으나, 레드와인 추출물이 지닌 작용으로 미루어 볼 때 다음과 같은 의약품에 대해서는 이론적으로 상호작용이 일어날 가능성이 있다. - 시토크롬 P450의 분자종 가운데 CYP1A1/1A2, 2E1, 3A4

와 관련된 제제
- 항응고제 및 혈소판 기능 억제제

레몬밤 melissa, lemon balm, bee balm
학명: Melissa officinalis

레몬밤(멜리사)은 지중해 동부지역부터 서아시아에 걸쳐 분포하는 꿀풀과 다년초이다. 유럽에서 전통적으로 약용 및 식용으로 사용되어 왔다. 진정 작용이 있어 독일 커미션 E에서 멜리사 내복 적응증으로 신경성 수면장애와 기능성 위장장애를 꼽았다.

임상연구에서 진정 작용, 항스트레스 작용, 항불안 작용, 수면장애 개선 작용, 인지증의 흥분 상태 완화 작용이 시사되었다. 투여 사례로는 레몬밤 추출물 단독 및 단회 투여에 의한 연구와 발레리안과의 병용에 의한 연구가 이루어지고 있다.

레몬밤을 유아나 소아에게 투여한 연구도 있다. 수면 장애(dyssomnia 및 restlessness)를 보이는 소아에게 레몬밤과 발레리안의 병용 투여에 의한 개선 효과가 보고되었다. 또한, 영유아의 경기 및 야제증(colicky infants)에 레몬밤을 포함한 허브 복합제의 효과가 입증되었다.

레몬밤의 비경구 투여에 의한 효과도 보고되고 있으며, 레몬밤 유래의 정유를 이용한 아로마테라피 효과가 보고되었다. 중증 인지증 환자를 대상으로 한 무작위 배정 비교 시험에서 흥분 상태 완화 등 인지증 증상에 대한 개선이 입증되었다.

효과	신경성 수면장애 개선/기능성 위장장애 개선/진정작용/항스트레스/인지증의 흥분상태 완화
효능: 양호 안전성: 우수	
주요성분	잎이 약용으로 사용된다. 모노테르펜류의 시트로넬랄(citronellal)과 시트랄(citral)이 존재하며, 그 외 세스퀴테르펜류와 트리테르펜류, 플라보노이드류로 퀘르세틴, 아피제닌, 캄프페롤, 루테올린이 함유되어 있다.
작용	- 지질대사 개선 작용/항바이러스(단순 헤르페스 1형 및 2형) 작용/항산화 작용/장내 평활근 이완 작용/항종양 작용/면역 조절 작용 - 진정 작용/항스트레스 작용/인지증의 흥분상태 완화 작용/수면장애 개선 작용
용법용량	레몬밤 추출물을 단회 투여한 임상시험 용량은 300mg, 600mg, 900mg이다. 일반인의 불면증에는 레몬밤과 발레리안을 병용한다. 레몬밤 잎 추출물 80mg과 발레리안 뿌리 추출물 160mg이 함유된 제제를 1~3회 투여.
주의사항	동일한 작용기전을 가진 성분과의 병용에 주의
부작용	적정량 사용의 허용성이 높으며, 미국 GRAS(generally recognized as safe)로 분류되어 있다.
상호작용	현재로서 의약품과의 상호작용으로 인한 유해사항이 보고된 바 없음

레시틴 lecithin, phosphatidylcholine

레시틴은 대두나 난황에 함유되어 있는 인지질의 일종으로 인간의 뇌, 신경조직, 간에 많이 존재한다. 레시틴은 주로 포스파티딜콜린(phosphatidylcholine)과 포스파티딜에탄올아민(phosphatidyl-ethanolamine)으로 구성되며, 세포막의 주요 성분으로 다양한 생리 기능을 담당한다. 또한, 레시틴은 신경전달물질인 아세틸콜린의 전구물질이다. 지질대사를 정상적으로 유지하고 간을 보호하는 작용도 한다. 콜린은 매우 중요한 영양소이며, 적절한 식단을 통해 섭취하는 경우 결핍되는 일은 거의 없다. 건강기능식품의 레시틴을 섭취하는 경우의 장점은 간과 뇌에 대한 작용이 상정된다. 레시틴은 알코올성 간장애와 바이러스성 간염 등의 간기능을 개선한다. 레시틴에서 만들어지는 콜린은 간 지질대사에 필수이며, 레시틴이 콜린과는 다른 경로로 간기능을 보호하는 작용을 한다.

기초연구에서 레시틴 투여가 알코올성 간장애에 따른 간 섬유화와 간경변을 예방한다는 데이터가 있다. 또한, 간독성 물질과 간염 바이러스로 인한 간손상에 레시틴의 효과가 보고되었다. 예비 임상시험에서 C형 간염 환자에게 레시틴을 투여한 결과, 증상이 유의하게 개선되고 조직학적 개선도 확인되었다고 한다. 그 외에도 레시틴의 알츠하이머병 및 뇌기능 이상에 따른 인지 장애에 대한 효과도 시사되었다.

효과	알츠하이머병/인지증/인지기능 장애/간장애
효능: 보통　안전성: 우수	
주요성분	레시틴은 대두나 난황이 건강기능식품 원료로 사용된다. 대두 레시틴보다 난황 레시틴이 포스파티딜콜린 비율이 더 높다. 또한, 팔미틴산과 스테아르산 등의 포화지방산은 대두 레시틴보다 난황 레시틴에 더 많이 함유되어 있다.
작용	간기능 개선 작용/지질대사 개선 작용
용법용량	확립되지 않음
주의사항	동일한 작용기전을 가진 성분과의 병용에 주의
부작용	일반 식재료에서 유래하는 성분으로 적정량 사용의 허용성이 높으며, 미국 GRAS(generally recognized as safe)로 분류되어 있다.
상호작용	현재로서 의약품과의 상호작용으로 인한 유해사항이 보고된 바 없으나, 레시틴은 아세틸콜린의 전구체로 레시틴 투여가 아세틸콜린 대사에 영향을 미칠 수 있다. 따라서, 아세틸콜린 에스테라제 억제제, 콜린작용제, 항콜린제 등의 의약품과 병용하는 경우 이론적으로 상호작용으로 인한 영향이 추측된다. 따라서, 이러한 의약품과의 병용에는 필요에 따라 임상 소견 및 검사 지표의 경과를 관찰한다.

로열젤리 royal jelly

로열젤리는 꿀벌의 체내에서 생합성되어 인두선(침샘에 해당) 등에서 분비되는 크림 형태의 물질이다. 로열젤리를 먹은 유충만이 여왕벌이 되기 때문에 그 작용이 주목받게 되었다. 참고로 로열젤리는 프로폴리스와 벌꿀과는 다른 물질이다.

로열젤리에는 각종 단백질, 아미노산, 지질, 비타민, 미네랄, 식물성 스테롤이 풍부하게 함유되어 있다.

기초연구에서 지질대사 개선 작용, 콜레스테롤 감소 작용, 동맥경화 억제 작용, 항종양 작용, 항비만 작용, 항염증 작용, 알레르기 반응 억제 작용 등이 나타났다. 또한, 소규모 임상시험에서 고혈압 개선 작용과 콜레스테롤 감소 작용이 보고되었다.

효과	고혈압 개선/이상지질혈증 개선/동맥경화 예방/항암/면역 활성/항염증/항피로
효능: 보통	안전성: 우수
주요성분	특유의 성분으로 데센산(10-하이드록시-2-데센산, 10-HAD)이라는 지방산, 로얄리신, 로얄락틴, 아피신과 같은 단백질이 존재한다.
작용	- 지질대사 개선 작용/콜레스테롤 감소 작용/동맥경화 억제 작용/항종양 작용/항비만 작용/항염증 작용/알레르기 반응 억제 작용

	- 고혈압 개선 작용/콜레스테롤 감소 작용
용법용량	확립되지 않음
주의사항	동일한 작용기전을 가진 성분과의 병용에 주의
부작용	적정량 사용의 허용성이 높으나 발진 등의 피부 증상, 천식 유사 증상, 위장장애와 같은 알레르기 증상이 나타날 수 있다.
상호작용	로열젤리는 이상지질혈증과 고혈압의 개선 작용 등을 하기 때문에 유사한 효과를 나타내는 의약품과 병용할 경우 이론적으로 상호작용이 나타날 수 있으며, 의약품과의 상호작용으로 와파린과의 병용으로 인한 증례 보고가 알려져 있다.

루테인 lutein

루테인과 제아잔틴은 크산토필(xanthophyll)로 총칭되는 카로티노이드계 파이토케미컬이다. 루테인과 제아잔틴은 녹황색 채소에 많이 함유되어 있으며, 기능성 식품 소재로 사용되는 루테인은 천수국 등이 원료로 사용된다.

섭취된 크산토필은 체내에서 망막 특히 황반에 존재한다. 역학조사에서 식이를 통한 루테인 섭취가 많으면 나이 관련 황반변성(AMD, agerelated macular degeneration), 백내장, 유방암, 대장암의 위험성이 감소된다는 데이터가 보고되었다.

효과	망막변성증(나이 관련 황반변성증) 예방 및 개선/백내장 예방/대장암 예방
효능: 양호	안전성: 우수
주요성분	루테인은 카로티노이드의 일종으로, 일반적으로 이성질체인 제아잔틴과 함께 존재한다. 루테인은 혈청 내 카로티노이드의 11% 정도를, 지방조직 내 카로티노이드의 20% 정도를 차지한다.
작용	- 항산화 작용/면역 조절 작용 - 항산화 작용/안구피로 개선 작용 - 망막변성증, 유방암, 백내장, 대장암 발병 위험성 감소
용법용량	- 망막변성증(나이 관련 황반변성증) 예방 및 백내장 예방에는 루테인을 일일 6mg 섭취한다. - 망막변성증의 증상 개선 효과가 입증된 임상연구에서 루테인 건강기능식품을 일일 10mg씩 12개월간 투여. 임상연구에 사용된 용량은 일일 10~40mg이다. - 역학조사에서 일일 6.9~11.7mg의 루테인 섭취에 의한 황반변성증 및 백내장 예방 효과가 확인되었다.
주의사항	동일한 작용기전을 가진 성분과의 병용에 주의
부작용	적정량 사용의 허용성이 높음
상호작용	현재로서 의약품과의 상호작용으로 인한 유해사항이 보고된 바 없으나, 루테인과 다른 카로티노이드류와의 병용으로 인한 상호작용이 고려되고 있다. 유해사항이 알려져 있지 않아 병용이 가능하다고 생각되지만, 만일을 위해 신중히 복용한다.
비고	루테인과 제아잔틴이 풍부한 식품으로 녹황색 채소 등이 있으며, 채소 종류에 따라 함량 차이가 있다. 예를 들어, 옥수수에는 루테인이 매우 풍부하여 카로티노이드 총량의 60%(mole%)가 루테인이다. 그 외 키위, 시금치, 호박 등에도 루테인이 많다. 한편, 제아잔틴이 풍부한 식품은 오렌지 페퍼, 옥수수, 오렌지 주스,

망고 등이 있다.
루테인의 흡수율에 대해 고지방식이 저지방식보다 높다는 보고가 있다.

루틴 rutin
화학명: quercetin-3-rutinoside

루틴은 플라보노이드로 분류되는 파이토케미컬 중 하나로 많은 식물성 식품에 존재한다. 특히, 메밀(소바)에 많이 함유되어 있으며, 항산화 작용과 고혈압 개선 작용을 소구하는 기능성 식품 소재로 활용되고 있다.

기초연구에서 루틴 및 퀘르세틴에 의한 항산화 작용, 항염증 작용, 혈관내피 기능 개선 작용, 신경세포 보호 작용, 지질대사 개선 작용이 나타났다.

임상연구에서 루틴 및 단백질분해효소 복합제 투여에 의한 골관절증과 관절염의 동반증상 개선, 바이오플라보노이드 복합체 투여에 의한 내핵 치질 출혈 진정과 재발 억제 등이 보고되었다. 그 외 정맥울혈성궤양(venous stasis ulcer)에 대한 효과도 나타났다.

| 효과 | 항염증/항산화/순환개선/모세혈관 취약성 개선/혈관내피 기능 개선/심혈관질환 예방 및 개선 |

효능: 양호 안전성: 우수	
주요성분	루틴은 퀘르세틴을 아글리콘으로 함유하고 있으며, 퀘르세틴의 C-고리 3번 위치에 β결합에 의해 루티노스(글루코스와 람노스)가 결합한 구조이다. 식이에 포함된 플라보노이드 배당체로는 퀘르시트린, 루틴, 로비닌 등이 많다. 소화관에서 퀘르시트린과 루틴은 퀘르세틴으로, 로비닌은 캄프페롤로 분해된다.
작용	항산화 작용/항염증 작용/혈관내피 기능 개선 작용/신경세포 보호 작용/지질대사 개선 작용
용법용량	확립되지 않음. 임상연구에서 루틴 및 단백질분해효소(1제당 루틴 100mg, 트립신 48mg, 브로멜라인 90mg)가 함유된 제제를 일일 6정(3회 분할) 투여한 사례가 있다.
주의사항	동일한 작용기전을 가진 성분과의 병용에 주의
부작용	적정량 사용의 허용성이 높다. 또한, 바이오플라보노이드 복합체를 투여한 임상연구에서 위염, 설사, 복통 등의 소화기증상과 두통이 보고되었다.
상호작용	현재로서 의약품, 건강기능식품, 식품과의 상호작용으로 인한 유해사항이 보고된 바 없음

류신 leucine

류신은 필수 아미노산 중 하나로 그 분자 구조적 특징으로 발린, 이소류신과 함께 가지사슬 아미노산(branched chain amino acid; BCAA)으로 통칭된다.

BCAA는 휴식 시 체내 근육조직에서 단백질 합성속도 증진 및 단백질 붕괴 속도 억제를 통해 단백질 동화작용을 나타낸다. 또한, 지구력 운동 후 회복기에도 체내 근육조직에서 단백질 동화작용을 나타낸다. 예를 들어, 류신을 지속적으로 투여하면 근섬유 단백질의 분해를 억제하여 근중량이 증가한다. 이러한 작용은 단백질 합성 조절에서 정보전달기구에 관여하는 각종 분자로의 작용을 통해 발현된다.

효능: 양호 안전성: 우수

리코펜 lycopene

리코펜은 카로티노이드계 파이토케미컬의 일종으로, 토마토나 핑크자몽 등의 식재료에 풍부하게 존재하는 붉은색의 색소 성분이다. 기초연구에서 리코펜에 의한 LDL 콜레스테롤 산화 억제 작용, 폐암, 유방암, 전립선암의 세포 증식 억제 작용이 보고되었다. 리코펜의 암에 대한 효과는 역학조사, 임상시험, 기초연구를 통해 수많은 보고가 있다. 역학조사에 따르면, 식이를 통해 일일 6mg 이상의 리코펜을 섭취하는 사람은 전립선암의 발병률이 낮다고 한다. 임상시험에서 외과 수술을 앞둔 전립선암 환자에게 일일 30mg의 리코펜을 3주간 투여한 결과, 종양 조직의 증식이 억제되었다는 보고가 있었다. 폐암에 대해서는 식이에서 유래하는 리코펜을 비흡연자 남성 12mg, 여성 6.5mg으로 예방효과가 나타났다. 리코펜의 섭취량이 많을수록 심근경색의 위험성이 낮아진다는 보고도 있었다. 그 외 운동 유발성 천식에 대한 리코펜의 예방효과도 확인되었다.

일반적인 식생활에서 리코펜은 토마토 및 토마토 제품에서 유래한다. 예를 들어, 토마토 주스 240mL에는 리코펜 23mg이 함유되어 있다. 단, 흡수 효율 관점에서 생 토마토보다 가열된 편이 효율적이다. 리코펜은 지용성이기 때문에 식이와 함께 섭취한다.

효과	전립선암 예방 및 치료/폐암 예방/허혈성 심질환 예방/운동 유발성 천식 예방 및 치료
효능: 양호	안전성: 우수
주요성분	리코펜(lycopene)
작용	- LDL 콜레스테롤 산화 억제/폐암, 유방암, 전립선암 세포 증식 억제 - 전립선암 억제 - 폐암 및 전립선암 발병 위험 감소
용법용량	일일 섭취권장량 기준은 전립선암 예방 6mg, 폐암 예방 6~12mg이다. 전립선암에 대한 보완치료 목적으로 30mg의 보충제를 투여.
주의사항	동일한 작용기전을 가진 성분과의 병용에 주의
부작용	일반 식재료에서 유래하는 성분으로 적정량 사용의 허용성이 높음
상호작용	현재로서 의약품, 건강기능식품, 식품과의 상호작용으로 인한 유해사항이 보고된 바 없으나, 리코펜이 가진 작용으로 미루어

	볼 때 다음과 같은 의약품에 대해서는 이론적으로 상호작용이 있을 수 있다. - 이상지질혈증제(담즙산 체외 배출 촉진제) - 카로티노이드류 작용 기전으로 같은 카로티노이드류 성분과 동시 투여에 의한 상호작용과 지용성 성분이기 때문에 지질과의 상호작용이 상정된다.
비고	리코펜은 전립선암의 종양 마커인 PSA의 측정계에는 영향을 미치지 않는다.

ㅁ 마그네슘 ~ 밀크씨슬

마그네슘 magnesium
화학명: Mg

마그네슘은 미네랄의 일종으로 체내에 존재하는 마그네슘의 절반은 뼈에 존재한다. 마그네슘은 다양한 효소 작용에 필수이며, 세포 내 전해질 균형을 유지하는데 중요한 역할을 한다. 건강적인 측면에서 허혈성 심질환의 위험성이 감소된다는 보고가 있다.

체내의 효소 반응에 관여하여 에너지 생산 조절과 단백질 합성 등을 한다. 세포 내에서 마그네슘은 전해질 농도를 조절하는 이온 작용 효소에 필수적인 미네랄이다. 그 외 뼈의 성장과 유지에도 필요하다.

마그네슘 보충 효과로 고혈압 및 고콜레스테롤 혈증, 심질환 등의 생활습관병에 대한 효과, 신장결석(칼슘결석) 예방 효과, 생리전증후군에 동반하는 증상 예방, 임신 중에 발생하는 하지경련 치료 등을 꼽을 수 있다.

용법용량	일일 권장섭취량(RDA)은 성인 30~49세를 기준으로 남성 370mg, 여성 280mg이다. 또한, 식이를 통한 섭취의 경우 상한량이 없으나, 식이 이외에서 섭취하는 경우의 상한량은 성인 일일 350mg, 소아는 체중당 일일 5mg이다.
주의사항	동일한 작용기전을 가진 성분과의 병용에 주의
부작용	적정량 사용의 허용성이 높으며, 고용량 섭취 시 소화기 증상을 일으킬 수 있다.
상호작용	마그네슘과 일부 의약품과의 상호작용이 알려져 있으며 병용에 주의한다(의약품 첨부문서 확인).

마늘 garlic
학명: Allium sativum

일반 식재료인 마늘은 건강기능식품 성분으로 널리 이용되고 있다. 임상시험에서 이상지질혈증(총콜레스테롤, 중성지방, LDL콜레스테롤)과 고혈압 개선 작용, 동맥경화 예방과 진행 억제를 나타냈다. 또한, 마늘 섭취량이 많으면 위암, 대장암, 전립선암 발병이 감소된다는 역학 자료도 있다. 건강기능식품으로 마늘 분말(동결 건조), 숙성 마늘 추출물(Aged Garlic Extract; AGE), 마늘 정유 등이 있다.

효과	이상지질혈증/고혈압/동맥경화 예방 및 진행 억제/항암 작용
효능: 양호 안전성: 우수	

주요성분	신선한 마늘은 아미노산의 일종인 알리인(alliin)을 함유하고 있다. 알리인 자체는 무취이지만, 마늘을 자르거나 으깨면 세포가 파괴되어 알리나아제(alliinase) 작용에 의해 알리신(allicin)으로 전환된다. 알리신은 공기와 접촉하면 S-알릴메르캅토시스테인이나 알릴시스테인으로 전환된다. 알리신에서 생성되는 지용성 화합물로 황화알릴류, 알릴메틸황류, 비닐디티인, 아조엔 등이 있다.
작용	- 항혈소판 작용/항균, 항바이러스, 항진균 작용/면역 조절 작용(T세포증식 자극작용, IL-2 및 TNFα방출 촉진작용 등)/항산화 작용/항암 작용/아포토시스 유도 작용/혈관 이완 작용/간 보호 작용/LDL 콜레스테롤 산화 억제 작용/혈관 내피 세포 보호 작용/HMG-CpA 환원효소 억제 작용(S-allyl-L-cysteine 등에 의한 작용) - 항혈소판 작용/고혈압 개선/이상지질혈증 개선(총콜레스테롤, LDL, 중성지방 감소)/동맥경화 예방과 진행 억제/전립선암에 동반되는 증상 개선 - 위암, 대장암, 전립선암 예방
용법용량	이상지질혈증과 고혈압에 마늘 추출물을 일일 600~1,200mg 투여.(많은 임상시험에서 일일 600~900mg을 투여. 이는 알리신 3.6~5.4mg에 해당)
주의사항	동일한 작용기전을 가진 성분과의 병용에 주의
부작용	적정량 사용의 허용성이 높음. 용량 의존적인 소화기 증상(메스꺼움, 구토, 속쓰림, 설사 등)이 발생할 수 있으며, 특히 생마늘 섭취 시에 나타남.
상호작용	다음과 같은 의약품에 대해 상호작용이 생길 수 있다. - 시토크롬 P450 분자종 가운데 CYP2E1, 3A4에 관련된 제제 - 이소니아지드(INH)

- 비뉴클레오사이드 역전사 효소 억제제(NNRTIs)
- 항응고제, 항혈소판제, 와파린
- 사퀴나비르메실산염제제(사퀴나비르, HIV프로테아제 억제제)

마늘 난황 egg yolk enriched garlic extract, egg yolk garlic extract complex

마늘과 난황의 복합식품은 일본 규슈지방의 전통식품이다. 유효성분으로 마늘에 존재하는 파이토케미컬류, 난황에 함유된 지질 등을 들 수 있다.

기초연구에서 난황을 첨가한 마늘 분말(egg yolk enriched garlic powder; EGP)은 용량 의존적인 LDL콜레스테롤 산화를 억제하고 활성산소 발생의 유의한 억제가 보고되었다.

마늘과 난황 복합식품을 이용한 예비 인체 임상연구에서 경증의 고콜레스테롤 혈증 환자의 총 콜레스테롤 및 LDL 콜레스테롤 수치 감소(개선) 작용, 중장년층의 사지말초혈관 혈행개선 작용, 중년층의 뇌기능 개선 작용, 갱년기 여성의 갱년기 증상에 동반되는 정신신경증상 개선 작용, 삼나무 꽃가루 알레르기 발병 지연 작용 및 증상 완화 작용이 시사되었다.

풍부한 식경험을 가진 식용 성분으로 적정량 사용의 허용성이 높다.

효과	항산화/건강유지/생활습관병 예방

마카 Maca, Maca Maca, Peruvian Ginseng
학명: Lepidium meyenii

마카는 페루가 원산지인 배추과 식물로 뿌리가 약용으로 쓰이며, 해발 4,000~4,500미터 중앙 안데스 산맥에서 자생한다. 3,000여년 이상을 식용채소 및 약용식물로 이용되어 왔다. 또한, 전통의학에서 생식능력 및 가임력 향상을 위해 사용되어 왔으며, 가축의 번식력 향상에도 사용되었다.

마카에 함유된 다가불포화지방산인 마카엔(macaene)와 마카마이드(macamide)가 생식능력 향상과 발기부전 개선에 관여하는 것으로 추정된다.

기초연구에서 흰쥐에게 마카를 투여한 결과, 교미 횟수가 증가했으며 발기부전 흰쥐의 발기 부전 시간 단축, 정자 형성 능력 촉진 및 정자의 운동성 증진, 고산지대 노출로 인한 고환 장애 예방, 암컷 쥐의 가임력 향상 작용이 보고되었다.

임상시험에서 건강한 성인 남성에게 마카를 투여한 결과, 사정 시의 정자 수, 운동 정자 수, 정자 운동률 증가 및 증진이 관찰되었다.

이때 황체형성 호르몬, 난포자극 호르몬, 프로락틴, 17α-하이드록시프로게스테론, 테스토스테론, 17β-에스트라디올의 각종 호르몬의 혈중 농도에는 변화가 없었다고 한다.

효과	생식능력 및 가임력 향상/자양강장
효능: 보통 안전성: 우수	
주요성분	뿌리가 약용부위로 유효성분으로 알칼로이드류, 스테로이드류, 글루코시놀류, 이소티오시안산염류, 마카마이드류가 존재한다. 주요 마카 성분으로 마카엔과 마카마이드 2종류의 다가 불포화지방산이 알려져 있다. 이들 마카의 비율은 0.15 ~ 0.84%이며 일일 섭취량으로 환산하면 1.52~14.88mg에 해당한다.
작용	- 자양강장 작용/발기부전 개선 작용/성기능 촉진 작용/정자형성 촉진 작용/정자 운동능력 증진 작용/가임력 향상 작용 - 고환기능 개선(정액량, 사정 시의 정자 수, 운동 정자 수, 정자 운동률 증가 및 증진) 작용/성욕 개선 작용
용법용량	성인 남성을 대상으로 한 임상시험에서 1,500mg 또는 3,000mg의 마카를 3회 분할하여 12주간 투여한 사례가 있다.
주의사항	동일한 작용기전을 가진 성분과의 병용에 주의
부작용	적정량 사용의 허용성이 높음
상호작용	현재로서 의약품과의 상호작용으로 인한 유해사항이 보고된 바 없음

마테 mate
학명: Ilex paraguariensis

마테는 남미 원산지의 감탕나무과 상록수이며, 현지에서 전통 마테차가 음용 기호품으로 활용되고 있다. 남미 전통의학에서는 자양강장과 피로회복에 사용된다.

유효성분으로 카페인, 테오브로민, 테오필린과 같은 알칼로이드류가 발견되었다.

기초연구에서 항산화 작용, 지방분해 촉진 작용, 이상지질혈증 개선 작용, 항종양 작용, 신경 손상 억제 작용이 보고되었다.

항비만 작용을 검증한 임상시험에서 마테, 과라나, 다미아나 3가지의 허브 복합제를 비만인에게 투여한 결과, 감량 효과를 보였다는 보고가 있다.

효과	항비만/지방분해 촉진/이상지질혈증 개선
효능: 보통	안전성: 우수
주요성분	유효성분으로 카페인, 테오브로민, 테오필린, 스쿠알렌, 스티그마스테롤, 비타민 C와 E, 티아민, 리보플라빈, 인, 철, 칼슘, 탄닌류가 존재한다. 또한 캄프페롤, 퀘르세틴, 루틴과 같은 플라보노이드류, 사포닌류, 아민류도 함유되어 있다. 마테의 카페인 함량 농도는 0.5~0.8%이다.

작용	- 항산화 작용/지방분해 촉진 작용/고지혈증(이상지질혈증) 개선 작용/항당뇨병 작용/항비만 작용/항종양 작용 - 항비만 작용/항산화 작용
용법용량	전통 마테차의 섭취량은 개인마다 다르지만, 일반적으로 80~120mg의 카페인이 함유된 마테차를 섭취한다고 한다. 항비만 작용을 검증한 임상시험에서 허브 복합제(마테 추출물 112mg, 과라나 씨앗 추출물 95mg, 다미아나 잎 추출물 36mg)를 투여한 사례가 있다.
주의사항	동일한 작용기전을 가진 성분과의 병용에 주의
부작용	적정량 사용의 허용성이 높음
상호작용	현재로서 의약품과의 상호작용으로 인한 유해사항이 보고된 바 없음
비고	마테차를 즐겨 마시는 브라질 남부, 우루과이, 아르헨티나 북부에서 마테차의 장기간 섭취가 식도암과 연관이 있음을 지적하고 있다. 원인으로 뜨거운 마테차를 마시는 것이 지목되었는데, 지금까지의 연구에서는 마테차 자체에는 발암성이 없고 오히려 뜨거운 차 음료를 장기간 섭취하는 것이 식도 점막에 만성저인 자극과 손상, 고온 카페인으로 인한 작용 등이 원인으로 지목되고 있다. 또한, 남미의 암 증례에서는 육식, 흡연, 음주가 암 발생에 기여하는 것으로 지적되고 있다.

매실 Japanese apricot
학명: prunus mume

매실 열매는 건강 증진과 질병 예방의 민간요법으로 널리 사용되어 왔다. 일반적인 매실의 효과로 살균 작용과 타액분비 촉진 작용, 위점막 보호 작용, 정장 작용 등이 알려져 있다. 소화기 계통 증상을 비롯해 다양한 병태에 투여된다. 최근에는 청매실 즙을 짜내어 장시간 가열하여 졸인 매실(매실육) 추출물이 건강기능식품 성분으로 사용되기 시작했다. 주요 유효성분은 구연산 등의 유기산과 무메푸랄(mumefural)이다. 특히 무메푸팔에는 혈소판 응집 억제 작용이 있기 때문에 혈류개선 및 혈전증 예방의 효과가 기대되고 있다.

효과	혈류 개선/혈전증 예방/피로회복/위점막 보호
효능: 보통	안전성: 우수
주요성분	매실육(과실): 유기산(구연산, 사과산, 숙신산), 무메푸랄(mumefural), HMF(5-hydroxymethyl-2-furfural) 매화: prunose Ⅰ, prunose Ⅱ, prunose Ⅲ
작용	- 혈소판 응집 억제/혈액 점도 개선/항헬리코박터 파일로리균 작용/항암 작용/스캐빈저 작용 - 혈소판 응집 억제/혈액 점도 개선/항헬리코박터 파일로리균 작용
용법용량	확립되지 않음
주의사항	동일한 작용기전을 가진 성분과의 병용에 주의
부작용	적정량 사용의 허용성이 높음
상호작용	현재로서 의약품과의 상호작용으로 인한 유해반응이 보고된 바 없음
비고	청매실에는 아미그달린(amygdalin)과 prunasin과 같은 청산배당체가 함유되어 있어 생으로 섭취하면 유해하다고 알려져

있다. 청매실 즙을 가열하는 과정에서 매실에 함유되어 있는 당질과 구연산이 결합하여 무메푸랄이 생성된다. 무메푸랄은 생매실과 매실절임, 매실주에 효과를 나타낼 정도의 양이 존재하지 않는다. 무메푸랄은 혈소판 응집을 억제하고 혈액 점도를 개선시키는 점에서 혈전형성을 방지하고 혈전증을 예방하는 것으로 생각된다. 또한, 적혈구변형능 개선 작용도 알려져 있다.

맥주효모 brewer's yeast
학명: Saccharomyces cerevisiae

맥주효모란 맥주 제조 과정에서 알코올 발효가 이루어진 효모이다. 맥주는 맥아를 끓인 맥즙을 발효시켜 만든다. 맥주효모는 맥즙의 영양소를 흡수하면서 증식하고 당분을 알코올과 탄산가스로 전환하여 맥주를 만든다. 이를 알코올 발효라 한다. 발효가 끝나면 맥즙 유래의 영양분을 함유한다.

맥주 생산 과정의 부산물로 생기는 맥주효모의 쓴맛 성분과 알코올 성분을 제거하고 건조시켜 분말 형태로 만든 제품이 맥주효모 건강기능식품으로 활용된다. 유효성분으로 아미노산, 비타민 B군, 각종 미네랄류, 글루칸과 만난과 같은 당류, 식이섬유를 균형 있게 함유하고 있어 영양보충이나 자양강장에 이용된다.

독일 커미션 E에 항균 작용과 식욕 촉진 작용이 기재되어 있다. 또한, 식욕부진과 만성피부질환에 대한 이용이 인정되었다. 맥주효모 유래의 건강기능식품이 PMS(생리전증후군)의 증상 완화에 효과를 보인 임상시험 보고도 있다.

맥주효모에 함유된 글루타티온의 항산화 작용이 생활습관병을 예방하는 효과로 기대된다. 또한, 유해물질을 포함시켜 체외로 배출하는 해독 작용도 있다. 맥주효모의 세포벽에는 식이섬유 성분이 있어 정장 작용을 한다. 또한 면역력을 높이는 베타글루칸도 함유되어 있다. 나아가 세포막에는 에르고스테롤이라는 지질성분이 있어 콜레스테롤 감소 작용과 칼슘 흡수 촉진 작용을 한다. 그 외 효모와 가지사슬 아미노산의 병용으로 운동 선수의 신체 능력 향상을 보인 예비 연구 보고가 있다.

일반적으로 적정량 사용의 허용성이 높다. 부작용으로 위장장애, 두통, 알레르기 및 과민증이 알려져 있다. 또한, 맥주효모가 크론병을 악화시킨다는 데이터가 있다. 현재로서 의약품과의 상호작용으로 인한 유해사항은 보고된 바 없다.

효과	영양보충 및 자양강장/위장장애 예방과 개선
효능: 양호 안전성: 우수	

메틸설포닐메테인 methylsulfonylmethane, MSM

메틸설포닐메테인(MSM)은 식물에서 유래하는 유기 황 화합물의 일종으로 최근 관절염과 꽃가루 알레르기에 동반되는 증상에 그 효과가 주목되고 있다.

기초연구에서 MSM의 항산화 작용 및 항염증 작용이 보고되었다. 또한, 암세포 증식 억제 작용과 자가면역질환 개선 작용도 시사되었다. 건강기능식품으로서의 MSM에 대한 관절염 및 관절통에 효과를 보인 사례가 다수 알려져 있다. 글루코사민과 콘드로이틴과의 병용에 의한 효과도 보고되고 있다. 단, 무작위배정 비교시험을 통한 검토는 충분하지 않다. MSM을 일일 2,600mg을 30일간 투여한 결과, 꽃가루 알레르기에 동반하는 알레르기성 비염 증상이 완화되는 효과를 보였으며, 그 외 간질성 방광염 개선에도 효과를 보였다. 일반 식재료 및 식품에 함유되어 있는 성분으로 적정량 사용의 허용성이 높을 것으로 추정된다. MSM은 일반 식품인 우유(3.3ppm), 커피(1.6ppm), 토마토(0.86ppm 이하) 등에 소량으로 존재한다. 또한, 현재로서 의약품과의 상호작용으로 인한 유해사항이 보고된 바 없다.

효과	관절염 및 관절통 개선/꽃가루 알레르기에 동반하는 알레르기성 비염 개선/간질성 방광염 개선
효능: 보통 안전성: 우수	

멜라토닌 melatonin

멜라토닌은 뇌의 송과체에서 분비되는 생체 호르몬으로 체내 생체 리듬 조절에 관여한다. 불면증이나 이른바 시차 적응증에 사용된다. 또한, 멜라토닌의 항산화 작용과 면역 활성 작용의 암에 대한 임상 연구도 알려져 있다.

내인성 멜라토닌 분비는 야간과 새벽에 촉진되고 낮에는 억제된다. 건강기능식품을 통한 외인성 멜라토닌 투여는 내인성 멜라토닌을 보충하는 작용을 한다. 멜라토닌은 체내 생체리듬을 조절하고 수면을 유도하는 작용을 한다. 고령자나 우울증 환자에게서 멜라토닌의 기초 분비량이 감소하는 것으로 알려져 있다. 내인성 멜라토닌이 감소된 고령자의 수면장애에서 중도각성 증상에 대한 효과가 기대되고 있다.

미국과 유럽의 임상연구에서 불면증에 대한 효과가 시사되었으며, 멜라토닌이 수면의 질, 수면유도, 수면시간 모두를 개선하는 것으로 보고되었다. 또한, 군발성 두통에 대한 효과도 보고되었으며, 수면상후퇴증후군과 시차 적응증 개선, 알츠하이머의 수면-각성 리듬 개선 효과도 입증되었다.

멜라토닌의 항암 작용에 대한 예비적 보고가 알려져 있다. 예를 들어, 고형종양 환자 250명을 대상으로 단독 화학요법과 멜라토닌 20mg 병용요법을 비교한 임상시험에서 후자인 쪽이 뛰어난 효과를 보였다. 그 외 폐암, 유방암, 전립선암, 간암, 위암, 대장암, 췌장암에서 멜라토닌의 함암 작용이 시사되었다. 암치료에 기존 표준치료의 고용량 멜라토닌을 병용 투여한다.

효과	수면장애 및 불면증 개선/입면 장애, 중도 각성, 수면상후퇴증후군 개선/시차 적응증 예방 및 개선/항산화/항암/방사선 장애 방지/위점막 보호/항스트레스/알츠하이머의 수면-각성리듬 개선
효능: 양호	안전성: 우수
주요성분	멜라토닌(송과체 호르몬)
작용	- 항암 작용/면역 활성 작용/방사선 방어 작용/위점막 보호 작용/항스트레스 작용 - 수면장애 개선/항암 작용
용법용량	입면장애나 시차 적응증에는 취침 전에 일일 1~3mg을 단기간에 투여. 수면상후퇴증후군에는 보통 입면시간 몇 시간전에 투여. 비24시간 수면각성증후군에는 원하는 수면단계에 도달한 시점부터 입면 전 일정시간에 투여.
주의사항	동일한 작용기전을 가진 성분과의 병용에 주의
부작용	적정량 사용의 허용성이 높음. 일반적인 용량(1~3mg)은 낮시간

동안 졸음을 유발하지 않으며, 특히 문제가 될만한 건강상의 문제나 유해사항은 알려져 있지 않다. 단, 임산부와 수유부 사용에는 안전성이 확립되지 않았다. 단기간 투여 사례에서 부정적인 피드백으로 인한 내인성 멜라토닌 분비 억제는 확인되지 않았다. 그러나 소아나 청소년은 일반적으로 내인성 멜라토닌 생성이 충분하다고 여겨지므로 장기간 투여는 피해야 한다.

상호작용	현재로서 의약품과의 상호작용으로 인한 유해사항이 보고된 바 없으나, 멜라토닌이 가진 작용으로 미루어 볼 때 다음과 같은 의약품에 대해서는 이론적으로 상호작용이 있을 수 있다. - 시토크롬 P450 분자종 가운데 CYP1A2에 관련된 제제 - 와파린, 항응고제, 혈소판 기능 억제제 - fluvoxamine: 선택적 세로토닌 재흡수 억제제(SSRI) - 니페디핀 - 당뇨병 치료제 - 화학요법제 및 면역억제제 - 베라파밀(verapamil) - 플루마제닐(flumazenil) - 경구피임제 - 카페인 - 중추신경계 억제제 - 디아제팜(diazepam) 및 벤조디아제핀계 최면진정제 위의 의약품과의 병용에는 신중을 기하며 의사의 지시 하에 관련 지표를 모니터 한다.

멜로키아 Jute, Jew's malow, molokhia
학명: Corchorus olitorius

멜로키아는 인도와 아프리카가 원산지로 피나뭇과에 속하는 한해살이 식물이다. 이집트 등의 중동지역에서 잎채소의 일종으로 식용으로 사용되어 왔으며, 미끈미끈한 특징이 있다.

또한, 건강기능식품과 녹즙등에도 사용되고 있다. 멜로키아에는 식이섬유, 비타민류, 카로틴, 칼륨, 칼슘, 철분 등 영양소가 풍부하게 존재한다. 멜로키아 잎에서 클로로겐산, 쿼르세틴 등의 폴리페놀류가 발견되었으며, 이는 항산화 작용을 한다. 또한, 잎에서 corchorifatty acids A, B, C, D, E, F 라는 지방산이 분리되었다. 멜로키아 씨앗에는 카르데노리드 배당체(cardenolide glycosides)가 함유되어 있다.

기초연구에서 멜로키아 잎에 의한 간손상 억제 작용, 진통 작용과 씨앗 추출물에 의한 항균 작용이 시사되었다. 또한, 멜로키아 잎의 동결 건조 분말에 의해 식후과혈당 억제 작용을 나타낸 동물실험 및 인체 임상시험이 보고되었다.

풍부한 식경험을 가진 식용 성분으로 적정량 사용의 허용성이 높다.

| 효과 | 항산화/식후과혈당 억제 |

효능: 보통   안전성: 우수

모로미 식초 moromi vinegar

모로미 식초란 일본 오키나와 특산품인 '아와모리' 청주를 증류시킨 후 나오는 부산물인 모로미 누룩을 원료로 제조한 식품이다. 모로미 식초는 구연산과 각종 유기산, 아미노산을 풍부하게 함유하고 있어 건강기능식품으로 피로회복 등에 활용되고 있다.

원래 '아와모리'는 일본 오키나와의 특산품으로 그 제조 과정에서 발생하는 모로미 누룩은 사료나 돼지고기 절임에 사용되어 왔다. 모로미 누룩에는 구연산 등이 풍부하게 존재하기 때문에 이를 활용한 아와모리 제조업자가 모로미 식초를 개발하여 상품화되었다. 아와모리의 부산물에서 유래하는 모로미 식초는 일반적으로 다음과 같이 제조된다. 먼저 태국산 쌀을 씻어 담궈 증미 과정을 거치고 흑국균을 증식시켜 쌀 누룩을 만든다. 여기에 효모와 물을 더하면 알코올 발효에 의해 모로미가 완성된다. 숙성된 모로미를 단식증류로 증류하면 아와모리의 원료가 되는데, 이때 부산물로 모로미 누룩이 생긴다. 이 모로미 누룩을 압착, 숙성, 여과하여 살균 후 병에 담으면 모로미 식초가 된다. 이 단계의 모로미 식초는 일반적으로 호박색의 액체인데, 후에 상품화 과정에서 흑설탕 등이 더해지면서 흑설탕에서 유래하는 갈색과 흑갈색을 띠는 제품이 된다.

모로미 식초는 물과 희석해서 마시는 방법 외에 유효성분을 응축시킨 캡슐 형태의 건강기능식품 등 다양한 방법으로 모로미 식초를 섭취할 수 있다. 또한, 아와모리 외에도 일본소주 등의 모로미 누룩을 원료로한 제품도 있다.

식초에 함유된 아세트산을 이용한 인체 임상시험에서 항비만 작용과 고혈압 개선 작용이 보고되었다(하지만 모로미 식초는 식초로 분류되지 않는다).

풍부한 식경험을 가진 식용 성분으로 적정량 사용의 허용성이 높다.

| 효과 | 피로회복/고혈압 개선/체중증가 억제 및 체중 감소 |

몰리브데넘 molybdenum
화학명: Mo

몰리브데넘은 필수 미량 원소 중 하나로 콩류, 육류, 유제품에 풍부하게 함유되어 있다. 몰리브데넘은 체내에서 간과 신장에 많이 존재하며, 산화효소의 촉매가 되는 효소(크산틴산화효소, 알데히드산화효소, 아황산염산화효소 등)의 보조인자로 작용한다. 아질산을 해독하는 작용과 구리 배출을 촉진하는 작용 등도 있다.

몰리브데넘의 철분 이용 촉진은 빈혈 예방, 항암 작용, 윌슨병 치료 등의 목적에 이용된다. 지금까지 몰리브데넘의 섭취량이 적은 지역에서 암 발생이 많다는 조사연구와 구리대사 이상증인 윌슨병 환자에게 몰리브데넘을 투여하여 증상 개선을 보인 임상연구 등이 알려져 있다.

일반적으로 몰리브데넘 단독의 건강기능식품이 아닌 멀티미네랄 등의 제품에 복합성분으로 포함되어 있는 경우가 많다.

용법용량	일일 권장섭취량(RDA)은 30~49세 성인을 기준으로 남성 25 ㎍, 여성 20㎍이며, 상한량은 남성 320㎍, 여성 250㎍이다. 또한 일반 식이를 통한 일시적인 상한량 초과는 건강이상을 초래하지 않는다.
부작용	적정량 사용의 허용성이 높음
상호작용	현재로서 의약품과의 상호작용으로 인한 유해사항이 보고된 바 없음

밀크씨슬 milk thistle
학명: Silybum marianum

밀크씨슬은 국화과에 속하는 식물로 씨앗 추출물에 함유되어 있는 실리마린(silymarin)이 간 보호 작용을 나타낸다.

미국과 유럽에서 총 2,400명 이상의 피험자를 대상으로 한 임상시험을 통해 밀크씨슬의 효과를 검증한 결과, 다양한 간 보호 작용이 입증되었다. 알코올성 및 비알코올성 간경변, 알코올성 간염, B형 및 C형 바이러스성 만성 활동성 간염, 급성 A형 및 B형 바이러스성 간염, 약제성 간손상과 같은 간질환 환자를 대상으로 한 임상시험에서 밀크씨슬에 의한 효과가 보고되었다.

효과	알코올성 간손상/약제성 간손상/간경변/만성 간염
효능: 양호	안전성: 우수
주요성분	밀크씨슬의 약용 부위는 지상부, 말린 열매, 씨앗으로 일반적으로 씨앗이 사용된다. 밀크씨슬 씨앗은 실리빈(silybin), 이소실리비닌(isosilybinin), 실리디아닌(silydianin), 실리크리스틴(silychristin)과 같은 플라보노리그난류를 1.5~3.0% 함유하고 있다. 이들이 실리마린으로 총칭되는 성분이다. 실리빈이 실리마린의 70%를 구성한다. 지질로는 리놀레산(linoleic acid), 올레산(oleic acid), 팔미트산(palmitic acid)이 존재한다. 또한, 캄페스테롤, 스티그마스테롤, 시토스테롤 등의 식물 스테롤류도 함유되어 있다.

작용	- 간 보호 작용/간의 쿠퍼세포에 의한 류코트리엔 생성 억제 작용/과산화지질 생성 억제 작용/간세포 재생 촉진 작용/항산화 작용/항염증 작용/신장 보호 작용/항암 작용/알코올성 간 손상 억제 작용/화학요법 보완 작용 - 간 보호 작용/알코올성 및 비알코올성 간경변에 대한 작용/알코올성 간손상, 만성 간염, 약제성 간손상, 급성 간염에 대한 작용
용법용량	임상시험에서 실리마린 70%의 표준화된 제제를 이용하여 일일 200~420mg(최대 800mg) 정도의 실리마린을 2~3회 분할하여 투여.
주의사항	동일한 작용기전을 가진 성분과의 병용에 주의
부작용	적정량 사용의 허용성이 높음
상호작용	현재로서 의약품과의 상호작용으로 인한 유해사항이 보고된 바 없으나, 밀크씨슬이 가진 작용으로 미루어 볼 때 다음과 같은 의약품에 대해서는 이론적으로 상호작용이 있을 수 있다. - 시토크롬 P450 분자종 가운데 CYP2C9, 3A4에 관련된 제제 - P당단백질 - 당뇨병 치료제 - 에스트로겐 제제 - 글루쿠론산 포합을 받는 제제 위의 의약품과의 병용에는 신중을 기하며 의사의 지시 하에 관련 지표를 모니터한다.

ㄱ-ㄷ×ㅣㅂ·ㅇㅈㅊ
ㅂ 바나바 ~ 뽕나무

바나바 banaba
학명: Lagerstroemia speciosa

바나바는 열대지방에 분포하고 있는 부처꽃과에 속하는 낙엽활엽수이다. 필리핀의 전통의학에서 항당뇨 작용을 가진 약용식물로 잎을 달인 차가 이용되어 왔다. 바나바는 필리핀 등 동남아시아가 원산지인 배롱나무(백일홍, crepe myrtle)속의 타갈로그어이다.

주로 잎이 약용으로 사용되며 유효성분으로 코로솔산(corosolic acid)과 탄닌류가 발견되었다. 기초연구에서 혈당 강하 작용, 항비만 작용, 항산화 작용 등이 보고되었고, 예비 임상연구에서 2형 당뇨병에 대한 혈당 개선 작용을 나타냈다.

효과	2형 당뇨병
효능: 양호	안전성: 우수
주요성분	- 트리테르펜류의 코로솔산 - Lagerstroemin, flosin, reginin A등의 엘라지타닌류 (ellagitannins) - valoneaic acid dilactone 등

작용	- 혈당 강하 작용/식후 혈당 개선 작용/지방세포 내 포도당 흡수 촉진 작용/인슐린 수용체 베타서브유닛의 티로신 인산화 및 Erk 활성 촉진 작용/크산틴 산화효소(Xanthine oxidase; XOD) 억제 작용/항비만 작용 - 당뇨 개선 작용
용법용량	코로솔산 1% 함량의 표준화된 바나바 잎 추출물 제품을 사용한 임상연구에서 2형 당뇨 환자에게 일일 32mg 또는 48mg을 투여. 바나바 잎 열수추출물이 1정당 125mg 함유된 보조제 제품을 사용한 임상연구에서 일일 9정을 투여.
주의사항	동일한 작용 기전을 가진 성분과의 병용에 주의
부작용	적정량 사용의 허용성이 높음
상호작용	현재로서 의약품과의 상호작용으로 인한 유해사항이 보고된 바 없음

발레리안 valerian

학명: Valeriana officinalis

발레리안(쥐오줌풀)은 불면증과 정서불안에 널리 이용되어 온 약용식물이다. 임상시험에서 수면의 질과 시간 개선(수면 유도 시간 단축)이 입증되었다. 불면증이 심할수록 효과가 높다고 한다. 단회 투여로도 효과를 기대할 수 있지만, 몇 주 단위로 하는 투여가 지속적인 개선 효과를 얻을 수 있다.

일반 섭취기준량 범위 내에서 발레리안의 진정 작용은 입증되지 않앉으며, 벤조디아제핀계 의약품과 비교해 반응 시간 및 집중력, 협조 등에 영향을 미치지 않는다고 한다. 단, 섭취 후 2~3시간은 각성 상태나 사고 과정에 영향을 미친다는 보고가 있어 사용에 신중해야 한다. 섭취 후 기계 조작이나 운전 등은 만일을 위해 삼간다.

효과	불면증/불안
효능: 양호	안전성: 우수
주요성분	발레레닉산(valerenic acid)이나 valepotriates, kessanes, calerenal, valeranone과 같은 성분이 알려져 있다. 또한, 발레리안에는 이소길초산(isovaleric acid)등에 의한 특유의 냄새가 있다.
작용	- 수면시간 연장/항경련 작용/세포 증식 억제 작용 - 수면장애 개선(수면유도 및 수면의 질 개선) 작용/진정 작용
용법용량	- 수면 장애(입면 장애)와 수면의 질 개선에 발레리안 추출물 (1.5~3.0g 허브에 해당, 발레리안 뿌리 이용) 400~900mg을 취침 30분~1시간 전에 투여 - 발레리안 추출물 120mg과 레몬밤(lemon balm, Melissa officinalis) 추출물 80mg 병용하여 일일 3회 30일간 투여한 사례가 있음 - 불안장애에 대해 스트레스 상태의 피험자에게 100mg을 투여한 임상시험 사례가 있음
주의사항	동일한 작용기전을 가진 성분과의 병용에 주의
부작용	적정량 사용의 허용성이 높음. 드물게 두통, 현기증, (효과)잔류 등이 발생한다.
상호작용	현재로서 의약품과의 상호작용으로 인한 유해사항이 보고된

	바 없다. 단, 발레리안이 가진 작용으로 미루어 볼 때 다음과 같은 의약품에 대해서는 이론적으로 상호작용이 있을 수 있다. - 시토크롬 P450 분자종 가운데 CYP3A4에 관련된 제제 - 최면 및 진정제 - 선택적 세로토닌 재흡수 억제제(SSRI) - 염산로페라마이드 - 베타차단제 위의 의약품과의 병용에는 신중을 기하며 의사의 지시 하에 관련 지표를 모니터한다.
비고	역설적인 현상으로 임상시험에서 발레리안 투여 시 수면장애가 악화되는 사례가 있었다. 이에 대한 작용기전이 불분명하여, 발레리안으로 인한 부작용으로 불면증을 꼽는 경우도 있다.

발린 valine

발린은 필수 아미노산의 일종으로 그 분자 구조적 특징으로 류신, 이소류신과 함께 가지사슬 아미노산(branched chain amino acid; BCAA)이라 불린다.

BCAA는 안정화된 인체 근육조직에서 단백질 합성 속도 증가 및 단백질 붕괴 속도 억제를 통해 단백질 동화 작용을 나타낸다. 또한, 지구력 운동 후에도 BCAA는 인체 근육 조직에서 단백질 동화 작용을 나타낸다. 이러한 작용은 단백질 합성 조절에서 정보 전달 기구에 관여하는 각종 분자에 대한 작용을 통해 발현한다.

—

발아현미 germinated brown rice, pre germinated brown rice, germinated rice

발아현미란 현미에 수분을 함유시켜 약간만 발아시킨 쌀을 말한다. 발아현미에는 배아 속 각종 효소가 활성화되어 있어, 종자 휴면 상태인 현미에 비해 영양소 종류와 함량에 유의한 변화가 생긴다. 기초연구와 임상연구에서 발아현미에 의한 생활습관병 예방 및 개선 작용이 보고되어, 기능성 식품소재로 주목받기 시작했다.

현미에 함유된 미네랄류는 피틴산과 결합된 상태로 존재하며, 그대로는 흡수가 잘 되지 않는다. 백미나 현미에 비해 발아현미에는 발아 단계의 글루탐산이 γ-아미노뷰티르산(GABA)을 생성하기 때문에 현미나 백미에 비해 몇 배의 GABA가 함유되어 있다. GABA 함유량이 높기 때문에 고혈압 개선 작용 등이 시사되었다.

기초연구에서 뇌내 세로토닌 증가에 의한 항우울 작용, 콜레스테롤 감소 작용, 인지기능 개선 작용, 당뇨병 개선 작용, 만성 알코올성 간 손상 억제 작용, 항암 작용을 나타냈다.

발아현미는 백미나 현미에 비해 쌀 알레르기를 유발하는 알레르겐 단백질 감소로 알레르기가 잘 생기지 않는다. 이는 발아현미 제조 과정에서 발아 및 가열처리에 의한 것이다. 또한, 알레르겐 단백질이 감소해도 총 단백질 영양가에는 변화가 없으므로 영양학적으로 문제는 없을 것으로 판단된다.

그 외, 예비 임상연구에서 발아현미에 의한 식후 과혈당 억제 작용을 나타냈다.

일반 식재료 성분이기 때문에 적정량 사용의 허용성이 높으며, 현재로서 의약품과의 상호작용으로 인한 유해사항이 보고된 바 없다.

효과	당뇨병 개선(식후과혈당 개선) 작용/이상지질혈증 예방 및 개선/아토피성 피부염 예방 및 개선/비만 개선/생활습관병 예방

발효 바가스 sugarcane bagasse

바가스(bagasse)는 사탕수수를 압착하고 남은 섬유질 성분이다. 사탕수수 압착 찌꺼기인 바가스는 셀룰로스(46~63%), 리그닌(16~22%), 펜토산(25~33%) 등으로 구성되어 있다. 이 바가스를 발효 처리한 기능성 식이섬유가 발효 바가스이며, 기능성 성분으로 자일로올리고당을 함유하고 있다.

발효 바가스의 기능성은 자일로바이오스나 자일로트리오스와 같은 자일로올리고당의 정장 작용, 페룰산에 의한 항산화 작용에 기반한 것으로 추정된다. 기초연구에서 바가스보다 발효 바가스가 더 강한 항산화 작용을 나타냈다. 인체 임상시험에서 장내 환경 개선 작용(비피더스균수 증가 작용), 식후 과혈당 억제 작용, 중성지방 감소 작용, 항산화 작용(요중 8-OHdG감소) 등이 입증되었다.

일반적으로 적정량 사용의 허용성이 높다. 동물을 이용한 안전성 실험에서 급성독성 시험, 아급성독성 시험, 변이원성 시험 모두 문제가 발견되지 않았다. 현재로서 의약품과의 상호작용으로 인한 유해사항은 보고된 바 없다.

백금 콜로이드 colloidal platinum

백금 콜로이드(플래티넘 나노 콜로이드)는 백금을 나노미터 단위의 미립자(콜로이드 입자)로 만든 소재로 항산화 작용을 한다. 일반적으로 콜로이드(교질, colloid)는 초미세 입자가 액체, 고체, 기체 중에 분산된 상태를 가리킨다. 백금의 식품 첨가물 이용이 인정되어 백금 콜로이드가 건강기능식품 성분으로 사용되고 있다.

기존의 백금은 산화환원 반응의 촉매로 알려져 있으며, 기초연구에서 백금 콜로이드의 항산화 작용이 입증되었다. 또한, 널리 사용되는 항종양제인 시스플라틴도 백금 제제이나, 백금 이온으로 백금 콜로이드와는 다르다.

제품화된 백금 콜로이드는 평균 직경이 2나노미터 정도로 자당(Saccharose)과 같은 유기분자보다는 크고 단백질 분자보다는 작으며, 음전하를 띈다. 2나노미터 정도 크기에 분자 표면이 친수성이기 때문에(음세포작용, pinocytosis제외) 백금 콜로이드는 생체막을 투과하지 않는다. 백금 콜로이드는 과산화수소, DCIP, DPPH에 대한 환원 작용을 나타내기 때문에 생체 내에서 항산화 작용을 하는 것으로 상정된다. 기초연구에서 당뇨병 쥐를 대상으로 장기 손상 진행 억제 작용 및 항산화 작용이 확인되었으며, 파킨슨병 쥐를 대상으로 뇌내 과산화지질량 억제 작용이 보고되었다. 백금은 식품 첨가물로 허가되었으며, 적정량 사용의 허용성이 높을 것으로 추정된다.

효과	항산화

버드나무 껍질 purple willow, white willow, white willow bark, willow bark
학명: Salix alba, Salix purpurea, Salix fragilis

버드나무 껍질은 유럽 전통의학에서 진통 및 항염증을 위한 약용식물로 이용되어 왔다.

나무 껍질의 유효성분으로 살리신(salicin)이 존재한다. 살리신은 살리실알코올로 대사되어 살리실산으로 전환된다. 이 살리실산이 진통, 해열, 항염증 작용을 나타내지만 부작용으로 위장 장애가 알려져 있다. 살리실산을 아세틸화한 것이 아스피린(아세틸살리실산)이다. 약물동태학으로 살리신 240mg이 아스피린 87mg 작용에 해당한다고 한다. 버드나무 껍질 추출물은 사이클로옥시게나제 활성 억제 작용, 프로스타글란딘 생성 억제 작용, 리폭시게나아제 억제 작용 등을 나타낸다. 임상시험에서 요통, 퇴행성 관절염, 류마티스 관절염에 대한 자료가 보고되었다.

전통 의학에 사용되던 약용 식물로 적정량 사용의 허용성이 높다. 또한 버드나무 껍질 추출물은 위장 장애를 유발할 수 있으나 NSAIDs에 비하면 발생 빈도가 낮다.

효과	진통 및 소염
효능: 양호	안전성: 우수
주요성분	살리신, 플라보노이드류, 탄닌류
작용	- 사이클로옥시게나제(cyclooxygenase, COX) 활성 억제/리폭시게나아제(lipoxygenase) 억제 작용/프로스타글란딘 생성 억제 작용/사이토카인 생성 억제 작용/항산화 작용/혈

	소판 응집 억제 작용 - 요통, 퇴행성 관절염, 류마티스 관절염의 진통, 해열, 항염증 작용
용법용량	버드나무 껍질 추출물을 일일 120~240mg 섭취
주의사항	동일한 작용기전을 가진 성분과의 병용에 주의
부작용	적정량 사용의 허용성이 높음. 소화기 증상과 피부 증상이 일어날 수 있다. 드물게 알레르기나 과민증을 유발한다.
상호작용	현재로서 의약품과의 상호작용으로 인한 유해반응이 보고된 바 없으나, 버드나무 껍질이 가진 작용으로 미루어 볼 때 다음과 같은 의약품에 대해서는 이론적으로 상호작용이 있을 수 있다. - 시토크롬 P450 분자종 가운데 CYP2E1에 관련된 제제 - 항응고제 및 혈소판 기능 억제제 - 아스피린(아세틸살리실산) - 살리실산 함유 의약품 - 그외: 아스피린과 상호작용 관련 병용에 주의가 필요한 의약품 위의 의약품과의 병용에는 신중을 기하며 의사의 지시 하에 관련 지표를 모니터한다.

베타카로틴 β-carotene

β-카로틴은 식물에 존재하는 프로비타민 A(비타민 A의 전구체)이다. β-카로틴은 레티날(retinal)의 2분자가 알데히드 말단에서 결합된 분자이다. 카로티노이드 중에서는 β-카로틴이 가장 효율적으로 비타민 A로 전환된다. 비타민 A는 피부와 점막의 기능 유지, 면

역기능과 생식기능 유지, 망막 기능 유지에 있어 중요한 역할을 한다. 또한, β-카로틴은 비타민 A의 전구체일 뿐만 아니라 그 자체가 항산화 작용을 하기 때문에 생활습관병 예방을 목적으로 건강기능식품에 사용된다.

용법용량	상한섭취량 7,200㎍, 하한섭취량 1,620㎍이며 지용성 성분으로 기름에 녹인 상태가 흡수율이 좋다(즉, 식사와 함께 섭취). 건강기능식품에는 멀티카로틴으로 여러 카로티노이드가 함유된 제품을 이용한다. 구체적으로 α-카로틴, β-카로틴, 리코펜, 루테인 및 제아잔틴 등의 조합이 있다.
주의사항	동일한 작용기전을 가진 성분과의 병용에 주의
부작용	적정량 사용의 허용성이 높음. 과다 섭취 시 카로틴축적증으로 인한 감피증(柑皮症, 색소침착으로 인한 피부 황변)을 일으킨다.
상호작용	일부 의약품과 베타카로틴의 상호작용이 보고된 바 있다. 따라서, 만일을 위해 다음과 같은 의약품과의 병용에는 주의해야 한다. 콜레스티라민(cholestyramine)은 혈중 비타민 E, β-카로틴, 리코펜의 농도를 유의하게 감소시킨다. 이는 담즙산 체외배출 촉진제에 의한 흡수저해로 추정된다. 한편, 항비만제인 오르리스타트(orlistat) 투여에서는 β-카로틴의 혈중 농도에 유의미한 변화는 없었다고 한다. 그 외 관상동맥질환에 대한 의약품(심바스타틴과 나이아신)을 투여 중인 경우, β-카로틴을 포함한 항산화제(비타민C 1,000mg + 알파토코페롤 800IU, 천연 β-카로틴 25mg, 셀레늄 100㎍)로 인해 의약품의 효과가 감소된다는 보고가 있다.
비고	합성 β-카로틴 건강기능식품을 고위험군(흡연자나 석면 노출 종사자)에게 투여한 RCT(무작위 대조 시험)에서 폐암으로 인한

사망률이 상승한 사례가 알려졌다. 건강기능식품에 대한 부정적인 해설에 반드시 언급되는 RCT이다. 이후 연구에 의해 β-카로틴 단독 또는 고용량 투여의 산화촉진제 작용이 시사되었다. β-카로틴이 함유된 건강기능식품을 이용할 경우에는 베타카로틴을 단일 유효성분으로 하는 건강기능식품보다 멀티카로틴으로 여러 카르티노이드(α-카로틴, β-카로틴, 리코펜, 루테인 및 제아잔틴 등)를 균형 있게 섭취하는 것을 권장한다.

보라색울금

학명: Curcuma zedoaria

보라색울금(봉술)은 방향성건위제 성분으로 사용된다.

주요 성분은 커큐미노이드류와 세스퀴테르펜류, 각종 정유이다. 뿌리줄기에서 커큐민(curcumin)등의 커큐미노이드류, 투르메론(turmerone), curdione, furanodiene과 같은 세스퀴테르펜류, 커큐메놀(curcumenol)과 dihydrocurdione 등의 테르페노이드류가 분리되었다. 뿌리줄기에서 유래하는 정유에는 β-투르메론, 1,8-시네올(cineole), 7-진저베렌(zingiberene)과 같은 성분이 발견되었다.

보라색울금에 관한 기초연구에서 세스퀴테르펜류인 furanodiene

및 furanodienone에 의한 항염증 작용, NO(일산화질소) 합성 억제에 의한 항염증 작용, 세스퀴테르펜류에 의한 LPS 유도성 프로스타글란딘 E2 생성 억제 작용, TNFα 생성 억제를 통한 항염증 작용, 세스퀴테르펜류에 의한 간세포 보호 작용, 암세포 증식 억제 작용, 흑색종 세포계를 이용한 실험에서 암세포 전이 억제 작용, 간세포 섬유화 억제 작용, 항균 작용, 항진균 작용, HMG Co-A 환원효소 억제 작용, 평활근의 근전위 증진 작용, 면역 조절 작용이 보고되었다.

일반 의약품인 위장약 건위성분으로 보라색울금(봉술)이 사용된다. 봉술 분말을 일일 180mg, 200mg, 400mg, 600mg, 2.7g 등으로 3회 분할하여 복용한다.

비고   울금이라는 명칭은 일반적으로 가을울금(Curcuma longa, turmeric), 봄울금(Curcuma aromatica, 강황), 보라색울금(Curcuma zedoaria, 봉술, 아출), 자바울금(Curcuma xanthorrhiza, Curcuma xanthorrhiza Boxb, kunyit) 등을 가리킨다. 이들 울금류는 커큐미노이드류와 정유의 종류 및 함량에 차이가 있다.

보리지 borage
학명: Borago officinalis

보리지는 지치과에 속하는 1~2년초로 씨앗, 꽃, 잎 부분이 사용된다. 특히 씨앗에서 얻는 지질(보리지 오일)에는 오메가 6계 지방산의 일종인 γ-리놀렌산(gamma linolenic acid; GLA)이 20~26% 함유되어 있다. 보리지 꽃과 잎에는 GLA가 많이 함유되어 있지 않다. 보리지 오일의 약리작용은 GLA에 의존하는 부분이 크며 항염증 작용이 알려져 있다. 예를 들어 GLA는 IL-1β 생성을 억제함으로써 류마티스 관절염에 대한 효과가 기대된다. 또한 GLA는 DGLA(dihomo gamma linolenic acid)에 대사되어 항염증 작용을 나타낸다. 이 작용으로 보리지 오일은 류마티스 관절염과 아토피성 피부염에 이용된다. PMS(생리전증후군)와 ADHD(주의력결핍 과다행동 장애)와 같은 병증에서 GLA나 DGLA 등 지방산의 체내 농도 감소가 보고되었다. 이 때문에 GLA가 PMS와 ADHD에도 이용되고 있다.

보리지 오일의 약리작용으로 혈소판 응집 억제 작용, 지질대사 개선 작용, 항에스트로겐 작용, 면역 활성 작용에 대한 보고가 있다. 임상시험에서 류마티스 관절염, 중증 급성 호흡기 증후군, 아토피성 피부염과 같은 질환에 대해 보리지 오일의 작용이 검증되었다. 감량 후 체중 유지(요요 억제) 작용도 보고되고 있다.

효과	류마티스 관절염/중증 급성 호흡기 증후군/아토피성 피부염/감량 후 체중 유지(요요 억제)
효능: 보통	안전성: 우수
주요성분	γ-리놀렌산(gamma linolenic acid; GLA)
작용	항염증 작용/혈소판 응집 억제 작용/지질대사 개선 작용/면역 활성 작용
용법용량	확립되지 않음
주의사항	동일한 작용기전을 가진 성분과의 병용에 주의
부작용	적정량 사용의 허용성이 높음
상호작용	현재로서 의약품과의 상호작용으로 인한 유해사항이 보고된 바 없으나, 보리지 또는 GLA가 가진 작용으로 미루어 볼 때 다음과 같은 의약품에 대해서는 이론적으로 상호작용이 있을 수 있다. - 시토크롬 P450 분자종 가운데 CYP3A4에 관련된 제제 - 항응고제 및 혈소판 기능 억제제 - 간 손상성 의약품 - NSAIDs - 페노티아진(phenothiazine) 유도체 위의 의약품과의 병용에는 신중을 기하며 의사의 지시 하에 관련 지표를 모니터한다.

봄울금

학명: Curcuma aromatica

울금이라는 명칭은 일반적으로 가을울금, 봄울금, 보라색울금, 자바울금 등을 일컫는다. 이들 울금류는 커큐미노이드류와 정유의 종류 및 함유량에 따라 차이가 있다.

봄울금의 주요 성분은 세스퀴테르펜류와 각종 정유이다. 뿌리줄기에서 curcumol, tetramethyl pyrazine, 1,2-hexadecanediol, neo-curdione, isoprocurcumenol, 9-oxo-neoprocurcumenol 과 같은 성분이 단리된다. 뿌리줄기 유래의 정유에는 curdione, germacrone, 1,8-cineole, beta-elemen, linalool과 같은 성분이 발견되었다.

봄울금에 대한 기초연구에서 항염증 작용, 항산화 작용, 항암 작용, 신생혈관 억제 작용, 고콜레스테롤 혈증 개선 작용, 에스트로겐 수용체에 대한 상대적 친화성 등이 보고되었다.

한편, 울금의 건강기능식품으로 가을울금의 뿌리줄기를 이용하는 경우가 많다. 가을울금은 커큐민 함유량이 높고, 봄울금은 정유의 함량이 높다. 보라색울금(봉술)은 방향성건위제로 이용된다.

울금에 대한 연구 자료는 대부분 가을울금이 중심이며, 그 외 봄울금과 보라색울금, 자바울금을 이용한 연구도 알려져 있다.

붉은토끼풀 red clover
학명: Trifolium pratense

붉은토끼풀은 콩과에 속하는 식물로 에스트로겐 유사 작용을 하는 이소플라본류를 함유하고 있어, 갱년기 장애에 동반되는 증상 개선을 목적으로 건강기능식품으로 활용된다. 붉은토끼풀을 레드클로버라고도 하며 홍자주색의 꽃을 핀다. 국내에서 흔히 볼 수 있는 토끼풀은 흰색의 꽃을 피운다. 유효성분으로 이소플라본류, 쿠마린 유도체, 휘발성유 등이 있다.

붉은토끼풀의 효능을 검증한 임상시험이 여러 차례 보고되었다. 예를 들어, 폐경 후의 여성에서 투여한 결과, 지질대사 개선과 골대사 개선 작용이 시사되었다. 반면에 갱년기 장애 증상 중 하나인 안면홍조에 대한 효과는 명확한 결론을 얻지 못했다. 장기투여에 의한 효능과 안전성을 확인하기 위해 양질의 임상연구가 필요한 부분이다.

효과	갱년기 장애에 동반하는 증상과 병증 개선
효능: 양호	안전성: 우수
주요성분	이소플라본류의 비오카닌 A(biochanin A) 및 fomononetin이 존재하며, 이들은 각각 제니스테인(genistein)과 다이제인(daidzein)으로 대사된다.
작용	- 에스트로겐 유사 작용 - 지질대사 개선/골대사 개선
용법용량	확립되지 않음
주의사항	동일한 작용기전을 가진 성분과의 병용에 주의
부작용	적정량 사용의 허용성이 높으며, 미국 GRAS(generally recognized as safe)로 분류되어 있다. 단, 이소플라본류를 함유하고 있어 호르몬 감수성 종양 등의 병증에는 주의가 필요하다.
상호작용	현재로서 의약품과의 상호작용으로 인한 유해사항이 보고된 바 없으나, 붉은토끼풀이 가진 작용으로 미루어 볼 때 다음과 같은 의약품에 대해서는 이론적으로 상호작용이 있을 수 있다. - 시토크롬 P450 분자종 가운데 CYP1A2, 2C8, 2C9, 2C19, 2D6, 3A4에 관련된 제제 - 항응고제 및 혈소판 기능억제제 - 경구피임약 및 호르몬제 위의 의약품과의 병용에는 신중을 기하며 의사의 지시 하에 관련 지표를 모니터한다.

블랙커런트 black currant
학명: Ribes nigrum

블랙커런트는 유럽 및 아시아가 원산지로 범위귀과 낙엽관목에 속하는 낙엽 활엽 관목이다. 열매는 딸기, 블루베리, 크랜베리 등의 베리류와 함께 식용으로 사용되어 왔다(식물학적 분류상 별종). 그러나 블랙커런트 열매는 신맛이 강해 잼이나 음료 등으로 가공되는 경우가 많다. 한편, 카시스(cassis)라는 호칭은 프랑스어 유래이며 블랙커런트(black currant)는 영미권 호칭이다. 커런트 종류로 화이트커런트와 레드커런트도 알려져 있다.

블랙커런트 열매에는 다른 베리류나 감귤류 열매에 비해 비타민 C, E 등의 비타민류, 칼슘, 마그네슘과 같은 미네랄류가 풍부하게 함유되어 있다. 또한, 통칭 카시스 폴리페놀의 항산화 성분도 존재한다. 특히 카시스 안토시아닌류가 특징적인 성분으로 알려져 있으며, 델피니딘-3-루티노사이드, 시아니딘-3-루티노사이드, 델피니딘-3-글루코사이드, 시아니딘-3-글루코사이드 등이 있다.

기초연구에서 델피니딘-3-루티노사이드가 엔도셀린(ETB) 수용체 활성화를 통해 모양체 평활근을 이완시키는 것으로 나타났으며, 이는 블랙커런트 열매 추출물에 의한 안구피로 회복 작용 메커니즘의 하나로 여겨지고 있다. 또한, 블랙커런트 유래의 안토시아닌류에 의한 항산화작용, 항바이러스작용도 보고되고 있다. 예비 임상연구에서 블랙커런트 과즙 유래의 안토시아닌 투여로 VDT(Visual Display Terminal) 작업 시 눈의 굴절조절기능 개선을 나타냈다. 블랙커런트 열매는 식용으로 사용되는 성분으로 적정량 사용의 허용이 높다. 현재로서 의약품과 건강기능식품, 식품과의 상호작용으로 인한 유해반응이 보고된 바 없다. 또한, 블랙커런트의 열매, 잎, 꽃은 미국에서 GRAS(generally recognized as safe)로 분류되고 있다.

효과	안정피로 개선/VDT증후군(Visual Display Terminal Syndrome) 개선/항산화 작용
효능: 보통 안전성: 우수	

블랙코호시 black cohosh

학명: Cimicifuga racemosa

블랙코호시는 북미 원산지로 미나리아재비과에 속하는 식물이다. 미국과 유럽에서 갱년기 장애에 동반하는 증상에 많이 이용된다. 블랙코호시는 뿌리가 약용 부위이며 다양한 트리펜 배당체가 알려져 있다. 초기 연구에서 이소플라본류인 fomononetin의 존재가 보고되었다. 그러나 최근 연구 보고에 따르면, 블랙코호시의 이소플라본 존재를 부정하고 있다. 마찬가지로 초기 기초연구에서 블랙코호시 추출물에 의한 에스트로겐 유사 활성이 시사되었으나 이 또한 최근 연구에서는 부정적이다.

총 1,371명의 피험자를 대상으로 한 10건의 임상시험에서 블랙코호시의 작용이 검증되었다. 그 결과 9건의 시험에서 갱년기 장애 증상(다한증, 안면홍조 등)에 대한 개선 효과가 입증되었다.

효과	갱년기 장애에 동반하는 증상 개선
효능: 양호	안전성: 우수
주요성분	트리테르펜 배당체(actein, cimicifugoside, cimigoside, 27-deoxyactein, deoxyacetylacteol, racemoside, cimiracemoside 등)
작용	- 여성호르몬 조절 작용 - 갱년기 장애 증상 개선 작용/골대사 개선 작용
용법용량	일일 40~160mg(2회 분할) 투여
주의사항	동일한 작용기전을 가진 성분과의 병용에 주의
부작용	적정량 사용의 허용성이 높으나 임신중 또는 수유중에 대한 안전성이 확립되지 않았으므로 만일을 위해 삼간다.
상호작용	현재로서 의약품과의 상호작용으로 인한 유해사항이 보고된 바 없으나, 다음과 같은 의약품에 대해서는 이론적으로 상호작용이 있을 수 있다. - 시토크롬 P450 분자종 가운데 CYP2D6 및 3A4에 관련된 제제

	- 항암제(cisplatin, docxtaxel, doxorubichin) 위의 의약품과의 병용에는 신중을 기하며 의사의 지시 하에 관련 지표를 모니터한다.
비고	오스트리아와 미국에서는 블랙코호시 제품 섭취와 연관성이 의심되는 간 손상 증례가 보고되고 있다. 이에 따라 유럽 의약품 검사청과 영국 의약품 의료제품 규제청에서 블랙코호시 이용에 관한 권고와 경고를 추가하는 등 주의 환기가 이루어지고 있다. 한편, 블랙코호시의 시판 제품을 분석한 연구에 따르면, 블랙코호시가 아닌 유사한 다른 허브를 함유한 제품이 발견되었다고 한다. 따라서, 현재로서는 블랙코호시 이용 시에 적절한 품질의 제품을 용법용량에 준수하여 섭취하고, 필요에 따라 간 기능 등의 경과 관찰을 하는 것이 바람직하다.

비오틴 biotin

비오틴은 많은 식품에 널리 존재하는 이미다졸 유도체로 비타민 B군 중 하나로 분류된다. 비오틴은 당 대사, 아미노산 대사, 지방산 합성 등에 관여하는 필수 영양소이다.

비오틴은 여러 카르복실라아제 효소의 조효소 역할을 한다. 예를 들어, 당 생성에 중요한 피루브산 카르복실라아제는 지방산 합성의 율속효소인 아세틸-CoA카르복실라아제 등이 있다.

필요량의 비오틴 대부분이 체내 장내 세균에 의해 생성되기 때문에 결핍되는 일은 드물다. 날계란을 과잉섭취하면 비오틴 결핍을 유발한다고 알려져 있다. 계란 흰자는 열에 불안정한 단백질 아비딘(avidin)이 함유되어 있다. 이는 비오틴과 강하게 결합하는 성질을 가지고 있어 장내 비오틴 흡수를 억제한다.

용법용량　　일일 권장량은 30~49세 성인을 기준으로 45㎍이다. 상한량은 확립되지 않았다.

비타민 A vitamin A

비타민 A(또는 레티놀, retinol)는 지용성 비타민의 일종으로 시각 기능 유지에 관여를 한다. 비타민 A란 동물에서 유래하는 비타민 A의 생물학적 작용을 하는 물질을 총칭하는 일반명이다. 이들은 에스테르형 레티놀(레티놀 에스테르, retinol ester)로 간에 저장된다. 비타민 A는 체내에서 레티놀(retinol), 레티날(retinal), 레티노익산(retinoic acid)으로 존재한다. 이 중 레티놀만이 비타민 A의 모든 작용을 하며, 나머지 두 가지는 부분적인 작용을 한다.

음식에 함유되어 있는 비타민 A로는 간, 간유 등 동물성 식품에 함유된 비타민 A와 녹황색 채소에 많이 함유되어 있는 β-카로틴(체내에서 필요에 따라 비타민 A로 전환되는 프로비타민 A)이 있다. 카로티노이드 중에서는 β-카로틴이 가장 효율적으로 비타민 A로 전환되며, α-카로틴과 γ-카로틴, β-크립토잔틴과 같은 카로티노이드도 프로비타민 A(비타민 A 전구체)이지만 β-카로틴에 비해 효율성이 떨어진다. 또한, 리코펜, 루테인, 제아잔틴 등의 카로티노이드는 비프로비타민 A이다.

비타민 A는 피부와 점막의 기능 유지, 면역기능 및 생식기능 유지, 망막 기능 유지에 있어 중요한 역할을 한다.

비타민 A가 결핍되면 야간 시력 장애(야맹증) 및 안구건조증을 유발한다. 또한, 피부와 점막의 이상도 발생하며, 면역체계 조절에도 영향을 미친다. 한편, 비타민 A의 과잉섭취는 중독증을 일으키는데, 급성중독으로는 메스꺼움, 구토, 두통이 나타나며 만성중독으로는 간 기능 이상 및 신경계에 영향을 미치는 것으로 알려져 있다. 건강기능식품으로 과잉증을 일으키지 않는 β-카로틴을 이용하는 경우가 많은데, β-카로틴은 비타민 A의 전구체일 뿐만 아니라 그 자체가 항산화 작용을 하는 성분이다. 비타민 A와 β-카로틴 모두 지용성 성분으로 기름에 녹은 상태가 흡수되기 쉽다(즉 식품과 같이 섭취하는 것이 좋다).

용법용량　일일 권장량(RDA)은 30~49세 성을 기준으로 남성 750μgRE, 여성 600μgRE, 상한량은 3,000μgRE이다. 또한 일반 식이를

	통한 일시적인 상한량 초과는 건강이상을 초래하지 않는다.
주의사항	동일한 작용기전을 가진 성분과의 병용에 주의
부작용	적정량 사용의 허용성이 높음
상호작용	비타민 A와 일부 의약품과의 상호작용이 알려져 있으므로 병용 시에 주의해야 한다(의약품의 첨부문서 확인).

비타민 B군 vitamin B complex

비타민은 필수 미량 영양소이다. 비타민 C외의 수용성 비타민류는 모두 비타민 B군에 속한다. 이들은 일반적으로 체내에서 수요량이 합성되지 않아 식이를 통해 공급해야 한다. 비타민 B군으로 분류되는 비타민류는 체내에서 효소 반응의 조효소로 기능하는 분자가 많다.

비타민 B군은 ①티아민(thiamin, 비타민 B_1) ②리보플라빈(riboflavin, 비타민 B_2) ③나이아신(niacin 또는 니코틴산 및 니코틴산아미드, 비타민 B_3) ④판토텐산(pantothenic acid, 비타민 B_5) ⑤피리독신(pyridoxine, 비타민 B_6) ⑥비오틴(biotin) ⑦코발라민(cobalamin, 비타민 B_{12}) ⑧엽산(folic acid, 프테로일글루탐산)이다.

이들 비타민류는 수용성 성질이기 때문에 과잉섭취하더라도 소변으로 배출된다. 따라서, 과잉증이나 중독이 발생하기 어렵다. 한편, 체내에 축적되는 양이 한정적이기 때문에 권장량과 기준량에 따라 식단 또는 건강기능식품으로 확실하게 섭취하는 것이 중요하다. 예외로 비타민 B_{12}는 간에 축적되어 일반적으로 3년치에 상당하는 저장량이 있다. 또한, 과잉섭취해도 위에서 분비되는 내인자가 포화하기 때문에 흡수되지 않는다.

비타민 결핍증 중에 비타민 B군과 관련된 질환으로 다음과 같이 알려져 있다.

- 티아민 결핍-각기병

- 리보플라빈 결핍-구순구각염, 설염, 지루성 피부염

- 나이아신 결핍-펠라그라

- 피리독신 결핍-말초신경장애

- 코발라민 및 엽산 결핍-악성 빈혈

비타민 B_1 vitamin B_1, thiamin

비타민 B_1(티아민)은 당 대사 촉진과 신경 기능 유지에 관여하는 수용성 비타민이다. 비타민 B_1은 피리미딘 치환체와 티아졸 치환체가 메틸렌기를 통해 결합된 구조를 가져 유리형, 티아민 2인산, 탄소 음이온형이 존재한다. 활성형 티아민인 티아민 2인산은 활성화 알데히드 단위가 전이되는 효소 반응에서 조효소 역할을 한다. 구체적으로 당질과 가지사슬 아미노산 대사에 있어 각종 효소(피루브산 탈수소효소, α-케토글루타르산 탈수소효소, 트랜스케톨라아제)의 조효소이다.

비타민 B_1(티아민) 결핍은 각기병을 유발한다. 비타민 B_1은 통곡류과 육류가 좋은 공급원이며 정제된 밀가루, 백미, 설탕과 같은 음식의 편식으로 인해 발생한다. 각기병의 초기 증상은 말초신경장애와 식욕감퇴가 있으며 병이 진행되면 심혈관계, 신경계, 근육조직의 장애를 초래한다.

비타민 B_1 보충은 비타민 B_1 결핍증(각기병)과 베르니케 뇌병증을 예방하고 개선하는데 효과가 있다. 역학연구에서 식이를 통해 티아민을 충분히 섭취하면 핵백내장 발생 위험이 낮다는 데이터가 있다.

용법용량	일일 권장량(RDA)은 30~49세 성인을 기준으로 남성 1.4mg, 여성 1.1mg, 상한량은 확립되지 않았다.
주의사항	동일한 작용기전을 가진 성분과의 병용에 주의
부작용	적정량 사용의 허용성이 높음. 드물게 알레르기 및 과민증으로 피부 증상 등을 일으킨다.
상호작용	의약품과의 상호작용으로 인한 유해사항이 보고된 바 없다. 단, 경구피임약, 푸로세미드 등의 루프 이뇨제, 페니토인, 플루오로우라실, 메포민 투여는 체내의 비타민 B_1 농도에 영향을 미칠

가능성이 있다.

비타민 B_2 vitamin B_2, riboflavin

비타민 B_2(리보플라빈)는 에너지 대사에 관여하는 수용성 비타민의 일종으로 헤테로고리형 이소알로크사틴고리에 당 알코올인 리비톨이 부착된 구조를 가지고 있다. 비타민 B_2는 체내에서 활성형 리보플라빈인 플라빈 모노뉴클레오티드(FMN)와 플라빈 아데닌 디뉴클레오티드(FAD)로 전환되어 산화 환원 효소의 배합족으로 작용한다. 플라빈 단백질 효소는 아미노산과 지방산, 탄수화물의 대사에 관여하는 중요한 산화 환원 반응을 촉매한다.

비타민 B_2는 피부와 점막 기능 유지에 관여하기 때문에 비타민 B_2의 결핍은 구순구각염, 설염, 지루성 피부염 등을 유발한다.

백내장과 편두통에 대한 효과도 보고되고 있으며, 역학연구에 따르면 식이를 통해 비타민 B_2의 섭취량이 많으면 핵백내장 발생 위험성이 낮은 것으로 알려져 있다. 임상연구에서도 백내장 예방 효과를 나타냈으며, 고용량(일일 400mg)의 비타민 B_2가 편두통의 발생 빈도를 낮춰준다는 보고도 있다.

용법용량	일일 권장량(RDA)는 성인 30~49세를 기준으로 남성 1.6mg, 여성 1.2m, 상항량은 확립되지 않았다.
부작용	적정량 사용의 허용성이 높다. 단, 고용량 섭취는 소화기계 증상을 유발한다.

비타민 B_6 vitamin B_6, pyridoxine

비타민 B_6(피리독신)은 아미노산 대사와 당질 대사에 관여하는 수용성 비타민의 일종이다. 비타민 B_6는 피리독신, 피리독살, 피리독사민이라는 세가지 유형의 피리딘 유도체와 각각에 해당하는 인산염의 총칭이다.

피리독살인산염은 활성형 비타민 B_6로 아미노산 대사에 관여하는 여러 효소의 조효소로 작용한다. 또한, 글리코겐 분해 과정에 관여하는 효소의 조효소로도 작용한다.

비타민 B_6의 투여(일일 100~200mg)와 엽산 및 비타민 B_{12}를 병용하면 식후 고호모시스테인 혈증을 개선하다는 보고가 있어 심혈관계 건강 유지에 대한 작용이 기대된다.

비타민 B_6의 경구투여는 생리전증후군(PMS)에 동반되는 증상 개선, 입덧 개선, 신장결석 재발 위험 감소, 운동장애 증상 개선과 같은 자료가 있다. 또한, 플루오로우라실(항암제) 투여 중인 전이성대장암 환자의 손발바닥 홍반성 증후군(palmar-plantar erythrodysesthesia)의 개선과 소아의 과다행동성 뇌기능 장애 개선이 시사되었다. 그 외 혈중 피리독신 수치가 높은 흡연자는 폐암 위험성이 낮다는 역학 데이터도 알려져 있다.

용법용량	일일 권장량(RDA)은 성인 30~49세를 기준으로 남성 1.4mg, 여성 1.2mg, 상한량은 60mg이다. 또한 일반 식이를 통한 일시적인 상한량 초과는 건강이상을 초래하지 않는다.
부작용	적정량 사용의 허용성이 높다. 고용량 및 장기간 투여로 인해 메스꺼움, 구토, 식욕부진과 같은 소화기 증상, 두통, 광과민증, 말초신경장애, 유방통이 발생할 수 있다. 그 외 알레르기 및 과민증으로 인한 피부장애, 횡문근육해증이 보고되었다.
상호작용	비타민 B_6과 일부 의약품과의 상호작용이 알려져 있으므로 병용에 주의해야 한다(의약품 첨부문서 확인).

비타민 B_{12} vitamin B_{12}, cobalamin

비타민 B_{12}(코발라민)는 비타민 B군으로 분류되는 필수 영양소(수용성 비타민) 중 하나로, 분자 구조 중심에 코발트 이온을 가진 고리형 구조(코린 고리)이다. 비타민 B_{12}는 미생물에 의해 합성되어 동물의 메탈코발라민(methylcobalamin), 아데노실코발라민

(adenosylcobalamin), 히드록소코발라민(hydroxocobalamin)으로 간에 저장된다. 비타민 B_{12}의 시판되는 표준 제품은 시아노코발라민(cyanocobalamin)이다.

비타민 B_{12}는 위 점막 세포에서 분비되는 내인자와 결합하여 회장의 수용체 부위를 통해 흡수된다. 흡수된 비타민 B_{12}는 혈장 단백질인 트랜스코발라민 II와 결합하여 조직으로 운반된다. 간에서는 트랜스코발라민 I과 결합하여 간에 저장된다.

비타민 B_{12}는 체내에서 조효소로 작용한다. 특히 당 생성과 핵산 합성과 같은 과정에서 중요한 작용을 한다. 비타민 B_{12}는 엽산과 함께 조혈(핵산 합성)에 관여하므로 부족하면 악성빈혈을 일으킨다.

비타민 B_{12}의 섭취는 고호모시스테인 혈증을 개선하고, 심혈관 질환과 뇌혈관 질환 등 동맥경화성 질환의 위험을 감소시켜 준다. 고호모시스테인 혈증에는 비타민 B_{12}을 엽산과 비타민 B_6와 병용 투여한다. 단, 동맥경화성 질환에 대한 1차 예방 및 2차 예방 효과에 대해서는 의견이 분분하다.

용법용량	일일 권장량(RDA)은 성인 30~49세를 기준으로 남성 2.4㎍, 여성 2.4㎍, 상한량은 확립되지 않았다(과잉섭취해도 위에서 분비되는 내인자가 포화되어 흡수되지 않는다).
부작용	적정량 사용의 허용성이 높다. 고용량 및 장기간 섭취로 인한 소화기계 증상과 신경계 증상이 나타나는 경우가 있다. 알레

	르기 및 과민증을 유발한다.
상호작용	비타민 B_{12}와 일부 의약품과의 상호작용이 알려져 있으므로 병용에 주의해야 한다(의약품 첨부문서 확인).

비타민 C vitamin C
화학명: L-ascorbic acid

비타민 C(아스코르브산)은 신선한 채소와 과일에 많이 함유되어 있으며, 특히 감귤류의 성분이 괴혈증을 예방하는 것으로 밝혀진 수용성 비타민의 일종이다. 대표적인 항산화 비타민으로 피부 미용, 미백, 기미 예방, 감기나 동맥경화성 질환, 암에 대한 작용이 주목받고 있다.

비타민 C 섭취에 의한 효과로는 감기 지속 기간 단축, 상부 소화기관(식도, 위) 및 유방암 발병 위험 억제, 고혈압 예방 및 개선, 담낭 질환 발병 위험 억제, 여성의 말초 순환 장애 개선, 철분 흡수 촉진 등을 들 수 있다.

비타민 C는 생체 내 콜라겐 합성 과정에서 프롤린의 수산화 반응, 티로신 분해의 효소 반응, 에피네프린 합성, 담즙산 생성과 같은 반응에 필요하다. 그 외 항스트레스 호르몬인 부신피질 호르몬의 합성에는 여러 환원성 생합성이 관여하며, 부산피질은 다량의 비타민

C를 함유하고 있다. 비타민 C는 부신피질 호르몬 합성에도 관여하며, 철분 흡수는 비타민 C의 존재 하에서 현저하게 증가한다.

비타민 C는 감염, 운동 부하, 스트레스 등에 따라 필요량이 증가하며, 흡연자는 비흡연자보다 많은 비타민 C가 소비된다.

또한, 비타민 C는 옥살산 전구물질이다. 비타민 C의 섭취로 요중 옥살산의 배출량이 증가하기 때문에 비타민C 섭취와 신장결석(옥살산칼슘결석)과의 관계가 지적되고 있다. 그러나 미국의 대규모 역학조사에서는 비타민C 섭취와 신장결석 발병의 연관성을 부정하고 있다. 일반적으로 비타민 C를 섭취함으로써 기대되는 건강 상의 장점이 단점을 능가하는 것으로 추정된다.

효과	항산화/감기 지속 기간 단축/상부 소화기관(식도, 위) 및 유방암 발병 위험 억제/담낭 질환 발병 위험 억제/고혈압 예방 및 개선/나이관련황반변성 예방/말초순환 장애 개선/조영제 신경병증 예방/철분 흡수 촉진
효능: 우수	안전성: 우수
주요성분	아스코르브산(L-ascorbic acid)
작용	- 항산화 작용/항암 작용 - 감기 지속 기간 단축/나이관련황반변성 예방/여성의 말초순환 장애 개선/고혈압 예방 및 개선/(헬리코박터 파일로리균 감염에 따른)위염 억제/2형 당뇨병의 미량알부민 감소/조영제 신경병증 예방/항암 작용/동맥경화질환 예방 - 항암 작용/동맥경화 질환 예방/백내장 위험 감소 작용

용법용량	일일 권장량(RDA)은 성인 30~49세 기준으로 남성과 여성 모두 100mg이며, 상한량은 확립되지 않았다.
부작용	적정량 사용의 허용성이 높다. 고용량 섭취 시 메스꺼움, 구토, 설사, 두통, 피로감, 불면증이 나타나는 경우가 있다.
상호작용	비타민 C와 일부 의약품과의 상호작용이 알려져 있으므로 병용에 주의해야 한다(의약품 첨부문서 확인).

비타민 D vitamin D

화학명: vitamin D_2: ergocalciferol, citamin D_3: cholecalciferol

비타민 D는 칼슘과 인산 대사에 중요한 역할을 하는 지용성 비타민 중 하나이다. 비타민 D는 장에서 칼슘 흡수를 촉진하고 뼈의 재구성을 촉진한다.

비타민 D의 결핍증으로 영유아의 구루병과 성인의 골연화증 등이 알려져 있다. 또한, 고령자는 골다공증이 문제가 된다.

비타민D 섭취에 의한 효과로는 소화관에서 칼슘과 인의 흡수 촉진 작용, 뼈에서 칼슘 동원, 뼈에 칼슘 침착 촉진, 뼈의 재구성 및 형성 촉진, 신장에서의 칼슘과 인의 재흡수 촉진 등을 들 수 있다.

비타민 D의 전구체는 디하이드로콜레스테롤이며, 햇빛(자외선)의 작용으로 합성된다. 식물에는 에스고스테롤(ergosterol), 동물에는 7-디하이드로콜레스테롤(7-dehydro-cholesterol)이 존재한다. 햇빛에 의해 전자는 에르고칼시페롤(비타민 D_2)로, 후자는 콜레칼시페롤(비타민 D_3)로 생합성된다. 비타민 D_2와 D_3는 비슷한 정도의 생물학적 활성을 가진다.

활성형 비타민 D는 소화관에서 칼슘 흡수와 신장 요세관에서 칼슘의 재흡수를 촉진하고, 혈액 내 칼슘을 뼈의 형성 및 재구성에 사용한다. 비타민 D에 대해 뼈 및 칼슘 대사의 개선 효과 외에도 고령자의 골절 예방 효과, 조기 피부암에 대한 효과등이 임상연구에서 입증되었다.

용법용량	일일 권장량(RDA)은 성인 30~49세를 기준으로 남성과 여성 모두 5μg이며 상한량은 50μg이다. 또한 일반 식이를 통한 일시적인 상한량 초과는 건강이상을 초래하지 않는다.
부작용	적정량 사용의 허용성이 높다. 과잉섭취 시 메스꺼움, 구토 등 소화기 질환, 고칼슘 혈증, 신장 장애 등을 유발할 수 있다.
상호작용	비타민 D와 일부 의약품과의 상호작용이 알려져 있으므로 병용에 주의해야 한다(의약품 첨부문서 확인).

비타민 E vitamin E, tocopherol, tocotrienol

화학명: tocopherol(alpha-tocopherol, beta-tocopherol, delta-tocopherol, gamma-tocopherol), tocotrienol(alpha-corotrienol, beta- tocotrienol, delta- tocotrienol, gamma- tocotrienol)

비타민 E는 지용성 비타민의 일종으로 강한 항산화 작용을 한다. 크게 토코페롤(tocopherol)과 토코트리에놀(tocotrienol) 두 가지로 분류되며, 더 나아가 각각 알파(α), 베타(β), 감마(γ), 델타(δ)로 분류된다. 자연계에는 α-, β-, γ-, δ-토코페롤과 α-, β-, γ-, δ-토코트리에놀 총 8가지 종류가 알려져 있다. 이 중 d-α-토코페롤은 자연계에 광범위하게 존재하며 강한 생물학적 활성을 가졌다. 일반적으로 비타민 E의 건강기능식품은 d-α-토코페롤이 주성분이다. 비타민 E는 대표적인 항산화 비타민으로 체내 세포막에서 활성산소로 인한 산화 손상을 억제하고 과산화 지질의 생성을 억제하여 동맥경화 질환을 예방한다. 그 외 비타민 C 대사에 관여하거나 비타민 A와 카로틴류의 산화를 방지하는 등의 작용을 한다.

임상연구에서 비타민 E 결핍에 따른 증상 개선, 면역 조절 작용, 나이관련황반변성 예방, 항암 작용(폐암, 위암, 대장암, 방광암, 유방암, 전립선암), 알츠하이머병 예방, 인지증 예방, 월경곤란증 및 생리전증후군의 증상 개선, 파킨슨병 발병 예방, 동맥경화질환 예방과 같은 효과가 시사되었다.

효과	항산화/동맥경화질환 예방/월경곤란증 및 생리전증후군(PMS) 증상 개선/알츠하이머병 및 인지증 예방/항암
효능: 우수 안전성: 우수	
주요성분	토코페롤(tocopherol, alpha-tocopherol, beta-tocopherol,

작용	delta-tocopherol, gamma-tocopherol) - 항산화 작용/항염증 작용/항혈소판 작용/세포막 기능 유지/면역 조절작용/세포분화 및 세포증식 억제 작용/지질과산화 예방 작용/LDL콜레스테롤 산화 억제 작용/항암 작용/NO방출 증가 작용/항응고 작용 - 비타민E 결핍에 따른 증상 개선/면역 조절 작용/나이관련황반변성 예방/항암 작용(폐암, 위암, 대장암, 방광암, 유방암, 전립선암)/알츠하이머병 예방/인지증 예방/월경곤란증 및 생리전증후군 증상 개선/파킨슨병 발병 예방
용법용량	일일 기준량은 성인 30~49세를 기준으로 남성과 여성 모두 8mg이며 상한량은 남성 800mg, 여성 700mg이다. 또한 일반 식이를 통한 일시적인 상한량 초과는 건강이상을 초래하지 않는다.
부작용	적정량 사용의 허용성이 높다. 드물게 메스꺼움, 구토, 두통, 피로감, 피부발진 등이 나타날 수 있다.
상호작용	현재로서 의약품과의 상호작용으로 인한 유해사항이 보고된 바 없다. 단, 다음과 같은 의약품에 대해서는 이론적으로 상호 작용이 있을 수 있다. - 시토크롬 P450 분자종 가운데 CYP3A4에 관련된 제제 - 항응고제 및 항혈소판제 - 이상지질혈증 치료제(심바스타틴, 담즙산 체외배출 촉진제, 피브라이트계 제제) - 와파린 - 사이클로스포린 - 화학요법(항암제) 및 방사선요법 - 항간질제 - 항비만제(오르리스타트, orlistat)

비타민 K vitamin K$_1$(phylloquinone), vitamin K$_2$(menaquinone)

비타민 K는 지용성 비타민의 일종으로 특히 혈액응고 및 뼈 대사에 관여한다. 비타민 K는 식물에 존재하는 비타민 K$_1$(필로퀴논, phylloquinone)과 장내세균에 의해 합성되어 동물 조직에 존재하는 비타민 K$_2$(메나퀴논, menaquinone) 두 가지로 분류된다. 또한, 비타민 K$_3$(메나디온, menadione)는 자연적으로는 존재하지 않는다.

비타민 K는 간에서 혈액응고인자(II, VII, IX, X) 합성에 필요한 조효소이며, 혈액응고작용 유지 및 조절, 칼슘 대사 조절, 골다공증 예방에 이용된다.

비타민 K는 다양한 식재료에 함유되어 있으며 장내 세균총에도 합성되기 때문에 결핍되는 일은 드물다. 단, 비타민 K는 태반을 통과하지 않고, 신생아는 장내세균총이 미발달되어 있기 때문에 비타민 K 결핍으로 인한 출혈성 질환이 발생할 수 있다.

부작용	적정량 사용의 허용성이 높음.
상호작용	비타민 K는 쿠마린계 항응고제(와파린)와 상호작용이 있어 와파린 작용을 감소시키기 때문에 병용에는 주의가 필요하다. 낫또나 녹즙, 클로렐라, 스피루리나 등 비타민 K가 풍부한 식품이나 보충제를 섭취하는 경우도 마찬가지로 주의가 필요하다.

비타민 P Vitamin P, MPFF(micronized purified flavonoid fraction)

비타민 P는 퀘르세틴(quercetin)과 헤스페리딘(hesperidin), 루틴(rutin), 에리오시트린(eriocitrin), 루테올린(luteolin)과 같은 플라보노이드류의 파이토케미컬의 명칭이다. 비타민의 정의에는 부합하지 않기 때문에, 이른바 비타민 유사 물질로 간주된다. 비타민 P는 항염증 작용, 항산화 작용, 순환 개선 작용, 모세혈관의 취약성 개선 작용 등을 한다.

플라보노이드류는 많은 식물에 아그리콘 또는 배당체로 존재한다. 기초연구와 역학조사에 따르면 퀘르세틴 및 플라보노이드는 혈관 내피 기능을 개선하고 심혈관 질환을 예방한다. 또한 예비 임상연구에서 고혈압과 허혈성심질환 환자에게 투여한 결과, 혈관 내피 기능 개선을 나타내었다.

루틴은 항산화 작용과 항염증 작용을 한다. 임상연구에서 루틴 및 단백질분해효소 복합제(일일 1제당 루틴 100mg, 트립신 48mg, 브로멜라인 90mg을 함유한 제제를 6정, 3회 분할)투여한 결과, 퇴행성관절염 및 류마티스관절염에 동반되는 증상 개선이 보고되었다. 에리오시트린은 레몬(Citrus limon)등의 감귤류에 풍부한 플라보노이드의 일종으로 항산화 작용을 한다.

무작위 배정 비교 시험에서 바이오플라보노이드 복합체 투여가 내치핵 출혈을 완화하고 재발을 억제한다는 결과가 보고되었다. 정맥 울혈성 궤양(venous stasis ulcer)에 대한 효과도 입증되었다.

효과	순환 개선/모세혈관의 취약성 개선/혈관 내피 기능 개선/심혈관 질환 예방 및 개선
효능: 양호	안전성: 우수
주요성분	플라보노이드류(퀘르세틴, 헤스페리딘, 루틴, 에리오시트린, 루테올린 등)
작용	항염증 작용/항산화 작용
용법용량	확립되지 않음
주의사항	동일한 작용기전을 가진 성분과의 병용에 주의
부작용	적정량 사용의 허용성이 높음
상호작용	현재로서 의약품, 건강기능식품, 식품과의 상호작용으로 인한 유해사항이 보고된 바 없음

비터오렌지 bitter orange

학명: Citrus aurantium

비터오렌지(쓴귤)는 아시아가 원산지인 감귤류이다. 중국 전통의학과 한방에서 건조된 과피와 미숙 열매가 소화기능부전 등에 대한 약용식물로 사용되어 왔다. 유효성분으로 과피와 열매에 시네프린과 옥토파민이 존재하는데, 둘다 에피네프린 유사 작용을 한다. 비터오렌지의 전통적인 용법 및 용량으로 사용한다면 허용성이 높을 것으로 추정된다.

한편, 미국에서는 비터오렌지가 마황(ephedra)을 대체하는 「다이어트용 건강기능식품」으로써 판매되고 있다. 「마황 프리(마황 무배합)」의 건강기능식품으로써 많이 이용되는 한편, 부작용에 대한 정보들이 산발적으로 보고되고 있다. 기저질환이 있는 경우, 사용에 신중해야 한다. 감량을 목적으로 한 사용은 비교적 최근이기 때문에 이에 대한 임상시험 자료가 제한적이다.

효과	비만
효능: 보통	안전성: 양호
주요성분	열매와 과피의 유효성분은 아드레날린 작동성의 시네프린(synephrine, oxedrine)과 옥토파민(octopamine). 과피에는 푸라코마린(furocoumarins)도 존재한다. 플라보노이드류로 헤스페리딘(hesperidin), 네오헤스페리딘(neohesperidin), 나린진(naringin), 탄게레틴(tangeretin)등이 포함.
작용	- 아드레날린 유사 작용/혈관 수축 작용/β3-아드레날린 수용체 의존성지방 분해 작용/진경 작용/항염증 작용/항바이러스 작용/항종양 작용 - 항비만 작용
용법용량	비만에 대한 임상시험으로 일일 비터오렌지 추출물 975mg + 세인트존스워트 900mg + 카페인 528mg을 병용하여 투여한 사례가 있으며, 일반적으로 비터오렌지 추출물은 1.5~6.0%

	의 시네프린을 포함.
주의사항	동일한 작용기전을 가진 성분과의 병용에 주의
부작용	적정량 사용의 허용성이 높음. 미국에서 GRAS(generally recognized as safe)로 분류되어 있다. 단, 아드레날린 유사 작용 및 혈관 수축 작용 등으로 인한 기저질환 악화를 유발할 수 있다. 고혈압이나 빈맥성 부정맥, 두통(편두통), 녹내장 등의 기저질환에는 주의해야 하며, 감량을 목적으로 한 과다 및 장기 투여에도 주의한다.
상호작용	비터오렌지가 가진 작용으로 미루어 볼 때 다음과 같은 의약품에 대해서는 이론적으로 상호작용이 있을 수 있다. - 시토크롬 P450 (CYP3A4) 및 P당 단백질에 관련된 제제 - 아드레날린 작용제 - 고혈압 치료제 - 모노아민옥시다제(MAO) 억제제 위의 의약품들과 병용에는 신중을 기하거나 삼간다.

비파 Loquat, Japanese medlar

학명: Eriobotrya japonica

비파의 말린잎, 씨앗, 열매는 한방과 중국 전통의학에서 약재로 이용되어 왔다. 비파의 생약명은 말린잎이 비파엽, 씨앗이 비파인이다.

유효성분으로 비파의 씨앗과 잎에 청산배당체의 일종인 아미그달린(amygdalin)이 존재한다. 생약으로서의 비파(비파엽, 비파인)는 아미그달린이 약효성분 중 하나이며, 경구섭취를 통해 거담 작용과 진해 작용 등을 나타낸다. 단, 아미그달린을 과잉섭취하면 건강이상을 초래한다.

비파 잎에는 우르솔산(ursolic acid), 올레아놀산(oleanolic acid), 마스리닌산(maslinic acid), tormentic acid, hyptadienic acid과 같은 트리테르펜류의 생성이 보고되었다. 이들은 올레아난(oleanane)형, 우르산(ursane)형, 루판(lupane)형으로 항염증 작용과 항종양 작용을 나타낸다. 비파 잎에는 트리트레펜류의 일종인 코로솔산(corosolic acid)이 존재하여 지방세포 분화에 영향을 미친다.

비파 꽃에는 올레아놀산, 트리테르페노이드의 우르솔산, 아미그달린이 분리되어 있으며, 비파 열매에서는 폴리페놀류가 확인되었다. 기초연구에서 비파 잎 또는 씨앗에 의한 여러 작용들이 보고되었다. 비파의 말린잎에 대한 기초연구에서 당뇨병 흰쥐 실험으로 고혈당 개선 작용이 나타났으며, 호흡기 질환 흰쥐 실험에서 비파의 말린잎에서 유래하는 트리테르펜류에 의한 염증성 사이토카인류 감소(항염증) 작용, in vitro에서 항암 작용, 항산화 작용이 나타났다. 비파 씨앗 추출물에 대한 기초연구에서 아드리아마이신으로 유도된

신장 장애 흰쥐 실험에서 산화장애 억제 작용이, 간 장애 흰쥐 실험에서 간 기능 개선 작용, 항산화 작용이 입증되었다.

비파의 열매는 풍부한 식경험이 있는 식용 성분으로 일반적으로 안전성이 높을 것으로 판단되며, 비파의 씨앗이나 잎은 전통의학에 사용되어 온 생약 성분으로 적정량 사용의 허용성이 높을 것으로 추정된다.

효과   항산화/거담 및 기침/당뇨병 개선/항염증

빌베리 billberry, blueberry
학명: Vaccinium myrtillus

빌베리는 정금나무속 진달래과 식물로 열매에 안토시아닌(anthocyanin)류가 풍부하게 함유되어 있다. 안토시아닌은 식물의 꽃과 과피 등에 함유된 색소이며, 파이토케미컬의 일종이다. 안토시아닌은 안토시아니딘(anthocyanidin)의 배당체이다.

빌베리 열매 유래의 표준화된 추출물이 눈의 건강 유지, 미세순환 개선, 혈관질환 등에 사용된다. 임상연구는 당뇨병성 망막증, 당뇨병성 신장 장애, 만성정맥기능부전증, 백내장, 야간시력 개선과 같은 질환과 병태에 진행되었다.

안토시아닌을 25~36% 함유한 빌베리 VMA(Vaccinium myrtillus anthocyanoside)가 표준화된 유효성분으로 건강기능식품에 이용된다.

또한, 블루베리는 정금나무속 진달래과 베리류의 총칭으로 식용으로 사용되는 종(Vaccinium angustifolium, V. corym-bosum, V. pallidum, V. virgatum)을 가리킨다. 한편, 건강기능식품으로 이용되는 것은 야생종인 Vaccinium myrtillus(빌베리)이다. '블루베리'라고 표기된 건강기능식품의 원료 및 유효성분도 일반적으로 '빌베리'에서 유래한다.

효과	고혈압성 망막증/당뇨병성 망막증/눈의 피로/만성정맥기능부전증
효능: 양호	안전성: 우수
주요성분	빌베리 열매 추출물에 존재하는 성분으로 안토시아닌류(anthocyanins), 플라보노이드류(flavonoids), 하이드로퀴논(hydroquinone), 올레아놀산(oleanolic acid), 네오미르틸린(neomyrtillin), 탄닌류(tannins), 트리테르페노이드류의 우르솔산(ursolic acid) 등이 있다.
작용	- 항산화 작용/항궤양 작용/위 점막 보호 작용/항염증 작용/항부종 작용/미세혈관 손상 개선 작용/당뇨병 개선 작용/고혈압 개선 작용/지질대사 개선 작용/항암 작용 - 고혈압성 망막증/당뇨병성 망막증/눈의 피로/만성정맥기능

	부전증
용법용량	일일 80~480mg(2~3회 분할)의 표준화된 추출물(안토시아닌 함량 25% 또는 36%)을 4~8주간 투여. 일반적인 권장량은 일일 160mg (2회 분할).
주의사항	동일한 작용기전을 가진 성분과의 병용에 주의
부작용	적정량 사용의 허용성이 높음. 빌베리는 미국에서 GRAS (generally recognized as safe)로 분류되어 있다.
상호작용	현재로서 의약품과의 상호작용으로 인한 유해사항이 보고된 바 없음

뽕나무 white mulberry, black mulberry
학명: Morus alba

뽕나무(Morus alba, Morus nigra 등 Morus species)는 잎, 열매, 뿌리껍질이 약용으로 사용된다. 뽕나무 잎에 존재하는 1-디옥시노지리마이신(1-deoxynojirimycin)은 α-글루코시다아제 억제 작용이 있다. 이 때문에 뽕나무 잎을 성분으로 한 건강기능식품이 당뇨병에 이용된다. 또한 전통의학에서도 뽕나무 잎은 당뇨병에 사용되어 왔다.

지금까지 기초연구나 예비 임상시험에서 당질, 탄수화물의 흡수 지연에 의한 항당뇨병 작용이 시사되었다.

현재로서 특별히 문제가 될 만한 유해사항이 알려진 바 없다. 뽕나무(M. nigra) 열매에는 비타민C, 루틴(rutin), 펙틴(pectin), 안토시아닌이 포함되어 있다. 펙틴은 완하작용을 하고 뽕나무 열매는 항산화 작용을 나타낸다. 뽕나무(M. nigra) 뿌리 껍질에는 렉틴류나 플라보노이드류가 함유되어 있다. 현재로서 의약품과의 상호작용으로 인한 유해사항이 보고된 바 없다.

효과	당뇨병(뽕나무 잎 추출물)
효능: 보통　안전성: 우수	

ㅅ 사과식초 ~ 식초

사과식초 apple vinegar, apple cider vinegar

사과식초는 양조식초의 일종으로 과일식초로 분류된다. 기존에는 조미료로써 사용되어 왔지만, 최근 건강에 대한 관심이 높아지면서 희석해서 마시는 등 다양한 타입의 제품이 판매되기 시작했다.

사과식초에는 기능성 성분으로 아세트산이 존재한다. 그 외 유효성분으로 각종 유기산, 아미노산, 폴리페놀(클로로겐산)이 함유되어 있다. 식초에 함유된 아세트산을 이용한 인체 임상시험에서 항비만 작용과 고혈압 개선 작용이 보고되었다.

풍부한 식경험을 가진 식용 성분으로 적정량 사용의 허용성이 높다.

효과	피로회복/고혈압 개선/체중증가 억제 및 체중 감소

산자나무 sea buckthorn
학명: Hippophae rhamnoides

산자나무는 러시아와 중국에서 자생하는 보리수나무과 식물로 씨앗,

열매, 잎이 약용 및 식용으로 사용되어 왔다. 중국명은 싸지(沙棘), 러시아명은 오블리피카(oblepikha)이다. 산자나무 열매에는 카로티노이도류(α-카로틴과 β-카로틴), 플라보노이드류, 토코페롤류, 비타민 C등이 함유되어 있어 항산화 작용을 나타낸다. 주석산, 사과산, 아세트산과 같은 유기산도 존재한다. 산자나무 씨앗에는 α-리놀레산, 리놀레산, 올레산과 같은 불포화지방산이 풍부하게 함유되어 있다. 산자나무 씨앗 오일을 아토피 피부염 환자에게 경구 투여한 임상시험에서 피부 생검을 통해 지질대사 개선 작용이 나타났다. 그외에도 산자나무 잎 추출물에 의한 단백질 비효소적 당화 억제 활성도 보고되었다.

전통적으로 사용되어 왔으며 적정량 사용의 허용성이 높을 것으로 추정된다. 현재로서 의약품과의 상호작용으로 인한 유해반응은 보고된 바 없다.

효과	항산화/항알레르기
효능: 보통	안전성: 양호

삼칠삼

학명: Panax notoginseng, Panax pseudoginseng

삼칠삼은 고려인삼과 같은 두릅나무과 인삼속에 속하는 생약으로 중국 운남성과 광서성 등에서 재배된다. 중국의학에서 예로부터 귀하게 여겨져 온 한약재 성분이다. 고려 인삼과는 유효성분의 종류와 함량에 차이가 있다.

삼칠삼의 유효성분으로 사포닌 배당체로 분류되는 진세노사이드가 있다. 진세노사이드류는 Rb1, Rg1, Rd, Re 등이 알려져 있으며, 이러한 진세노사이드 함유량이 고려 인삼보다 많은 것으로 알려져 있다. 삼칠삼의 진세노사이드 각각의 성분이 상반되는 작용을 하는 경우가 있는데 음양을 근거로 설명이 이루어지고 있다. 예를 들어 Rg1은 혈관 신생 작용을 하며, Rb1은 그 반대의 작용을 한다. 기초연구에서 심장의 영양 혈관인 관상동맥의 확장 작용과 혈관 저항의 저하 작용이 확인되어 심장병과 고혈압에 대한 효과가 기대된다. 또한, 부정맥에도 효과가 있다고 한다. 그 외 항염증 작용과 간 손상 억제 작용, 인지기능 개선 작용, 적혈구 변성능 개선 작용, 심근 허혈과 재환류에 동반하여 생기는 산화적 스트레스 감소 작용 등의 효과도 보고되었다.

예비 임상연구에서 망막 출혈과 부종과 같은 순환 장애에 따른 소견 개선, 신장의 미세 순환 개선 및 소변으로 배출되는 알부민 양의 감소 효과, 간 세포 재생 촉진 작용과 간 순환 개선 작용, 피로권태감과 식욕부진 증상 개선 작용, 지구력 운동 시 운동내용능 향상 작용이 인정되었다. 그 외 항암 작용, 항진균 작용, 항산화 작용, 정자의 운동능 개선 작용 등도 보고되었다.

전통의학에서 사용되어 온 생약 성분으로 적정량 사용의 허용성이 높다. 단, 임신중 및 수유 중에는 섭취를 피한다. 또한, 구갈감 및 심계항진, 발진, 메스꺼움과 구토, 불면증 등이 나타날 수 있으며 알레르기 및 과민증, 소화기 증상, 피부증상을 유발할 수 있다. 현재로서 의약품과의 상호작용으로 인한 유해사항이 보고된 바 없다.

효과	아답토젠/운동내용능 향상/고혈압 및 심질환에 대한 개선/간보호/부정수소 개선/항암/항염증/항산화
효능: 양호 안전성: 우수	

상어 간유 shark liver oil

상어 간유는 심해 상어의 간에 함유된 유지를 추출한 성분으로 스쿠알렌(squalene)과 알킬글리세롤(alkylglycerol)등이 함유되어 있다. 심해 상어의 간은 체중의 25%를 차지한다고 한다. 상어 간유는 보통 deep sea shark(Centro phorus squamosus), dogfish(Squalus acanthias), basking shark(Cetorhinus maximus) 등의 심해 상어의 간에서 추출된다. 유효성분은 트리테르펜류 스쿠알렌, 알킬글리세롤, 비타민 A와 D, 각종 지방산 등이다. 지금까지 50종류 이상의 지방산이 확인되었다.

기초연구에서 스쿠알렌에 의한 항산화 작용과 간 기능 보호 작용 등이 보고되었다. 알킬글리세롤류에 대해서도 면역 활성 작용과 같은 기능성이 알려졌다. 스칸디나비아 지역에서는 상어 간유를 40년 이상 피부 질환과 각종 암 및 악성 종양 등에 사용했다고 한다. 만성 간염에 효과가 있다는 임상 사례도 보고되었다. 기초연구에서 심해 상어 간유 성분이 신장암과 방광암 등의 혈관 신생의 저해를 나타냈다. 또한 간유 유래의 지방산 메틸 에스테르가 항암 작용을 나타낸다는 연구도 있다. 그외 B형 및 C형의 만성 간염 환자에게 심해 상어 간유를 투여한 결과, 자각증상 및 간 기능 지표에서 개선 효과를 보였다는 보고도 있다.

사람의 피지 속에도 스쿠알렌이 존재하기 때문에 화장품에 유사한 성분이 사용된다. 단, 상어 간유의 스쿠알렌은 산화되기 쉬우므로 화장품의 유지 성분으로 배합하는 경우에는 수소를 첨가하여 화학적으로 안정화시킨다. 이것을 스쿠알란(squalane)이라 하며 유액이나 크림의 원료가 된다. 산화되기 쉬운 스쿠알렌이 비해 스쿠알란은 피부 위에서도 안정된 상태를 유지하여 안전성이 높은 성분으로 사용된다. 한편, 건강기능식품에는 스쿠알렌이 주성분인 상어 간유가 사용되며 산화를 방지하기 위해 캡슐로 제조되고 있다.

일반적으로 적정량 사용의 허용성이 높다. 기능성 식품 소재로써의 효능과 효과에 대해 기초연구와 임상연구가 충분하지 않아 연구가 더 필요하다.

효과	면역 활성/암 치료의 보완 요법/간 보호/항산화
효능: 보통 안전성: 우수	

상어연골 shark cartilage

상어연골에는 혈관신생 억제 작용이 있어 항암 작용을 나타낸다. 기초연구에서 항암 작용이 보고되었으나 예비 임상연구에서는 뚜렷한 효과가 인정되지 않아 임상적 의의에 대한 논의가 계속되고 있다. 보통 귀상어(Sphyrna zygaena)나 곱상어(squalus acanthias), 청새리상어(Prionace glauca), 홍살귀상어(Sphyrna lewini) 등의 상어연골이 건강기능식품으로 사용된다. 상어연골은 40%정도가 단백질(콜라겐 등), 5~20%가 글리코사미노글리칸(콘드로이틴 등), 칼슘염, 그 외로 구성되어 있다.

상어연골의 항암 작용 메커니즘으로 혈관신생 억제에 의한 종양세포로의 영양혈관 형성 저해와 종양세포가 정상조직에 침입할 때 활성화되는 효소(금속단백질가수분해효소)의 작용 억제 등이 있다. 또한, 세포 접착을 억제하는 작용도 보고되었다.

유효성분으로 당단백질의 일종인 sphyrnastatins 1 및 sphyrnastatins 2가 시사되었다.

기초연구에서는 상어연골의 항암 작용을 뒷받침하는 수많은 보고가 있다. 지금까지 각종 암 및 악성종양 환자를 대상으로 상어연골을 투여한 임상연구가 보고되고 있다. 신세포암 환자에게 상어연골 제품을 두 가지 용량으로 투여한 임상시험에서 고용량(240mL/일) 투여그룹(n=14)이 저용량(60mL/일) 투여그룹(n=8)보다 평균 생존 기간이 더 길었다(16.3개월 vs. 7.1개월; p=0.01). 한편, 상어연골 효과를 나타내지 않은 임상연구도 있다. 악성종양 이외의 질환으로 카포시육종에 대한 투여 사례가 있다. 또한, 심상성건선에 대한 투여에는 유의미한 효과를 나타냈다. 암에 대한 상어연골의 적정량 사용에 관해서는 임상연구가 더 필요하며, 다양한 상어연골 제품이 출시되었지만 품질의 차이가 있으므로 주의가 필요하다.

임상연구에서 비교적 높은 허용성을 나타냈다. 부작용으로 미각변화가 비교적 높은 빈도로 나타났다. 그 외 메스꺼움, 구토, 설사와 같은 소화기 증상을 유발한다. 또한 일과성의 간 손상을 나타낸 증례가 알려져있다. 기능성 식품 소재로써의 효능과 효과에 대해 임상연구가 충분하지 않아 앞으로 연구가 더 필요하다.

상황버섯

학명: Phellinus linteus, Sanghuangporus sanghuang

상황버섯은 야생 뽕나무 고목에서 기생하는 소나무비늘버섯과 버섯이다. 혹 모양에서 성장하면 부채꼴 모양으로 변하며 말굽버섯과 외형이 비슷하다.

야생 상황버섯은 희귀해 균사체 채취에 어려움을 겪었으나, 최근 재배와 배양 기술이 확립되어 건강기능식품으로 이용할 수 있게 되었다. 상황버섯에서 항종양 효과가 높은 2가지의 균주가 검출되어 각각 'PL2', 'PL5'라 명명되었다. PL은 상황버섯의 학명 앞 글자에서 유래한다.

기초연구에서 암세포 증식 억제 효과, 암세포 전이 억제 작용, 항암제와의 병용에 의한 상승효과, 항암제 부작용 경감 효과 등이 시사되었다. 또한, 면역 활성화 작용으로는 NK세포와 대식세포의 활성화, T림프구와 B림프구의 반응성 증강도 시사되었다. 나아가 아포토시스 유도 작용, 사이토카인 생성 작용, 간보호 작용 등이 시사되었다. 그외 인간의 상황버섯에 의한 전립선암 세포 증식 억제 효과, 췌장암에 대한 항종양 효과, 상황버섯과 차가버섯에 의한 항종양 효과와 방사선 방어 효과, 흰쥐 실험에서 패혈증 쇼크 완화 효과와 대식세포 림프구의 활성화 등이 보고되었다.

효과	항암/면역 활성/생활습관병 예방 및 개선
효능: 보통	안전성: 우수
주요성분	다당류
작용	암세포 증식 억제/암세포 전이 억제/항암제와 병용 시 상승효과/항암제 부작용 감소 효과 등
용법용량	확립되지 않음
주의사항	동일한 작용기전을 가진 성분과의 병용에 주의
부작용	적정량 사용의 허용성이 높음
상호작용	현재로서 의약품과의 상호작용으로 인한 유해사항이 보고된 바 없으나, 상황버섯이 가진 작용으로 미루어 볼 때 다음과 같은 의약품에 대해서는 이론적으로 상호작용이 있을 수 있다. - 시토크롬 P450 분자종 가운데 CYP1A1, 1A2, 2B1, 2E1에 관련된 제제 - 암치료(화학 및 방사선 요법) 위의 의약품과의 병용에는 신중을 기하며 의사의 지시 하에 관련 지표를 모니터한다.

—

샹추(중국 흑초) Chinese black rice vinegar

샹추는 중국 남부 지방의 전통적인 쌀 흑초의 일종이다. 일반적으로 원료로 주로 찹쌀이 사용된다(쌀 이외 곡물도 원재료로 사용된다). 원래는 요리에 쓰이는 조미 식초지만 최근 건강에 대한 높은 관심도로 마시기 쉽게 희석하여 만든 음료(청량음료 등) 및 유효성분을 농축한 캡슐형 건강식품 등 다양한 형태의 샹추 제품이 판매되고 있다. 샹추에는 기능성 성분으로 구연산 등의 유기산, 각종 아미노산, 아세트산이 존재한다. 기능성 식품 소재로 피로 회복 등을 소구로 내세우고 있다.

—

서양민들레 dandelion
학명: Taraxacum officinale

서양민들레는 북반구에 널리 분포하고 있으며, 각지의 전통의학에서 약용식물로 이용되어 왔다. 현재는 건강기능식품의 소재로 이뇨 작용과 이담 작용, 부인과 질환에 대한 효과를 소구로 내세우고 있다. 서양민들레의 약용 부위는 잎과 뿌리이다.

서양민들레 잎에는 유효성분으로 각종 세스퀴테르펜류, 트리테르펜류, 루테인 등의 카로티노이드류, 아피제닌과 루테올린 등의 플라보노이드류, 카페익산 및 클로로겐산, 식물성스테롤류가 함유되어 있다. 기초연구에서 잎 추출물에 의한 이뇨 작용과 이담 작용이 보고되었다. 독일 커미션 E(약용식물평가위원회)는 민들레 잎 적응증(indication)으로 식욕부진, 상복부 불쾌감, 복부팽만감을 꼽고 있다.

서양민들레 뿌리에는 세스퀴테르펜류, 트리테르펜류, 쓴맛 성분인 lactucopicrin(taraxcin), 플라보노이드류, 식물성스테롤 등이 함유되어 있으며, 독일 커미션 E에서 적응증으로 이뇨 작용과 이담작용, 상복부 불쾌감을 꼽았다. 예비 임상연구에서 서양민들레 뿌리와 우바우르시(uva ursi, 학명 Arctostaphylos uva-ursi) 잎을 병용하여 여성의 요로감염증 재발 예방에 대한 효과를 입증하였다. 폐경 전 여성을 대상으로 한 예비 연구에서 서양민들레 함유의 허브 복합제가 성호르몬계에 영향을 미치는 것으로 나타났다.

전통의학에 사용되어 온 성분으로 적정량 사용의 허용성이 높으며, 미국GRAS(generally recognized as safe)로 분류되어 있다. 다만, 이담 작용이 있으므로 급성 및 활동성 담낭 질환자에게는 투여를 삼가야한다.

현재로서 의약품과의 상호작용으로 인한 유해반응이 보고된 바 없다. 단, 서양민들레와 동일한 작용기전이나 효능 및 효과를 가진 성분과 병용으로 인한 상가작용 및 상승작용에 주의해야 한다. 또한 서양민들레 혹은 국화과 식물에 대한 알레르기와 과민증을 유발할 수 있다.

효과	이뇨/이담/상복부 불쾌감 개선/성 호르몬계/
효능: 보통	안전성: 우수

석류 Pomegranate
학명: Punica granatum

석류는 서아시아 원산의 낙엽교목과로 열매가 식용으로, 껍질과 뿌리껍질이 석류피와 석류근피라는 생약으로 사용되어 왔다. 석류 과즙에는 항산화 작용을 나타내는 플라보노이드류, 탄닌류, 엘라그산(ellagic acid) 등이 존재한다. 과즙, 과피 및 지질에는 약간의 에스트로겐 작용이 있어 갱년기 장애 등 부인과 질환에 대한 응용이 주목되고 있다. 한편, 석류 제품에서 여성 호르몬과 같은 유사 물질이 검출되지 않았다는 보고도 있어 향후 제품의 표준화와 규격화에 대한 검토가 필요한 부분이다. 석류 종자에 존재하는 파이토케미컬로

우르솔산, β시토스테롤이 보고되었다. 노나코센, 몰식자산, 에스트로겐류도 검출되었다. 과즙, 과피, 종자 지질 성분에 의한 항암 작용(종양세포증식, 세포주기, 혈관신생 등의 대한 억제 작용) 및 항염증 작용이 시사되었다.

석류 과즙을 이용한 예비 임상연구에서 전립선암 예방 작용과 동맥경화성 질환 개선 작용, 고혈압 개선 작용 등이 시사되었다.

효과	항산화/동맥경화 억제/고혈압 개선
효능: 양호	안전성: 우수
주요성분	- 플라보노이드류, 탄닌류, 엘라그산, 몰식자산(gallic acid) - Ellagitannin의 일종인 푸니칼라진(punicalagin) - 루테올린(luteolin), 퀘르세틴(quercetin), 캄프페롤(kaempferol) - 우르솔산(ursolic acid), β시토스테롤(beta-sitosterol) - 노나코센(nonacosene)
작용	- 항산화 작용/항염증 작용/항암 작용/내재성 에스트로겐 생성 억제 작용/아로마타제 활성 억제 작용/ACE 활성 억제 작용 - 전립선암 억제 작용/동맥경화성 질환 개선 작용/고혈압 개선 작용
용법용량	석류 과즙: 8온스(240mL)/일 (몰식자산 570mg의 상당량). 50mL/일 (폴리페놀 1.5mmol의 상당량). 폴리페놀 2.66g/일. 최근 석류의 엘라그산이 함유된 건강기능식품이 출시되었다.
주의사항	동일한 작용기전을 가진 성분과의 병용에 주의
부작용	적정량 사용의 허용성이 높음. 알레르기 및 과민증에 주의
상호작용	현재로서 의약품과의 상호작용으로 인한 유해반응이 보고된 바 없다. 또한 석류 과즙에 의한 CYP2C9 활성 억제 작용이

인정된 기초연구 보고가 있다. 한편, 석류 과즙에 의한 CYP3A 활성에 미치는 영향을 검증한 기초연구 및 인체 임상시험에서 유의미한 작용이 인정되지 않았다.

세라미드 ceramide

세라미드는 표피의 각질층에서 각질 세포간 지질을 구성하는 주요 성분으로 스핑고지질(sphingolipid)의 일종이다. 피부 장벽 기능 유지에 관여하며 보습 작용과 수분 증발 억제 작용을 한다. 세라미드는 피부 보습성 유지를 목적으로 화장품 성분에 사용된다. 세라미드는 장쇄 아미노알코올과 지방산이 산아미드 결합한 지질이다. 사람의 피부에는 6가지의 서로 다른 분자종의 세라미드가 검출되는데, 노화에 따라 각질 세포간 지질량이 유의하게 감소하고 특히 주 성분인 세라미드의 함유량이 두드러지게 감소한다.

세라미드는 피부 건조와 트러블을 개선하고 피부 기능 유지에 관여하는 점에서 미용 효과와 피부의 안티에이징 효과를 소구로 내세워 건강식품에 이용되고 있다. 세라미드는 피부 장벽 기능 유지에 관여하는 주요 지질이며 피부질환 예방 기능도 상정된다. 그러나 피부질환 발병에는 많은 교란요인이 있어, 세라미드와 피부질환의 직접적인 관련성을 입증하는 것은 어렵다. 그럼에도 아토피성 피부염등 피부 장벽 기능저하를 보이는 피부질환에는 전체적으로 세라미드 양이 감소되고 있다. 세라미드 투여에 따라 피부 상태가 개선된다.

기초연구에서 인체 피부 섬유아세포 활성 작용과 마스트 세포의 탈과립 억제 작용, 멜라닌 생성 억제 작용, 보습 작용등이 보고되었다. 또한 아토피성 피부염의 증상 개선 작용이 소양증 흰쥐 실험에서 효과를 나타냈다. 그 외 대장암 억제 작용을 시사하는 연구도 있다. 스핑고지질의 채내 동태를 검토한 기초연구에서 스핑고미엘린이 소장에서 스핑고미엘린분해효소에 의해 소화되는 것이 밝혀졌다. 세라미드에 의한 피부 증상 개선 작용을 나타내는 예비 임상연구가 보고되고 있다. 건강기능식품으로서의 용량은 1회 제공량 30mg 또는 일일 60mg이다. 일반적인 식재료에서 검출되는 성분으로 허용성이 높을것으로 추정된다.

효과	피부 장벽 기능 유지/피부 미용/피부 손상 개선/피부 보습

세사민 sesamin

세사민(sesamin)은 참깨 리그난의 일종으로 참깨(학명 Sesamum indicum) 종자에 풍부하게 존재한다. 항산화 작용, 혈압 강압 작용, 콜레스테롤 저하 작용, 면역 활성 작용과 같은 다양한 작용이 보고되었다.

기초연구에서 고혈압 개선, 지질대사 개선, 항산화 작용, 항염증 작용, 항암 작용등을 나타냈다. 또한 α-리놀렌산에서 DHA로 전환 촉진 작용, 간에서 알코올 대사에 관여하는 효소 발현에 미치는 영향과 같은 작용도 알려져 있다.

예비 인체 임상연구에서 세사민에 의한 콜레스테롤 합성 저해 및 흡수 억제를 통한 콜레스테롤 저하 작용, 세사민이 enterolactone로 대사되는 것이 보고되었다. 구체적인 임상으로 고콜레스테롤 혈증 환자에게 세사민을 일일 32.4mg 4주, 이어 64.8mg을 4주, 총 8주를 투여한 결과, 총콜레스테롤 및 LDL 콜레스테롤이 대조그룹에 비해 유의하게 저하된 것을 알 수 있었다. 또한 세사민 100mg을 7일간 투여한 연구에서 알코올 대사 촉진 작용을 시사하는 연구가 보고되었다.

일반적인 식재료에서 유래하는 성분으로 적정량 사용의 허용성이 높다.

효과	항산화/항염증/고혈압 개선/지질대사 개선/알코올 대사 촉진
효능: 보통 　 안전성: 우수	

세인트존스워트 St. John's wort
학명: Hypericum perforatum

세인트존스워트(서양고추나물, 이하 SJW)은 유럽 원산지로 물레나무과에 속하는 다년초이다. 수많은 임상시험을 통해 경증과 중등증(경증과 중증의 중간) 우울증 치료에 대한 효과 검증과 여러 메타분석을 통한 효능과 안전성이 입증되었다. 중증 우울증에 대한 SJW의 효과에 대해서는 논란이 있다.

SJW 추출물은 하이퍼리신(hypericin)을 0.3%로 표준화한 제품이 많다. 이 경우 SJW를 일일 900mg(3회 분할)를 투여한다. 또한 하이퍼포린(hyperforin)을 2~5%로 조정한 SJW 추출물을 일일 900mg(3회 분할) 투여한 용법도 있다.

SJW 안전성은 많은 임상연구를 통해 검증되었으며, 적정량 사용의 허용성이 높다. 다만, SJW 약물 대사 효소인 시토크롬 P450과 P당단백질 유도 작용으로 인한 다양한 의약품과의 상호작용이 보고되었으므로 병용에 주의가 필요하다. 첨부 문서에 「SJW가 함유된 식품을 섭취하지 않도록 주의 바람」이라고 기재된 의약품이 여러 있다

효과	우울증(경증~중등증)
효능: 우수	안전성: 양호
주요성분	하이퍼리신(hypericin), 하이퍼포린(hyperforin), 아드히퍼포린(adhyperforin), 슈도히페리신(pseudohypericin), 멜라토닌, 각종 플라보노이드류, 테르펜류
작용	- 세르토닌 재흡수 억제 작용/MAO 활성 억제 작용 - 항우울 작용/불안장애 개선 작용/강박장애(강박신경증) 개선 작용/계절성 우울증(계절성 정동 장애) 개선 작용/신체표현성 장애 개선 작용/생리전증후군 개선 작용/갱년기장애 개선 작용
용법용량	- 일일 900mg(3회 분할) 하이퍼리신 0.3% 또는 하이퍼포린을 2~5%로 조정한 SJW 추출물 이용 - 임상연구에서는 300mg~1,800mg 사이로 투여
주의사항	동일한 작용기전을 가진 성분과의 병용에 주의
부작용	표준화된 제품을 일반적인 섭취 기준량에 따라 단독으로 섭취한다면 SJW의 안전성은 높다. 임상연구에서 밝혀진 부작용의 대부분은 소화기계 증상, 피부 장애, 피로감, 불안, 두통, 현기증, 구갈감이다.
상호작용	다음과 같은 의약품에 대해서는 상호작용이 예상된다. - 시토크롬 P450 분자종 가운데 CYP1A2, 2C9, 2D6, 2E1, 3A4에 관련된 제제 - 알프라졸람(alprazolam) - 덱스트로메토르판(dextromethorphan)

- 와파린(warfarin)
- 클로피도그렐(clopidogrel)
- 펜프로쿠몬(phenprocoumon)
- 사이클로스포린(cyclosporin)
- 타크로리무스(tacrolimus)
- 단백질 가수분해효소 억제제(protease inhibitors)
- 비핵산계 역전사효소 억제제
- 경구피임약
- 이리노테칸(irinotecan)
- 이매티닙(imatinib)
- 선택적 세로토닌 재흡수 억제제(selective serotonin reuptake inhibitor; SSRI)
- 페티딘(meperidine)
- 모노아민옥시다제(MAO) 억제제
- 네파조돈(nefazodone)
- 삼환계 항우울제
- 스타틴계 고지혈증 치료제
- 마취제
- 바르비투르산 유도체
- 페니토인(phenytoin)
- 펜타조신(pentazocine)
- 5HT1 수용체 효능제(트립탄)
- 트라마돌(tramadol)
- 광감수성 의약품
- 아미트리프틸린(amitriptyline; AMP)
- 카르바마제핀(carbamazepine)
- 디곡신(digoxin)

- 항종양제
- 염산 로페라미드 (loperamide)
- 미다졸람(midazolam)
- 니페디핀(nifedipine)
- 테오필린(theophylline)
- 갑상선 자극 호르몬
- 펜플루라민(fenfluramine)
- 펙소페나딘(fexofenadine)

원칙적으로 위의 위약품과는 병용을 금하고 있으므로 병용을 삼간다.

셀레늄 selenium
화학명: Se

셀레늄은 필수미량원소 중 하나로 체내에서 항산화 효소의 일종인 글루타티온 페록시다아제 작용에 관여한다. 셀레늄은 비타민 C, 비타민 E와 유사한 항산화 작용을 하기 때문에 생활습관병 예방 효과가 기대된다. 역학조사에서 셀레늄에 의한 암 예방 작용이 밝혀졌다. 적절한 식단을 통해 섭취하는 경우 결핍되는 일은 거의 없다. 셀레늄을 식품으로 섭취하는 경우, 어패류나 곡물류 등 다양한 식재료에서 섭취할수 있도록 균형 잡힌 식생활에 신경써야 하며, 건강기능식품으로 섭취하는 경우에는 과잉 섭취에 주의해야 한다. 일일 권장 섭취량(RDA)은 성인 30~49세를 기준으로 남성 35㎍, 여성 25㎍, 상한량은 남성 450㎍, 여성 350㎍이다. 또한, 일반 식이를 통한 일시적 상한량 초과는 건강 손상을 초래하지 않는다. 미국 임상시험에서 셀레늄을 일일 200㎍, 비타민 E를 일일 400IU 투여한 사례가 있다.

효과	항산화/동맥경화 억제/항암

소엽 Perilla, Perilla Herb

학명: Perilla frutescens var. crispa (=P. crispa), Perilla frutescens Britton var. acuta Kudo, Perilla frutescens Britton var. crispa Decaisne

소엽(차조기)은 꿀풀과(Labiatae)에 속하는 한해살이풀로 식용 및 약용으로 널리 사용되어 왔다.

현재는 기능성 식품의 소재로도 이용되며 소엽 추출물, 소엽 잎 추출물, 소엽 종자 기름, 소엽 기름과 같은 성분이 건강기능식품으로 판매되고 있다.

생약의 '소엽(蘇葉)' 또는 '자소엽(紫蘇葉)'은 Perilla frutescens Britton var. acuta Kudo 또는 Perilla frutescens Britton var. crispa Decaisne가 기원식물로 잎과 가지끝이 사용된다. 또한,

생약에 사용되는 자소엽은 소엽의 종자로 적소엽, 청소엽, 주름소엽 등과 같이 많은 품종이 있으며 학명과 완전히 일치하지는 않다. 소엽 잎의 주요성분은 다음과 같다.

각종 정유 - 페릴알데하이드(perillaldehyde), l-리모넨(l-limonene), α-피넨(α-pinene), β-피넨(β-pinene), 3-octanol, l-octen-3-ol, linalool, caryophyllene, α-farnesene 8-p-menthen-7-ol, l-perillylalcoh-ol

안토시아닌 배당체 - 시소닌(shisonin) 등

플라보노이드류 - 아피제닌(apigenin), 루테올린(luteolin) 등),

카페익산(caffeic acid), 로즈마린산(rosmarinic acid) 등

소엽 잎에 함유된 트리테르펜류가 항염증 작용을 하며, 한방에서 소엽 잎을 진해거담제나 감모(感冒)제 처방으로 배합한다. 그 외 해열 및 해독(항알레르기) 작용도 알려져 있다.

소엽 종자에는 α-리놀렌산이 풍부하게 함유되어 있어 항알레르기 작용 및 항염증 작용을 한다. 소엽 종자의 유효성분으로 루테올린, 아피제닌, 크리소에리올 등의 플라보노이드류, 로즈마린산과 같은 폴리페놀류가 알려져 있다. 항알레르기 작용의 메커니즘으로 α-리놀렌산 외에 소엽 잎과 종자에 함유되어 있는 로즈마린산에 의한 히스타민 유리 억제 작용이 있다. 예비 인체 임상연구에서 계절성

알레르기 비결막염에 대한 효과가 입증되었다. 무작위 배정 이중 맹검 위약대조 시험에서 로즈마린산이 풍부한 소엽 추출물을 일일 200mg 또는 50mg를 2일간 투여한 결과, 알레르기 비결막염의 증상이 유의하게 개선되었다.

일반적으로 적정량 사용의 허용성이 높을 것으로 예상되며, 드물게 알레르기 및 과민증을 일으킬 수 있다.

효과	항알레르기(화분증 및 아토피성 피부염)/항히스타민/항염증/항산화
효능: 양호 안전성: 우수	

소팔메토 saw palmetto
학명: Serenoa repens

소팔메토는 북아메리카 원산지로 종려과 식물이다. 열매가 약용으로 전립선비대증(BPH)에 널리 이용되고 있다. 독일 커미션 E에서는 경증~중등도 BPH(스테이지 I, II)에 대한 효능을 입증했다. 작용 기전으로 5α-환원효소 억제 작용(테스토스테론에서 디하이드로테스토스테론으로 전환억제), 에스트로겐 작용, 항안드로겐 작용, 항염증 작용 등이 보고되었다. 많은 임상시험에서 BPH에 대한 효능을 나타냈으며, 안전성 또한 비교적 높은 것으로 여겨진다.

소팔메토는 BPH에 동반하는 여러 증상을 개선, 즉 요속 및 요량 증가, 잔뇨감 감소, 야간빈뇨 개선 등에 효과를 나타낸다. 이러한 효과는 항안드로겐 작용을 하는 의약품(finasteride 등)과 동등한 효과를 나타내며 부작용이 적다. 예를 들어, 피험자 총 7,210명을 대상으로 한 19건의 임상시험 중 17건 시험에서 소팔메토의 효과가 입증되었다.

효과	전립선 비대증의 예방과 치료
효능: 우수	안전성: 우수
주요성분	플라보노이드류, 탄닌류, 스테로이드사포닌, 휘발성 오일, 각종 지방산류 등.
작용	- 5α-환원효소(5α-reductase) 억제 작용/안드로겐 수용체 억제 작용/인체 α1-아드레날린 수용체 억제 작용/전립선 상피세포 억제 작용/전립선 조직의 DHT 저하 작용/에스트로겐 수용체에 대한 경합 작용/전립선 상피세포의 아포토시스 유도 및 세포증식 억제 작용/항안드로겐 작용 - 전립선 비대증에 동반하는 각종 증상 개선/요속 및 요량 증가/잔뇨감 감소/항에스트로겐 작용/배뇨통 완화/야간빈뇨 개선/항염증 작용/항삼출 작용 등
용법용량	일일 320mg(80~90% liposterolic content)을 투여
주의사항	동일한 작용기전을 가진 성분과의 병용에 주의
부작용	적정량 사용의 허용성이 높음
상호작용	현재로서 의약품과의 상호작용으로 인한 유해사항이 보고된 바 없음. 단, 다음과 같은 의약품에 대해서는 이론적으로 상호

	작용이 있을 수 있다.
	- 시토크롬 P450(CYP2D6, 3A4)에 관련된 제제
	- 항안드로겐 작용제 및 안드로겐 작용제
	- 혈압 강압제 및 승압제
	- 에스트로겐 작용제
	- 항응고제 및 혈소판기능 억제제
	위의 의약품과의 병용에는 신중을 기하며 의사의 지시 하에 관련 지표를 모니터한다.
비고	적응증은 BPH 경도~중증도(스테이지 I, II)이며, BPH 스테이지 III나 전립선암은 적응증이 아니다.

수용성 비타민 water-soluble vitamins

수용성 비타민은 비타민 B복합체와 비타민 C(아스코르브산, L-ascorbic acid)가 있다. 비타민 B복합체는 ①티아민(thiamine, 비타민B_1) ②리보플라빈(riboflavin, 비타민B_2) ③나이아신(niacin, 니코틴산과 니코티산 아미드, 비타민B_3) ④판토텐산(pantothenic acid, 비타민B_5) ⑤피리독신(pyridoxine, 비타민B_6) ⑥비오틴(biotin) ⑦코발라민(cobalamin, 비타민B_{12}) ⑧엽산(folic acid, pteroylmonoglutamic acid)이다. 비타민 B복합체로 분류되는 비타민류는 체내 효소 반응에서 조효소로 기능한다. 비타민 C는 수용성 항산화 물질로 환원 적량의 공급체로 작용한다.

이들 비타민류는 수용성의 성질이 있어 과잉섭취하더라도 소변으로 배출된다. 그렇기 때문에 일반적으로 과잉증 및 중독 발생이 드물다. 한편 체내에 축적되는 양은 한정적이기 때문에 권장 섭취량에 따라 확실하게 음식이나 영양제로 섭취할 필요가 있다. 그러나 비타민 B_{12}는 예외적으로 간에 축적되며 일반적으로 3년정도에 상당하는 저장량이 있다. 또한 과잉섭취해도 위에서 분비되는 내인자가 포화하기 때문에 흡수되지 않는다. 비타민 결핍증 중에 수용성 비타민에 관련된 질병으로 괴혈병(아스코르브산 결핍), 각기병(티아민 결핍), 구순구각염, 설염, 지루성 피부염(모두 리보플라빈 결핍), 펠라그라(나이아신 결핍), 말초신경장애(피리독신 결핍), 악성빈혈(코발라민 또는 엽산 결핍) 등이 알려져 있다.

—

스피루리나 spirulina, blue-green algae
학명: Spirulina species

스피루리나는 식용 해조류의 일종으로 단백질, 비타민류, 철분과 같은 영양소가 풍부하게 함유되어 있다. 특히 단백질이 중량 대비 60~70%를 차지하는데, 비율로 비교해보면 육류나 대두와 같은 양질의 단백질 식품보다 훨씬 많다. 단, 스피루리나를 주식으로 섭취하기는 어렵기 때문에 영양소가 풍부하더라도 공급원으로는 한계가 있다.

단백질을 구성하는 아미노산 중 비교적 많은 것은 가지사슬 아미노산(BCAA)으로 총칭하는 발린, 류신, 이소류신과 라이신, 페닐알라닌이 있다. 스피루리나에 풍부하게 함유되어 있는 철분은 체내에 흡수되어 활용되며, 비타민 B군도 풍부하게 함유되어 있다. 단, 비타민 B_{12}는 체내에 활용되지 않는 불활성형이 주로 존재한다.

기초연구와 소규모 임상시험에서 스피루리나 투여에 의한 당뇨병, 고질혈증(이상지질증), 고혈압 개선, 구강백반증 개선, 항암 작용, 면역 활성 작용, 신장 기능 보호 작용, 항바이러스 작용 등이 시사되었다. 또한 시스플라틴(cisplatin)에 의한 신장 장애 억제 작용과 독소루비신(doxorubicin)에 의한 심독성 억제 작용을 보였다. 해조류의 일종이기 때문에 클로로필(엽록소)이 풍부하게 함유되어 있다. 클로로필에는 항산화 작용이 있어 생활습관병 예방 효과도 기대할 수 있다. 그러나 특정 증상과 질환에 대한 효과에 관해서는 임상시험이 충분하지 않다.

효과	각종 영양소 보충/항산화/생활습관병 예방과 및 개선/면역 활성/구강백반증 개선

효능: 보통	안전성: 우수
주요성분	각종 비타민류, 미네랄류, 아미노산, 클로로필
작용	- 당뇨병, 이상지질혈증, 고혈압 개선 작용/항암 작용/면역 활성 작용/신장 기능 보호 작용/항바이러스 작용 - 면역 활성 작용/구강백반증 개선
용법용량	확립되지 않음
주의사항	동일한 작용기전을 가진 성분과의 병용에 주의
부작용	적정량 사용의 허용성이 높음
상호작용	현재로서 의약품과의 상호작용으로 인한 유해반응이 보고된 바 없음. 단, 스피루리나에 존재하는 클로로필(엽록소)에는 비타민 K가 함유되어 있기 때문에 대량 섭취 시 와파린(warfarin)의 작용이 감소할 수 있다.

시나몬 cinnamon, cinnamon bark, cassia cinnamon, Chinese cinnamon, Ceylon cinnamon
학명: Cinnamomum cassia, Cinnamomum verum

시나몬은 녹나무과의 상록수이며 세계 각지에서 향신료와 의약품으로 사용되어 왔다. 시나몬에는 많은 종류가 있지만 일반적으로 육계나무(Cinnamomum cassia)와 실론계피나무(Cinnamomum verum) 두 가지로 나뉜다. 시나몬은 한방 소재의 한약 성분으로 나무 껍질, 가지, 열매가 사용된다. 중국의학과 한의학에서 계피는 방향성 건위제로 알려져 있고 설사와 복부팽만과 같은 소화기 증상에 사용된다.

최근 시나몬 투여에 의한 당대사 개선 작용이 보고되었으며, 기초연구에서는 STZ당뇨 흰쥐를 이용한 실험에서 혈당 강하 작용이 확인되었다. 임상 연구에서 당뇨병 환자를 대상으로 한 여러 무작위 배정 비교 시험에서 시나몬에 의한 당대사 개선 작용이 시사되었다.

효과	2형 당뇨병
효능: 보통	안전성: 양호
주요성분	계피알데히드(cinnamaldehyde)
작용	- 항산화 작용/항균 작용/항종양 작용/당대사 개선 작용/면역 활성 작용 - 당뇨병의 당대사 및 지질대사 개선 작용
용법용량	임상연구에서 일일 1~6g을 투여
주의사항	동일한 작용기전을 가진 성분과의 병용에 주의
부작용	적정량 사용의 허용성이 높음. 미국 GRAS(generally recognized as safe)로 분류되어 있다. 단, 혈당 조절 개선을 목적으로 비교적 고용량을 장기간 투여하는 경우에는 허용성에 대한 검토가 필요하다. 독일의 한 연구소에서 시나몬이 함유된 건강기능식품 섭취에 대해 시나몬 과다 섭취로 인한 건강 위험성을 부정할 수 없다고 보고하였다. 시나몬을 향신료로 소량 사용하는 것은 문제가 없으나, 그램(g) 단위로 장기간 투여하는 경우의 데이터는 없다고 밝혔다. 시나몬에는 쿠마린이 함유되어 있어 체질에 따라 간 손상을 일으킬 수 있으므로 주의가 필요하다.
상호작용	현재로서 의약품과의 상호작용으로 인한 유해반응이 보고된 바 없음

一

시스테인 cysteine, L-cysteine, Cys

시스테인은 기본 아미노산의 20가지 중 하나를 구성하는 함황 아미노산이다. 시스테인은 피부의 흑색 멜라닌 생성 억제 작용과 간 보호 작용을 한다. 건강기능식품과 일반의약품 성분으로 사용되며 미백, 기미, 주근깨에 미백작용과 해독 촉진에 의한 숙취 예방을 소구로 내세우고 있다.

시스테인은 체내에서 메티오닌(methionine)에서 시스타티오닌(cystathionine)을 거쳐 합성되기 때문에 비필수 아미노산으로 분류된다(메티오닌은 필수 아미노산이다). 시스테인은 시스틴(cystine)의 환원형이다. 시스테인의 흑색 멜라닌을 억제가 미백 작용을 하는데 그 작용 기전은 다음과 같다. 사람의 피부에 존재하는 멜라닌은 흑색 멜라닌(eumelanin, 유멜라닌)과 황색 멜라닌(pheomelanin, 페오멜라닌)으로 크게 두 가지로 나뉜다. 멜라닌 생합성 과정에서 먼저 티로신이 혈중에 공급됨으로써 티로시나아제(tyrosinase)로 산화되어 도파(dopa)가 되고, 이어서 도파퀴논(dopaquinone)으로 전환된다. 이 두 반응을 촉매하는 효소이며 이 대사과정은 멜라닌 생합성에서 율속반응이다. 또한 도파퀴논은 자동산화에 의해 인돌 화합물이 되며 서로 결합하여 흑색 멜라닌(

유멜라닌)을 형성한다. 이 때, 시스테인이 존재하면 도파퀴논이 시스테인과 결합하여 5-S-cysteinyl-dopa(cysdopa)가 되고, 이것이 중합하여 황색 멜라닌(페오멜라닌)이 형성된다. 이처럼 시스테인은 티로신에서 멜라닌 생성 과정에 작용하여 흑색 멜라닌(유멜라닌)의 생성을 억제하고 황색 멜라닌(페오멜라닌)의 생성을 증가시켜 미백작용을 한다.

시스테인은 글루탐산, 글리신과 함께 간의 해독 과정에 작용하는 글루타티온(glutathione)의 생성에 이용된다.

또한, 시스테인은 타우린의 생합성에도 필요하다. 정주용으로 간 질환용제 및 알레르기 용제로 처방된다. 함황 아미노산인 시스테인은 SH기의 공여체로 작용한다. 시스테인의 활성 SH기가 점액 내 단백질의 이황화결합(S-S결합)을 개열함으로써 점액 용해 작용을 한다. 일반적으로 적정량 사용의 허용성이 높다. L-시스테인 함유 의약품의 부작용으로 소화기 증상 및 피부 증상이 알려져있다.

효과	흑색 멜라닌 생성 억제(미백)/간 보호

시스틴 cystine, L-cystine

시스틴은 시스테인의 2분자가 산화되어 결합한 함황 아미노산이다. 생체 내에서 모발과 손톱 등을 구성하는 주요 단백질인 케라틴에 비교적 많이 존재한다. 시스틴은 시스테인(cysteine)의 산화형이다. 생체 내에서 시스틴과 시스테인은 산화환원반응에 의해 상호 전환되므로 양자가 거의 유사한 작용을 나타낸다. 시스테인은 기본 아미노산의 20가지 중 하나를 구성하는 함황 아미노산이다. 시스테인은 피부에서 흑색 멜라닌 생성 억제 작용 및 간 호보 작용을 한다. 시스테인은 체내에서 메티오닌(methionine)에서 시스타티오닌(cystathionine)을 거쳐 합성되기 때문에 비필수 아미노산으로 분류된다(메티오닌은 필수 아미노산이다). 시스틴은 케라틴에 비교적 많이 존재한다. 모발의 주요 구성 단백질인 케라틴은 약 18종의 아미노산으로 이루어져 있으며, 그 중 14~18%가 시스틴이다(인모 케라틴의 경우).

점적정주용으로 각종 질환에 저단백 혈증이 있어 경구 섭취가 불편한 경우와 열성 및 소모성 질환 등 단백질의 소모 및 수요가 현저하게 증대하는 경우에 아미노산 보충제로 처방된다.

시트룰린 citrulline, L-citrulline

L-시트룰린은 수박의 착즙액에서 분리된 아미노산의 일종으로 수박(학명 Citrullus vulgaris)의 라틴어인 시트룰린(citrulline)에서 유래되었다. 생체 내에서 유리 아미노산으로서 존재한다. L-시트룰린의 기능으로 NO(nitric oxide, 일산화질소) 생성 촉진 작용과 항산화 작용이 알려져 있다. 또한 L-시트룰린은 요소의 생합성 회로에 관여하는 아미노산이다.

건강 식품 소재로 L-시트룰린의 NO 생성을 통한 혈관 확장 작용, 동맥경화 억제 작용, 항산화 작용, 항피로 및 자양 작용과 같은 효과를 내세우고 있다. 생체 내에서 시트룰린은 아르기닌, 오르니틴과 함께 요소 대사의 오르니틴 회로에서 중요한 하나이다. 경구로 섭취한 L-시트룰린은 아르기노숙신산을 거쳐 L-아르기닌에 전환되고, 이어 L-시트룰린으로 전환될 때 NO를 생성한다. NO는 세포내 정보 전달 기구에서 작용하는 분자로 혈관 평활근을 이완시켜 혈관 확장 작용을 하며, 신경전달 물질로서의 기능과 면역 활성 작용도 한다. 미국과 유럽에서는 L-시트룰린에 의한 항피로 및 자양 작용을 소구로 내세워 운동선수들을 위한 건강기능식품으로 자리 잡고 있다. 예를 들어 예비 임상연구에서 피로감 감소, 운동 시 ATP 생성 항진, 포스포크레아틴 회복 촉진과 같은 효과가 확인되었다. 또한 수박 과즙이 시트룰린의 공급원으로 혈중 아르기닌 수치를 상승시킨다는 예비 임상연구 결과도 있으며, 시트룰린을 경구 투여하면 혈중 시트룰린 및 아르기닌 수치가 상승하여 수술 후 고혈압의 위험성을 낮춘다는 예비 임상연구도 보고되었다. 그 외, 시트룰린은 피부의 수분 유지에 관여하는 천연 보습 인자 중 하나로도 알려져 있다.

효과	혈관 확장/동맥경화 억제/항산화/항피로 및 자양 작용/혈중 아르기닌 수치 증가/수술 후 고혈압 위험성 예방
효능: 양호	안전성: 우수
주요성분	L-시트룰린
작용	NO(일산화질소) 생성 촉진 작용/항산화 작용/항피로 및 자양 작용
용법용량	L-시트룰린이 일일 800mg정도 함유된 건강기능식품이 일반적이며, 시트룰린과 아르기닌을 함께 배합한 제품도 있다.
주의사항	동일한 작용기전을 가진 성분과의 병용에 주의
부작용	적정량 사용의 허용성이 높음
상호작용	현재로서 의약품, 건강기능식품, 식품과의 상호작용으로 인한 유해반응이 보고된 바 없음

식물성스테롤 phytosterol

식물성스테롤(피토스테롤)은 식물에 함유된 스테롤류의 총칭으로 캄페스테롤과 시토스테롤 등의 스테롤류로 구성된다. 화학 구조상 식물성스테롤은 동물에 함유된 콜레스테롤과 유사하다.

식물성스테롤은 담즙산 미셀이 콜레스테롤과 경합하여 콜레스테롤 감소 작용을 나타낸다. 식물성스테롤류(스타놀/스테롤에스테르) 및 이를 첨가한 식품은 총 콜레스테롤과 LDL 콜레스테롤 감소 작용을 한다. 미국 FDA는 식물성스테롤/식물성 스타놀 에스테르가 함유된 식품을 심질환(CHD: 관상동맥질환)의 위험성을 감소시켜주는 헬스클레임(건강 강조 표시)으로 인가하였다. 지금까지의 연구를 통해 일일 1.3g의 식물성스테롤 에스테르 또는 3.4g의 식물성 스타놀 에스테르 섭취로 혈중 콜레스테롤 수치의 유의한 감소가 확인되었다. 식물성스테롤 투여에 의한 전립선 비대증 개선도 보고되었는데 이는 5α-환원효소 억제 작용에 의한 것이다.

효과	고콜레스테롤 혈증/전립선 비대증
효능: 양호	안전성: 우수
주요성분	β시토스테롤, 캄페스테롤, 스티그마스테롤 등
작용	- 장내 콜레스테롤 흡수 저해(담즙산 미셀이 콜레스테롤과 경합) 작용/5α-환원효소 억제 작용/항암 작용/면역 활성 작용 - 고지혈증(이상지질혈증) 개선 작용/전립선 비대증(BPH)개선 작용
용법용량	- 전립선 비대증(BPH): β시토스테롤을 일일 60mg(3회 분할)

	투여. 식물성스테롤(주성분 β시토스테롤)을 일일 130mg 투여. - 고콜레스테롤 혈증: 식물성스테롤/스타놀 에스테르 일일 3.4g (2~9g) 투여. 혈중 콜레스테롤 감소 효과를 검증한 연구에서 유리형 환산으로 일일 0.8g의 최소 유효섭취량을 확인.
주의사항	동일한 작용기전을 가진 성분과의 병용에 주의
부작용	적정량 사용의 허용성이 높음
상호작용	현재로서 의약품과의 상호작용으로 인한 유해반응이 보고된 바 없음. 단, 식물성스테롤이 가진 작용으로 미루어 볼 때 다음과 같은 의약품에 대해서는 이론적으로 상호작용이 있을 수 있다. - 에제티미브(Ezetimibe): 고지혈증(치료)제 - 스타틴(HMG-CoA 환원효소 억제제)계 고콜레스테롤 치료제: 프라바스타틴(pravastatin) - 고지혈증(치료)제 - 전립선 비대증 치료제 위의 의약품과의 병용에는 신중을 기하며 의사의 지시 하에 관련 지표를 모니터한다.

식초 vinegar, acetate

식초란 양조식초 또는 합성식초를 뜻한다. 각종 곡물식초, 과일식초, 쌀식초, 흑미식초 등이 식초로 분류된다. 본래 식초는 액체 조미료로 사용되는 왔으나, 최근에는 건강을 목적으로 희석된 제품을 소비하는 추세가 증가하고 있다. 식초의 주성분은 아세트산이며 그외 유효성분으로 각종 유기산과 아미노산이 있다. 아세트산의 기능성으로 피로 회복 작용, 소화액 분비 촉진 작용, 당뇨병 및 비만 개선 작용, 혈압 상승 억제 작용, 혈중 알코올 농도 상승 지연 작용 등이 보고되었다. 또한 칼슘 흡수 촉진 작용, 혈당 상승 억제 작용, 혈류 개선 작용에 대한 보고도 있다. 식초에 함유된 아세트산을 이용한 인체 임상시험에서 항비만 작용과 고혈압 개선 작용이 보고되었다. 풍부한 식경험을 가진 식용 성분으로 일반적으로 허용성이 높을 것으로 생각된다. 또한 식초의 산도로 인해 위에 부담을 줄 수 있어, 건강을 위한 음용 시에는 몇 배 이상 희석하여 섭취하는 것이 일반적이다.

효과	피로 회복/고혈압 개선/체중 증가 억제 및 체중 감소

ㅇ 아가리쿠스버섯 ~ 잎새버섯

아가리쿠스버섯 Agaricus
학명: Agaricus blazei, Agaricus blazei Murrill

아가리쿠스 버섯은 브라질 원산지인 식용 버섯이다. 아가리쿠스 버섯은 아가리쿠스에 속하는(양송이과) 버섯을 일컫는 말로 수백 종류가 있다. 건강기능식품으로 항암 작용의 효과가 기대되는 아가리쿠스 버섯은 Agaricus blazei Murrill라는 종류이다.

기초연구에서 아가리쿠스 버섯에 의한 항종양 작용 및 면역 활성 작용이 보고되었다.

또한, 임상분야에서 항종양 작용을 시사하는 증례보고와 암환자의 삶의 질을 개선하는 작용도 보고되었다. 2형 당뇨병 환자를 대상으로 한 임상시험에서 개선효과도 인정받았다. 단, 인체 대상의 양질의 임상시험은 보고된 바 없다.

효과	화학치료법에 동반되는 부작용 경감/항암치료와 병용/당뇨병, 이상지질혈증, 고혈압 예방 및 개선/항암
효능: 보통 안전성: 우수	

주요성분	다당류(β글루칸), 지질(리놀레산, 팔미트산, 에르고스테롤)
작용	항종양 작용/면역 활성 작용
용법용량	확립되지 않음. 2형 당뇨병 환자를 대상으로 한 RCT에서 일일 1,500mg 용량을 12주간 투여.
주의사항	동일한 작용기전을 가진 성분과의 병용에 주의
부작용	적정량 사용의 허용성이 높음
상호작용	현재로서 의약품과의 상호작용으로 인한 유해반응이 보고된 바 없음. 단, 아가리쿠스 버섯은 생활습관병에 대한 개선 작용이 있기 때문에 유사한 효과를 지닌 의약품과 병용할 경우 상가작용과 상승작용을 유발할 수 있다. 또한, 아가리쿠스 버섯이 가진 작용으로 미루어 볼 때 이론적으로 상호작용이 있을 수 있음.
비고	현재로서 암치료와 아가리쿠스 버섯과의 상호작용으로 인한 유해반응이 보고된 바 없음. 따라서 적절한 품질 관리하에서 제조된 제품을 알레르기 및 과민증이 없는 대상자에게 의사 지시하에 병용하는 조건으로 아가리쿠스 버섯 제품을 암치료의 보완치료로 사용할 수 있음. 단, 효능과 안전성에 대한 평가는 향후 과학적 근거에 따라 변경될 수 있다.

—

아라비녹실레인 arabinoxylane, hemicellulose complex with arabino-xylane

아라비녹실레인은 쌀겨에서 유래하는 헤미셀룰로스(hemi-cellulose) 당질의 일종이다. 쌀겨 헤미셀룰로스에 표고버섯(Lentinus edodes)과 치마버섯(Schizo phyllum commune) 등의 항계체가 포함된

효소를 작용시켜 아라비녹실레인을 얻는다.

아라비녹실레인의 효과는 면역 활성 작용에 의한 항암 작용, 항산화 작용, 고지혈증(이상지질혈증)과 내당능 개선 작용, 항바이러스 작용이 있다. 일부 증례 연구에서 B형 및 C형 간염, 간암, 대장암, 유방암과 같은 질환에 효과를 나타냈다.

효과	면역 활성/항산화
효능: 보통	안전성: 양호
주요성분	쌀겨 수해물, 쌀겨 헤미셀룰로스 유도체, 쌀겨 아라비녹실레인 유도체
작용	- 면역 조절 작용/항암 작용/항산화 작용/당뇨병 개선 작용/항바이러스작용 - 항암 작용/간장애 개선 작용
용법용량	확립되지 않음
주의사항	동일한 작용기전을 가진 성분과의 병용에 주의
부작용	특이사항 없음
상호작용	현시점에서는 상호작용으로 인한 유해사항은 보고된 바 없음
비고	암치료(화학요법, 방사선요법)와 병용할 수 있으나 만약을 위해 신중을 기하며 의사의 지시하에 관련 지표를 모니터한다.

아미노산 amino acid

아미노산은 체내 단백질을 구성하는 영양성분으로 20여가지의 기본 아미노산이 필수 아미노산과 비필수 아미노산으로 구분된다. 이 외에도 수백 종류의 유리 아미노산이 알려져 있으며 생체 내에서 다양한 기능을 한다. 필수 아미노산 및 비필수 아미노산은 다음과 같다.

필수 아미노산: 발린(Val), 류신(Leu), 이소류신(Ile), 라이신(Lys), 트레오닌(Thr), 메티오닌(Met), 히스티딘(His), 페닐알라닌(Phe), 트립토판(Trp)

비필수 아미노산: 알라닌(Ala), 아르기닌(Arg), 글루타민(Gin), 아스파라긴산(Asp), 글루탐산(Glu), 프롤린(Pro), 시스틴(Cys), 티로신(Tyr), 아스파라긴(Asn), 글리신(Gly), 세린(Ser)

아미노산의 기능성으로 다음과 같은 예가 알려져 있다.

아미노산은 식료에 포함되어 있는 감칠맛 성분이며 글루탐산 나트륨 등이 식품(조미료)으로 사용된다. 아스파라긴산도 감칠맛을 내며 알라닌과 글리신은 단맛을 낸다.

아미노산의 기능성에 주목하여 건강식품과 화장품이 개발되고 있다. 예를 들어 가지사슬 아미노산(branched chain amino acid; BCAA)으로 묶어서 칭하는 발린, 류신, 이소류신은 단백질 동화작용을 나타내 영양학적 에르고제닉으로 널리 사용된다. 글루타민도 단백질 동화작용이 있으며, 아르기닌은 성장 호르몬 생성에 관여하기 때문에 BCAA와 함께 운동선수용 영양제 성분으로 사용된다. 아미노산 기능성으로 아르기닌과 글루타민에 의한 면역 활성 작용, 시스틴에 의한 간보호 작용과 멜라닌생성 억제 작용, 타우린의 항산화 작용과 피로회복 작용 등이 알려져 있다.

또한, 특정 아미노산의 약리작용이 밝혀져 의료용과 의약품 성분으로 사용되는 아미노산도 많이 있다.

아세롤라 acerola, barbados cherry
학명: Malpighia glabra L., M. punicifolia L., M. emarginata D.C

아세롤라는 말피기아과 상록수로 중앙아메리카 지역에서 자생한다. 아세롤라 열매에는 비타민 C가 매우 풍부하여 천연 비타민C 영양제 소재로 사용되고 있다. 아세롤라 열매에는 비타민C 외에도 카로티노이드류와 플라보노이드류 등 각종 폴리페놀이 있으며, 항산화 작용 등이 건강 유지와 질병 예방 효과를 나타낸다.

기초연구에서 아세롤라 열매 추출물에 의한 항산화 작용, 항암 작용, NO생성 억제 작용, 당뇨병 개선(α-글루코시다아제 저해 및 AGE생성 억제, 혈당 저하)작용이 보고되었다. 단, 임상연구에 있어 이러한 효능과 효과에 관한 검증은 충분하지 않다.

효과	항산화
효능: 보통	안전성: 우수
주요성분	비타민C, 카로티노이드류, 플라보노이드류
작용	항산화 작용
용법용량	확립되지 않음
주의사항	동일한 작용기전을 가진 성분과의 병용에 주의
부작용	적정량 사용의 허용성이 높음
상호작용	특이사항 없음
비고	비타민C 함유량이 매우 높기 때문에 이론적으로 비타민C 섭취 시와 같은 부작용과 상호작용이 예상된다.

아슈와간다 ashwagandha, Avarada, Ayurvedic ginseng, Indian ginseng, Withania
학명: Withania somnifera

아슈와간다(인도 인삼)는 인도 전통의학인 아유르베다에서 자양강장제로 사용되어 온 약용식물로 이른바 아답토젠(adaptogen)의 일종이다.

기초연구에서 항종양 작용과 항산화 작용, 항균 작용, 항염증 작용, 면역 활성 작용이 확인되었다. 또한, 진통 작용과 진정 작용, 강압 작용도 시사되었다. 아슈와간다의 효과를 검증하는 임상시험에서 류마티스 관절염과 퇴행성 관절염에 대한 효과가 입증되었다. 그 외 예비 임상시험에서는 고질혈증(이상지질혈증) 개선 작용, 당뇨병 개선 작용, 소아 영양상태 개선도 보고되었다.

건강기능식품의 경우 항스트레스 작용 및 강장 작용에 근거하는 아답토젠을 사용하는 경우가 많다. 단, 기초연구와 임상시험이 아직 충분하지 않아 향후 연구가 더 필요하다.

효과	자양강장 및 강장 작용/항염증/항스트레스
효능: 보통	안전성: 우수
주요성분	약용 부위는 뿌리와 열매이며, 유효성분으로 withaferin과 위타놀라이드(withanolide) 등 스테로이드 락톤류, 이소펠레치에린(isopelletierine) 및 아나페린(anaferine) 등 알칼로이드류, 사포닌류 등. 뿌리는 withanolide의 이량체인 ashwagandholide를 함유.
작용	- 항종양 작용/항산화 작용/항균 작용/항염증 작용/면역 활성 작용/진통 작용/진정 작용/강압 작용/고지혈증(이상지질혈증) 개선 작용/갑상선호르몬 생성 증가 작용 - 당뇨병 개선 작용/고콜레스테롤 혈증 개선 작용/류마티스 관절염에 동반되는 증상 개선 작용/퇴행성 관절염에 동반하는 증상 개선 작용/소아 영양상태 개선 작용
용법용량	확립되지 않음. 뿌리 건조 분말을 3~6g 정도 사용

주의사항	동일한 작용기전을 가진 성분과의 병용에 주의. 임신 및 수유중에는 만일을 위해 사용을 자제한다.
부작용	적정량 사용의 허용성이 높음. 과다 섭취 시 위장장애을 유발한다.
상호작용	현재로서 의약품과의 상호작용으로 인한 유해반응이 보고된 바 없음. 단, 아슈와간다가 가진 작용으로 미루어 볼 때 다음과 같은 의약품들에 대해서는 이론적으로 상호작용이 있을 수 있다. - 벤조디아제핀계 최면진정제 및 중추신경억제제 - 시클로포스파미드(cyclophosphamide) - 갑상선 호르몬제

아스타잔틴 astaxanthin

아스타잔틴은 카로티노이드계 파이토케미컬의 일종으로, 헤마토코쿠스라 하는 해조류에서 발견되었다. 또한, 연어나 새우등 어패류에 있는 붉은 색소가 아스타잔틴인데 이는 어류가 해조류를 섭취하는 먹이사슬에 의한 것이다. 화학구조상 아스타잔틴은 같은 카로티노이드류의 β-카로틴과 유사하므로 항산화작용에 의한 효능이 기대되고 있다. 지금까지의 연구로는 위점막 보호 작용과 사염화탄소에 의한 간기능 손상 억제 작용이 나타났다. 이는 아스타잔틴의 항산화 작용과 항염증 작용에 의한 것으로 생각된다. 동물실험에서 지방축척 억제와 인슐린저항성 개선, 고지혈증(이상지질혈증) 개선,

고혈압 개선 등을 보였으며, 그외에도 면역 활성 작용과 항암 작용을 시사하는 데이터가 보고되었다. 예비 임상연구에서는 안구피로 개선 작용을 보인 보고도 있다.

효과	항산화/항염증/지방축적 억제/인슐린저항성 개선/대사증후군 개선/안구피로 개선/면역 조절/항암
효능: 보통	안전성: 우수
주요성분	아스타잔틴
작용	- 항산화 작용/항염증 작용/지방축적 억제 작용/인슐린 저항성 개선 작용/고지혈증(이상지질혈증) 개선 작용/고혈압 개선 작용/5α-환원효소(5α-reductase)억제 작용/항암 작용(간암, 방광암, 전립선암, 유방암)/헬리코박터 파일로리균 감소작용/면역 조절 작용 - 안구피로 개선 작용/항산화 작용(남성불임증)
용법용량	확립되지 않음. 참고로 일반적인 식료(아스타잔틴이 풍부한)에서 섭취되는 양은 보통 수mg 정도이다
주의사항	동일한 작용기전을 가진 성분과의 병용에 주의
부작용	적정량 사용의 허용성이 높음
상호작용	특이사항 없음
비고	미국 GTAS(generally recognized as asfe)로 분류되어 있음

아연 zinc
화학명: Zn

아연은 필수미량원소(미네랄)의 일종으로 미각과 후각, 면역기능, 성선기능, 알코올 대사의 기능을 유지하는데 관여한다. 아연이 부족하면 미각장애나 면역기능저하, 우울증, 피부질환 등을 유발할 수 있다. 아연 섭취는 감기의 지속 기간을 줄여주는 효과가 있다. 아연은 체내에 작용하는 수많은 산소 작용에 필요하며 다양한 대사 과정에 있어 필수 미네랄이다. 특히 대사가 활발한 조직일수록 아연 부족으로 인한 영향이 일어나기 쉽고, 면역기능과 신경계를 정상으로 유지하기 위해 필요하다. 아연은 정액에 고농도로 포함되어 있으며, 아연 부족으로 남녀의 2차성징이 늦게 발현하는 경우도 있어 성선기능 유지에도 중요하다고 볼 수 있다. 아연 부족으로 인한 증상 중 하나는 미각장애이다. 아연이 미뢰의 세포분열을 촉진하여 미각이 정상을 유지하는데 작용한다. 그 외에도 태아 성장, 설사나 관절염, 두부 외상에 대한 효과로 아연 건강기능식품이 보고되고 있다.

용법용량	일일 권장섭취량(RDA)은 성인 30~49세를 기준으로 남성 9mg, 여성 7mg, 상한량 30mg이다.
주의사항	동일한 작용기전을 가진 성분과의 병용에 주의
유해사항	적정량 사용의 허용성이 높음. 일일 100~300mg이상을 장기간 섭취하면 과잉증으로 두통, 메스꺼움, 구토, 발열, 권태감 등을 유발할 수 있다.
상호작용	아연과 일부 의약품과의 상호작용이 보고되었으므로 병용에

주의할 것(의약품의 첨부문서 확인)

아티초크 artichoke
학명: Cynara cardunculus, Cynara scolymus

아티초크는 지중해 연안 원산지인 국화과 다년초이며, 꽃봉오리는 식용에 사용되고 약용 부위로 잎, 꽃턱, 총포편이 사용된다. 다수의 임상시험에서 잎 추출물이 사용된다. 유효성분인 시나린(cynarin)과 루테올린(luteolin)이 콜레스테롤 감소 작용을 하는 것으로 추정된다.

기초연구에서 간세포 보호작용, 항산화 작용 등을 나타냈으며, 여러 임상시험을 통해 소화불량과 기능성 위장장애, 과민성 대장 증후군, 이상지질혈증에 대한 개선작용이 보고되었다. 이담 작용이 있어 민간요법으로 숙취에 사용되기도 한다

효과	소화불량/기능성 위장 장애/과민성 대장 증후군/이상지질혈증(고콜레스테롤혈증)
효능: 양호	안전성: 우수
주요성분	시나린(cynarin), 카페익산(caffeic acid), 클로로겐산(chlorogenic acid), 플라보노이드류(루테올린luteolin, 시나로사이드 cynaroside, scolymoside), 세스퀴테르펜 락톤(sesquiterpene

작용	lactones)류 - 이담 작용/항산화 작용/간보호 작용 - 소화 불량/기능성 위장 장애/과민성 대장 증후군/이상지질 혈증(고콜레스테롤 혈증)
용법용량	- 소화 불량과 과민대장증후군에 일일 320mg(1회), 640mg (1회), 1,920mg(3회 분할)의 아티초크 잎 추출물을 투여한다. - 고지혈증(이상지질혈증)에는 일일 1,800mg 또는 1,920mg 의 아티초크 추출물을 투여한다. 유효성분 중 하나인 시나린 (cynarin)을 일일 250mg 또는 750mg투여한 임상연구도 보고 되었다.
주의사항	유효성분인 이담 작용이 담즙 분비 촉진 작용을 나타내기 때문에, 활동성 담도계질환을 가진 환자에게는 신중히 사용해야 한다.
부작용	적정량 사용의 허용성이 높음. 미국에서 GRAS(generally recognized as safe)로 분류되고 있으며, 복부팽만, 알레르기, 과민증을 유발할 수 있다.
상호작용	현재로서 의약품, 건강기능식품, 식품과의 상호작용으로 인한 유해사항이 보고된 바 없음
비고	체중감량을 목적으로 아티초크 추출물이 다이어트 보조제 성분 으로 배합되는 경우가 있으나 감량효과를 나타내는 양질의 임상 연구는 알려진 바 없다.

안세린 anserine

화학명: β-alanyl-1-methyl-L-histidine

안세린은 가다랑어나 참치와 같이 높은 유영능력을 가진 어류의 근육조직 속에 다수 존재하는 L-히스티딘 함유 화합물이다. 화학 구조상 2종류의 아미노산(β-알라닌과 1-메틸-히스티딘)이 결합된 이미다졸 디펩타이드의 일종으로, 혐기성 운동에 따라 생성되는 프로톤을 완충하는 작용이 근육pH 감소를 억제한다. 생리적 기능으로 피로회복 개선, 항산화 작용, 요산수치 감소 작용, 조직 수복 촉진 작용 등이 시사되었다.

기초연구와 예비 임상연구에서 안세린에 의한 혈청 요산 수치 감소가 보고되었다. 작용기전으로 안세린이 퓨린체 대사 효소인 HGPRT 유전자의 발견량을 증가시켜, 하이포크산틴이나 구아닌에서 요산으로 전환되는 것을 감소시킨다. 또한, 안세린이 젖산의 분해를 촉진하고 혈청 내 유기산 농도를 감소시키는 것이 요산의 배출을 촉진하고 있을 가능성도 있다.

그 외 안세린과 카르노신(carnosine, β-alanyl-L-histidine)이 함유된 닭가슴살 추출물은 피로회복 개선 및 운동 내용성 향상 효과를 나타내고 있다.

풍부한 데이터 베이스를 가진 식용 성분으로 적정량 사용에 관한 허용성이 높을 것으로 생각된다.

효과   고요산혈증 개선/피로회복 개선

효능: 보통   안전성: 우수

주요성분	안세린 (β-alanyl-1-methyl-L-histidine)
작용	- 피로회복 개선/항산화 작용/조직 수복 촉진 작용 - 요산수치 감소 작용
용법용량	예비 임상연구에서 일일 60mg의 안세린을 투여한 사례가 있다.
주의사항	동일한 작용기전을 가진 성분과의 병용으로 인한 상가작용과 상승작용에 주의
부작용	일반적인 식재료에서 유래하는 성분으로 적정량 사용의 허용성이 높으며, 현재로서 특별한 문제점이 알려진 바 없음
상호작용	현재로서 의약품, 식품, 건강기능식품과의 상호작용으로 인한 유해반응이 보고된 바 없음

알로에 aloe

학명: Aloe species (Aloe barbadensis, Aloe ferox, Aloe arborescens)

알로에는 아프리카 원산지인 백합과 알로에에 속하는 다육식물이다. 알로에 종류는 알로에 베라(Aloe barbadensis, Aloe barbadensis, 큐라소 알로에), 알로에 아보레센스(Aloe arborescens, 목립 알로에), 알로에 페록스(Aloe ferox) 등 종류가 많고 다양하다. 약용뿐만 아니라 관상용으로도 수많은 교잡종이 있다. 알로에 종류 중에서도 주로 알로에 베라와 알로에 아보레센스가 건강기능식품 성분으로 사용된다. 케이프 알로에(Cape Aloe)는 알로에 페록스의 말린 잎 추출물을 가리키며, 알로에 아보레센스는 약용과 관상용으로 널리 재배되고 있고 잎에서 매우 강한 쓴맛이 난다.

민간요법으로 화상과 상처에 잎의 즙을 바르거나, 위건강 약제나 설사약으로 생식하는 방법이 사용되어 왔다.

유효성분으로 다양한 다당류(펙틴, 헤미셀룰로스, 글루코만난 등), 식물스테롤, 탄닌류 등이 있다. 알로에의 완하작용은 알로인에 의한 것이다. 그 외 알로에 에모딘 등 각종 안트라퀴논류가 있다.

민간요법으로 널리 사용되어 온 약용식물이며 적정량 사용에 관한 허용성이 높다. 알로에 섭취에 따라 동반되는 설사, 복통, 간기능 장애와 같은 소화기 증상, 발진 등 피부증상, 알레르기나 과민증을 유발할 수 있다. 또한, 알로에 에모딘이 자궁을 수축하는 작용을 나타내기 때문에 임신 중에는 피해야 한다. 그 외에도 수유중 이거나 염증성 장질환, 급성 복통, 신장장애나 간기능장애가 있을 시에는 섭취하지 않는 것이 좋다.

효능: 양호 안전성: 우수

알로에 베라 Aloe, Aloe vera
학명: Aloe barbadensis

알로에 베라는 아프리카 원산지인 백합과 알로에에 속하는 다육 식물이다. 알로에가 함유된 건강기능식품에 알로에 베라 외에도 알로에 아보레센스(Aloe arborescens)가 사용된다. 이러한 알로에류에는 안트라퀴논 배당체로 쓴맛이 나는 성분인 알로인(aloin 또는 바르발로인 barbaloin), 안트라퀴논류 알로에 에모딘(aloe emodin), 젖산 마그네슘, 각종 다당류, 살리실산 화합물 등이 있다. 기초연구에서 항산화 작용, 항당뇨병 작용, 항암 작용, 항궤양 작용, 항염증 작용, 면역조절 작용, 항진균 작용, 간보호 작용 등 다채로운 작용이 확인되었다. 알로인은 장관 점막 자극 작용, 완하 작용을 한다.

예비 임상연구에서 당뇨병 개선 작용과 위점막 보호 작용 등이 시사되었다. 단, 양질의 임상연구는 충분하지 않다.

민간요법으로 널리 사용되어 온 약용식물이며 적정량 사용의 허용성이 높다.

알로에 섭취에 따라 동반되는 설사, 복통, 간기능 장애와 같은 소화기 증상, 발진 등 피부증상, 알레르기나 과민증을 유발할 수 있다. 또한, 알로에 에모딘이 자궁을 수축하는 작용을 나타내기 때문에 임신 중에는 피해야 한다. 그 외에도 수유중 이거나 염증성 장질환, 급성 복통, 신장장애나 간기능장애가 있을 시에는 섭취하지 않는 것이 좋다.

알로에 베라(큐라소 알로에)의 엽육과 뿌리는 비의약품, 잎의 즙은 의약품, 알로에 베라 추출물은 기존첨가물로 구분된다.

효능: 양호 안전성: 우수

알로에 아보레센스 Kidachi aloe
학명: Aloe arborescens

알로에 아보레센스는 아프리카 원산지인 백합과 알로에에 속하는 다육식물로 잎에서 강한 쓴맛이 난다. 민간요법으로 상처와 화상 부위에 잎의 즙을 바르거나, 건위약과 설사약으로 생식하는 방법이 이용되어 왔다. 알로에 함유 영양제와 건강식품으로 알로베 아보레센스 외에 알로에 베라(Aloe vera, Aloe barbadensis)도 사용된다. 이러한 알로에 류에는 안트라퀴논 배당체의 쓴맛 성분인 알로인(Aloin, 또는 바르발로인(barbaloin)), 안트라퀴논류 알로에 에모딘(aloe emodin), 젖산 마그네슘, 각종 다당류, 살리실산 화합물 등이 존재한다. 참고로 알로에 잎은 비의약품이지만, 잎의 즙은 의약품으로 분류된다. 또한 알로에 아보레센스의 추출물은 기존 첨가물로 분류되고 있다.

기초연구에서 항산화 작용, 항당뇨병 작용, 항암 작용, 항궤양 작용, 항염증 작용, 면역 활성 작용, 항진균 작용 등 다양한 작용이 나타났다. 알로인은 장점막 자극 작용과 완화 작용을 한다. 그러나 아직 양질의 임상연구가 부족하다.

민간요법으로 널리 이용되어 온 약용식물로 적정량 사용의 허용성이 높다. 단, 알로에 섭취 부작용으로 설사, 복통, 간 장애와 같은 소화기 증상, 발진 등 피부 증상, 알레르기나 과민증을 유발할 수 있다. 또한, 알로에 에모딘은 자궁 수축 작용이 있어 임신 중에는 피해야 한다. 그 외 수유 중이거나 염증성 장 질환, 급성 복통, 신장과 간 기능 장애 시에는 섭취하지 않는다.

효능: 양호 안전성: 우수

알파리포산 alpha lipoic acid

α-리포산은 인간 및 동물의 체내에서 합성되는 조효소의 일종이다. 내재성 α-리포산은 피로포스파타아제와 함께 탄수화물 대사나 ATP생성에 관여하는 조효소로 작용한다. α-리포산은 세포내 미토콘드리아에서 피루브산 탈수소 효소에 의해 아세틴-CoA가 생성되

는 과정에서 조효소로서 작용하며, 건강기능식품으로 2형 당뇨와 당뇨성 신경 장애, 비만, 그 외의 생활습관병에 사용된다.

기초연구에서 α-리포산에 의한 항산화 작용이 확인되었다. 임상연구에서는 2형 당뇨의 혈당 조절 개선 작용 및 말초신경장애 개선 작용이 보고되었다. 또한, 기초연구에서 α-리포산의 항비만 작용이 보고되어 체중감량에도 사용되나 임상시험 데이터는 충분하지 않다.

효과	2형 당뇨/당뇨병성 신경 장애
효능: 양호	안전성: 우수
주요성분	α-리포산
작용	- 항비만 작용 [AMPK(AMP-activated protein kinase)의 활성억제를 통해 식욕억제 및 에너지 소비 증대 작용]/지방세포 분화 억제 작용/항산화 작용 - 2형 당뇨병 개선 작용/2형 당뇨병 말초신경장애에 동반하는 증상 개선/알코올성 간기능 장애 개선/다발성경화증의 지표 개선/인지증 개선
용법용량	당뇨병성 말초신경 장애 치료를 목적으로 한 임상시험에서 일일 600~1,800mg 경구투여.
주의사항	동일한 작용기전을 가진 성분과의 병용에 주의
부작용	적정량 사용의 허용성이 높음. 임상시험에서 중대한 부작용이 알려진 바 없으나, 메스꺼움, 구토 등 위장장애나 두통을 유발할 수 있음
상호작용	현재로서 상호작용으로 인한 유해사항이 보고된 바 없음

비고	α-리포산 복용과 인슐린 자가면역증후군(IAS) 발병에 관련성을 시사하는 증례가 여러 보고되고 있다. IAS의 발병 기전은 특정 HLA를 지닌 환자가 SH기가 있는 제제를 복용했을 때, 인슐린 분자 내 S-S결합이 환원되고 α사슬과 β사슬이 분리됨으로써 보통은 노출되지 않는 에피토프가 발현되어 인슐린 항체의 생성을 야기하는 것으로 상정된다. α-리포산은 체내에서 SH기를 가진 디히드로리포산으로 전환되는 것으로 알려져있어, α-리포산 섭취와 IAS 발병의 관련성을 부정할 수 없다. 또한, IAS치료로 원인 약물의 중단과 분식이 권장되며, α-글리코시다제 억제제와 병용에도 효과를 나타낸다. α-리포산이 함유된 건강식품 섭취에 관련된 IAS의 증례에서도 자연 완화의 경과가 보고되었다.

애플 폴리페놀 apple polyphenol

학명: Malus domestica, Malus pumila var. domestica

사과에는 많은 종류의 폴리페놀(애플 폴리페놀)류가 함유되어 있어, 사과에서 유래하는 폴리페놀(사과 추출물)이 기능성 식품 소재로 사용되고 있다.

애플 폴리페놀은 올리고머 프로시아니딘(oligomeric procyanidin, OPCs)이 주성분으로 사과의 껍질과 과육에 많이 존재한다. 성숙 과일보다 미숙 과일에 더 많이 함유되어 있으며, 사과나무 특유의 플라보노이드로 플로리진(phloridzin)이 발견되었다.

애플 폴리페놀은 항산화 작용, 비타민 E 소비 억제 작용을 한다. 기초연구에서 애플 폴리페놀에 의한 고콜레스테롤 개선 작용, 아포토시스 유도 작용, 췌장 리파아제 억제 작용 및 지질 흡수 억제 작용, 항비만 작용, 지질대사 개선 작용, 골대사 개선 작용, 마스트 세포의 탈과립 억제 작용, 항알레르기 작용, 위점막 보호 작용이 보고되었다.

임상연구에서 애플 폴리페놀에 의한 알레르기 질환의 증상 완화 효과가 나타났다. 삼나무 꽃가루 알레르기 질환자를 대상으로 위약대조 이중맹검 임상시험에서 애플 폴리페놀을 일일 500mg씩 12주간 투여한 결과, 알레르기성 비염으로 인한 증상이 유의하게 완화되었다. 또한, 알레르기성 비염에 대한 효과를 보인 무작위배정 이중맹검 시험도 보고되었다. 나아가 소아 아토피성 피부염에도 개선 작용을 나타냈다. 그 외 체내 중성지방 흡수 억제 작용이 시사되었다. 풍부한 식경험을 가진 식용 성분으로 적정량 사용의 허용성이 높다.

효과	항산화/알레르기성 비염 개선/아토피성 피부염 개선/삼나무 꽃가루 알레르기 증상 개선/생활습관병 예방

야콘 yacon
학명: Smallanthus sonchifolius

야콘은 남미 안데스 지역 원산지인 국화과 식물이다. 남미에서 전통적으로 야콘의 덩이뿌리와 덩이줄기가 식용으로 사용되어 왔다. 덩이뿌리에는 프락토올리고당이 풍부하게 함유되어 있다. 야콘의 잎에서 카페익산, 클로로겐산, 페룰산과 같은 페놀류와 갈산, 겐티신산, 카페익산 유도체인 디카페오일퀴닉산, 세스퀴테르펜류가 발견되었다. 기초연구에서 야콘 잎 추출물에 의한 항산화 작용, 항균 작용, 당뇨병 및 이상지질혈증의 개선 작용이 나타났다. 야콘 잎 추출물을 경구투여한 연구에서 혈당 강하 작용을 보여, 당뇨병 예방 및 식후과혈당 개선 작용을 위해 건강기능식품으로 사용되기 시작했다.

효과	당뇨병(식후과혈당 개선)
효능: 보통	안전성: 우수
주요성분	야콘의 덩이뿌리와 덩이줄기에는 과당, 포도당, 자당과 같은 당류가 풍부하게 함유되어 있다. 과당의 폴리머인 프럭탄류(fructan)가 비교적 많으며 이들은 이눌린형(즉, $\beta(2\text{-}>1)$)의 다당류이다. 인체에는 $\beta(2\text{-}>1)$ 결합을 절단하는 효소가 없기 때문에 이눌린형 프럭탄류는 체내에서 소화되지 않는다. 따라서 장내 세균을 통한 면역 조절 작용, 이상지질혈증과 당뇨

작용	병 개선 작용 등이 시사되고 있다. 야콘 잎에는 카페익산, 클로로겐산, 페룰산과 같은 페놀류, 갈산, 겐티신산, 카페익산 유도체의 디카페오일퀴닉산, 세스퀴테르펜류가 함유되어 있다. 세스퀴테르펜류의 일종인 enhydrin은 항당뇨병 작용을 한다. - 야콘 잎: 항산화 작용/항균 작용/당뇨병 개선 작용 - 덩이뿌리 및 덩이줄기: 이상지질혈증 개선 작용/정장 작용 - 야콘 잎 추출물: 당뇨병 개선 작용/이상지질혈증 개선 작용
용법용량	야콘 잎 추출물 분말을 일일 300mg(2~3회 분할) 투여
주의사항	동일한 작용기전을 가진 성분과의 병용에 주의
부작용	적정량 사용의 허용성이 높음
상호작용	현재로서 의약품과의 상호작용으로 인한 유해사항이 보고된 바 없으나, 야콘이 가진 작용으로 미루어 볼 때 다음과 같은 의약품에 대해서는 이론적으로 상호작용이 있을 수 있다. - 시토크롬 P450 분자종 가운데 CYP2B 및 2E에 관련된 제제 - 당뇨병 치료제 및 이상지질혈증 치료제 위의 의약품과의 병용에는 신중을 기하며 의사의 지시 하에 관련 지표를 모니터한다.

양송이버섯 mushroom, common mushroom, white mushroom, white button mushroom

학명: Agaricus bisporus

양송이버섯(champignon)은 서양 버섯의 일종으로 주름버섯과에 속하는 식용 버섯이다. 프랑스어로 '샴피뇽'이라고도 한다.

양송이버섯 추출물은 장내 세균총을 개선하고, 장내 이상발효를 억제하여 체취와 배변 냄새를 억제하는 효과가 있다. 구취 억제 작용도 알려져 있어 탈취 효과를 가진 기능성 식품으로 이용된다. 양송이버섯이 장내 세균총에서 유익균을 증가시키고 유해균을 줄여주는 작용을 하며, 장내 및 혈액 내의 단백질 분해 유래의 유해물질인 암모니아, 메르캅탄, 인돌, 황화수소, 아민류를 중화시키거나 포착하는 작용이 탈취 효과의 메커니즘으로 생각된다.

지금까지 보고된 작용으로는 항산화 작용, 항알레르기 작용, 통풍 개선 작용, 장내 세균총 개선에 의한 위장 증상 경감 작용, 면역 활성 작용, 만성 신부전 진행 억제 작용, 구취 억제 작용 등이 있다.

효과	장내 세균총 조절/장내 환경 개선 및 발효 억제에 의한 체취와 배변 냄새 억제/변비 개선/만성 신부전 진행 억제/구취 억제
효능: 양호	안전성: 우수
주요성분	각종 아미노산, 플로보노이드류, 헤미셀룰로스 등의 다당류, 에르고스테롤 등의 지질, 비타민 및 미네랄 류
작용	장내 세균총을 개선하고 장내 이상 발효를 억제. 메탄티올 억제에 의한 구취 개선
용법용량	- 탈취 작용을 나타낸 임상시험에서 일일 67mg의 양송이버섯 추출물을 투여 - 만성 신부전에 대한 효과를 검증한 시험에서 일일 2~4g의 양송이버섯 추출물을 투여
주의사항	동일한 작용기전을 가진 성분과의 병용에 주의
부작용	적정량 사용의 허용성이 높음

상호작용	현재로서 의약품과의 상호작용으로 인한 유해반응이 보고된 바 없음

에키네시아 echinacea, purple coneflower, american coneflower
학명: Echinacea species (E. angustifolia, E. pallida, E. purpurea)

북미 원산지인 에키네시아는 미국과 유럽에서 널리 사용되고 있는 약용식물이다. 상기도염 감염 초기 치료에 투여하며 또한, 예방 목적에도 사용된다.

에키네시아의 효능과 안전성은 많은 임상시험과 미국과 유럽의 전문가들에 의해 입증되었다. 에키네시아 건강기능식품에는 E. angustifolia, E. pallida, E. purpurea의 3종을 대표하는 여러 Echinacea species에서 지상부, 뿌리, 뿌리줄기, 잎을 포함한 전초가 사용되고 있다.

에키네시아의 작용기전은 면역활성기구에 의한 것으로 생각되나, 분자 기구가 아직 명확하게 밝혀지지 않았다. 최근 에키네시아 유래의 alkylamides(알킬아마이드류 alkamides)에 의한 칸나비노이드 수용체(CB2 수용체)를 매개하는 메커니즘이 시사되었다. 그러나, 주요성분이 이 외에도 많기 때문에 에키네시아의 작용은 여러 성분의 시너지 효과에 의한 것으로 생각된다.

효과	상기도염 및 감기증후군 치료와 예방
효능: 우수	안전성: 우수
주요성분	아라비노갈락탄(arabinogalactan), heteroxylan 등. 알킬아마이드류 alkylamides, caffeoyl conjugates. 키코르산(chicoric acid), echinacosides. Kero-alkenes나 ketoalkynes.
작용	- 대식세포의 증식과 탐식능의 촉진/인터페론과 인터루킨 등의 생성촉진/대식세포에서 IL-1, TNF-α, IL-6, IL-10 생성 촉진/T림프 및 NK세포 활성화/항원 특이적 IgG생성 증가 작용 - 상기도염 감염(upper respiratory tract infections, URI)시 이병 기간 단축과 중증도 감소/상기도염 감염 예방
용법용량	성인의 평균적인 용법·용량은 다음과 같다. - E. pur-purea의 팅크: 일일 15mL (3회 분할) 경구투여 - Echinacea species 뿌리를 다음과 같이 경구투여 말린뿌리: 일일 2,700mg (3회 분할) 팅크: 2일 90~180drops (3회 분할) 추출액: 일일 1.5~3.0mL (3회 분할) 주요 임상시험에서의 용법·용량은 다음과 같다. - 상기도염 치료 목적으로 일일 1,500~3,000mg (3회 분할)을 5~7일간 경구투여 - 감기 및 인플루엔자 증상 개선에는 일일 900mg 투여가 450mg 투여보다 효과 가 있음
주의사항	동일한 작용기전을 가진 성분과의 병용에 주의
부작용	적정량 사용의 허용성이 높음
상호작용	현재로서 의약품과의 상호작용으로 인한 유해반응이 보고된 바 없음. 단, 에키네시아가 가진 작용으로 미루어 볼 때 다음과 같은 의약품에 대해서는 이론적으로 상호작용이 있을 수 있다. - 시토크롬 P450 분자종 가운데 CYP1A2/3A4와 관련된 제제

비고	- 면역억제제 에키네시아는 면역 활성 작용을 하는 허브이지만, 연속 투여에 의한 지속적인 면역활성 상태는 일반적으로 생각하기 어렵다. 일반적인 투여기간은 1~2주 정도이다. 에키네시아는 많은 미국인들이 효과를 최초로 실감한 허브이다. 감기 초기에 충분한 양을 투여하면 유의미한 효과를 얻을 수 있다. 에키네시아의 감기에 대한 효과를 검증하는 임상시험에서 부정적인 결과가 산발적으로 나타나는 것은 용법이나 용량이 적절하지 않은 실험 프로토콜이 원인으로 추정된다.

엘라스틴 elastin

엘라스틴은 탄성섬유의 주성분으로 피부와 혈관과 같은 조직에 풍부하게 존재한다. 피부에 콜라겐 등과 함께 진피에 포함되어 있으며 유연성과 탄력을 유지하는 작용을 한다. 생선이나 돼지에서 유래하는 엘라스틴이 건강식품 소재로 사용되고 있으며, 피부결 개선 및 피부미용(안티에이징) 효과를 내세운 소구가 이루어지고 있다. 엘라스틴의 특징적 아미노산으로 데스모신(desmosine)과 이소데스모신(isodesmosine)이 알려져 있다. 이들 아미노산은 엘라스틴의 가교 아미노산으로 기능하며 엘라스틴에 의해 탄성기능을 나타낸다.

엘라스틴 작용에 대해 기초연구에서 인간의 피부섬유아세포의 콜라겐생성 촉진 작용과 흰쥐 실험에서 피부점탄성 향상 작용을 나타냈다. 인체를 대상으로 한 엘라스틴 펩타이드 경구 섭취 후의 혈중 동태를 검토한 임상 연구가 보고되었다. 돼지 대동맥에서 유래하는 엘라스틴 펩타이드를 체중 60kg당 25g씩 투여한 결과, 엘라스틴 섭취 후 혈중 총 아미노산이 유의하게 증가했다. 혈중 총 아미노산은 약 1시간 후에 최대치에 도달하며, 이때 증가한 아미노산 조성은 엘라스틴 펩타이드의 조성과 유사하다고 한다.

일반적으로 적정량 사용의 허용성이 높다. 건강식품 소재로 사용되는 돼지의 엘라스틴 펩타이드의 안전성을 검토한 기초연구에서 단회 경구투여 독성시험 및 복귀돌연변이 시험을 실시한 결과, 특별한 독성이 발견되지 않았다.

효과	피부 미용/피부결 개선

여주(비터멜론) bitter melon, bitter cucumber, bitter gourd
학명: Momordica charantia

여주는 전통의학에서 혈당 조절 개선을 목적으로 당뇨병 치료에 사용되어 왔다. 일반적인 이용 부위는 열매로, 과즙이나 추출물 또는 분말을 투여한다. 그 외 잎이나 줄기 유래의 허브차가 이용되기도 한다.

유효성분으로 인슐린과 유사한 폴리펩타이드인 폴리펩타이드-P(polypeptide-P)가 존재한다. 이는 식물성 인슐린(plant insulin) 또는 P-인슐린으로도 불리는 분자이다.

여주에서 유래하는 성분에 의한 혈당 강하 작용, 식후 과혈당 억제 작용이 기초연구와 소규모 임상시험에서 보고되었다. 2형 당뇨병 환자를 대상으로 여주 과즙을 이용한 임상시험에서 그 효과가 입증되었다.

효과	2형 당뇨병
효능: 양호	안전성: 우수
주요성분	- 인슐린과 유사한 폴리펩타이드(폴리펩타이드-P, 식물성 인슐린, P-인슐린) - 플라보노이드류 - 카란틴(Charantin) - 특이 단백질인 모모르카린(momorcharin) - MAP30(Momordica Anti-HIV Protein)
작용	- 혈당 강하 작용/glucose-6-phosphatase 및 fructose-1,6-bisphosphatase활성 억제 작용/인슐린 분비 촉진 작용/당뇨병성 신장장애 개선 작용/면역 조절 작용/항바이러스 작용/항종양 작용/에너지 대사 회전율 항진 작용

	- 혈당 강하 작용/항종양 작용
용법용량	확립되지 않음. 임상연구에서 2형 당뇨병에 여주 열매 과즙 50mL(열매 약200g 상당)를 투여한 사례와 경구 당 부하 검사 30분전에 과즙 100mL를 투여한 사례 등이 있음
주의사항	동일한 작용기전을 가진 성분과의 병용에 주의
부작용	적정량 사용의 허용성이 높음. 문헌상 여주 섭취로 인한 알레르기 및 과민증이 보고된 바 없음. 단, 이론상으로 여주 근연종(예를 들어 감로, 카사바, 칸탈로프와 같은 일부 멜론류)에 과민증이 있는 경우, 여주에도 알레르기를 일으킬 가능성이 있음
상호작용	현재로서 의약품과의 상호작용으로 인한 유해사항이 보고된 바 없음

엽산 folic acid, folate

엽산은 비타민 B군으로 분류되는 필수 영양소 중 하나로, 프테리딘(pteridine) 염기에 p-아미노벤조산(PABA)과 글루타민산이 각각 1분자씩 결합된 구조를 가졌으며, 아미노산 대사, 적혈구 생산, 신경세포 성장에 관여한다.

엽산은 엽산 활성을 가진 유도체의 총칭으로, 식품에 함유된 엽산 유도체(프테로일글루탐산) 대부분은 폴리글루탐산 형태이며 장에서 모노글루타밀 엽산으로 분해되어 흡수된다. 또한, 환원효소에 의해 활성형 엽산인 테트라하이드로 엽산으로 환원된다. 또한, 건강기능식품의 엽산은 모노글루탐산 형태(프테로일모노글루탐산)로 폴리글루탐산 형태보다 높은 흡수율을 가졌다.

엽산 섭취는 고호모시스테인혈증을 개선하고 심혈관 질환과 뇌혈관 질환 등 동맥경화성 질환의 위험성을 낮춰준다. 예를 들면, 엽산 섭취가 뇌졸중의 일차 예방에 효과적이라는 메타분석이 보고되었다.

임신 초기의 엽산 섭취는 태아의 신경관결손증(신경관폐색장애)의 위험성 감소에 효과적이다. 미국은 1998년부터 시리얼 등의 식품에 엽산을 첨가하기 시작했으며(엽산강화표시가 있는 시리얼 100g당 엽산 140㎍이 함유), 임신을 계획하고 있는 여성에게 일일 400㎍의 엽산 섭취를 권장하고 있다.

엽산에 의한 항암 작용도 시사되고 있다. 엽산 섭취가 유방암, 대장암, 췌장암의 발병 위험성 감소와 연관이 있다는 보고가 있다.

용법용량	일일 권장섭취량(RDA)은 30~49세의 성인남녀를 기준으로 240㎍, 상한량은 1,000㎍이다.
주의사항	동일한 작용기전을 가진 성분과의 병용에 주의
부작용	적정량 사용의 허용성이 높다. 고용량 및 장기 투여로 인해 소화기 증상과 신경계 증상을 유발할 수 있다. 알레르기 및 과민증을 일으킬 수 있다.
상호작용	엽산과 일부 의약품과의 상호작용이 알려져 있으며, 병용에 주의를 해야한다(의약품 첨부문서 확인).

영지버섯 reishi mushroom
학명: Ganoderma lucidum

영지버섯은 불로초과에 속하는 진균류로 중국 전통의학에서 약재로 사용되어 왔다. 유효성분으로 β-D-글루칸 등의 다당류와 가노데릭산 등의 트리테르펜류가 풍부하게 함유되어 있어, 면역 활성 작용과 항암 작용을 나타낸다. 또한, 헤미셀룰로스라는 식이섬유에도 항암 작용이 확인되었다. 예를 들어, β-D-글루칸은 대식세포의 활성화, TNFα와 IL-10의 생성 촉진과 같은 작용이 보고되었다. 배양 균사체에서 분리된 테르펜류는 항종양 작용을 나타냈으며, 이는 카노데릭산의 작용으로 추정된다. 그 외 에르고스테롤, 쿠마린류, 정유 성분 등의 성분이 상정되고 있다.

영지버섯의 작용으로 혈소판 응집 억제 작용과 고혈압 개선 작용이 시사되고 있다. 동물실험과 인간의 암세포를 대상으로 한 기초연구에서 영지버섯에 의한 면역 활성 작용, 항암 작용, 고지혈증(이상지질혈증) 개선 작용, 고혈압 개선 작용, 항히스타민 작용이 보고되었다. 예로 증례 보고에서 영지버섯을 포함한 버섯류와 대두 이소플라본의 건강기능식품에 의해 전립선암에 대한 효과를 보인 연구가 있다. 또한 최근에는 혈당 상승 억제 작용, 방사선 방어 작용, 항산화 작용, 멜라닌 합성 억제 작용 등이 시사되었다. 그러나 양질의 임상시험은 아직 충분하지 않기 때문에 향후 연구 성과가 기대된다.

효과	면역 활성/항암/고혈압, 당뇨, 이상지질혈증 개선
효능: 보통	안전성: 우수
주요성분	β-D-글루칸 등의 다당류, 가노데릭산 등의 트리테르펜류, 헤미셀룰로스, 에르고스테롤
작용	- 면역 활설 작용/항암 작용/고지혈증(지질이상혈증) 개선 작용/고혈압개선 작용/혈소판 응집 억제 작용/항히스타민 작용 - 면역 활성 작용/항암 작용/항산화 작용/지질대사 개선 작용/신경 쇠약증 개선 작용
용법용량	확립되지 않음
주의사항	동일한 작용기전을 가진 성분과의 병용에 주의
부작용	적정량 사용의 허용성이 높음
상호작용	현재로서 의약품과의 상호작용으로 인한 유해사항이 보고된 바 없음
비고	현재로서 암치료와 영지버섯과의 상호작용으로 인한 유해사항이 알려진 바 없다. 따라서, 적절한 제품을 알레르기 및 과민증이 없는 대상자가 의사의 지시 하에 병용하는 경우, 영지버섯 제품을 암치료의 보완치료로서 사용할 수 있다 생각된다. 단, 효능과 안전성에 대한 평가는 향후 과학적 근거에 따라 변경될 수 있다. 또한, 비용 효율성 측면에서의 판단도 중요하다.

예덕나무 Mallotus
학명: Mallotus Japonicus

예덕나무는 대극과의 낙엽교목으로 동아시아부터 열대아시아까지 널리 분포되어 있다. 예덕나무 껍질은 고미건위약으로 사용되며, 예덕나무 엑기스(말린나무껍질 추출엑기스)는 위장기능 조절약(의약품)과 스트레스성 위장병 치료약(의약품)으로 인정받아 과민성 대장 증후군의 배변이상 개선과 과민성대장증후군(irritable colon)에 사용된다. 건강기능식품으로 예덕나무 껍질 추출물에 의한 과민성 대장 증후군의 정장 작용을 소구로 내세우고 있다.

기초연구에서 말린 예덕나무 껍질 추출물의 사하(瀉下) 작용(독, 열, 체한 것이 설사로 배설되도록 하는 작용), 지사 작용, 유문결찰궤양 억제 작용이 보고되었다. 예덕나무 껍질에 함유된 베르게닌이 절식, 레세르핀 투여, 세로토닌 투여 및 구속에 의한 결찰을 개선함과 동시에 유문결찰 하에서 위액 분비를 억제한다. 또한, 베르게닌에 의한 간보호 작용도 나타났다. 예덕나무 잎은 항산화 작용, LDL콜레스테롤 산화 억제 작용을 보인다. 예덕나무 열매 껍질 성분인 플로로글루시놀 유도체를 사용한 실험에서는 암세포에 대한 세포장애 작용과 항종양 활성, 항발암 프로모터 활성, 항바이러스 작용(단순

포진 헤르페스 1형), HIV역전사효소 억제 작용, 대식세포 활성화 억제 작용을 나타냈다.

효과	정장 작용/과민성대장증후군의 배변이상 개선
효능: 양호	안전성: 우수
주요성분	예덕나무 껍질: 폴리페놀의 일종인 베르게닌(bergenin)및 그 유도체. Mallojaponin, mallonin, mallotusinin, mallotinic acid, mallotusinic acid 등의 탄닌류.
작용	- 나무껍질 엑기스: 소화성궤양 개선 작용/간보호 작용/항산화 작용 - 나무껍질 엑기스: 과민성대장증후군의 정장 작용
용법용량	의약품의 예로 예덕나무 추출물 135mg을 1회 2정(270mg), 일일 3회 경구 투여
주의사항	동일한 작용기전을 가진 성분과의 병용에 주의
부작용	적정량 사용의 허용성이 높음. 복통과 복부 팽만감 등 소화계 증상
상호작용	특이사항 없음

오르니틴 ornithine, L-ornithine

오르니틴은 아미노산의 일종으로 재첩과 같은 조개 등의 식재료에 비교적 많이 존재한다. 체내 단백질을 구성하는 것이 아닌 유리 아미노산으로서, 간과 골격근 등에 다채롭게 기능을 발휘한다.

오르니틴 작용에 관한 예비 연구에서 간에서 해독 역할, 성장 호르몬 분비 촉진 작용을 통해 제지방 체중의 증가 효과, 면역 활성 작용 등이 보고되었다. 건강기능식품으로 운동선수들 간에는 근력 강화를 목적으로 사용한 사례도 있다.

일반 식재료에서 유래하는 성분으로 적정량 사용의 허용성이 높다. 현재로서 의약품과 건강기능식품과의 상호작용으로 인한 유해반응이 보고된 바는 없다.

효과	성장 호르몬분비 촉진/인슐린저항성 개선/제지방체중 증가/간보호
효능: 보통 안전성: 우수	

옥시카인 oxykine

옥시카인이란 남프랑스 아비뇽 지방에서 재배되는 보클시안종 멜론에서 추출되는 SOD(과산화물제거효소, superoxide dismutase)와 유사한 물질이다. 옥시카인은 멜론 추출물을 밀에서 유래하는 단백질의 일종인 글리아딘(gliadin)으로 코팅한 성분이며 효능과 효과는 SOD와 유사한 활성을 나타낸다.

각종 기초연구에서 당뇨병으로 인한 산화장애 억제 작용, 당뇨병성 신장장애 억제 작용, 항종양 작용 및 종양전이 억제 작용 등 옥시카인의 항산화 작용이 보고되었다. 일반 식재에 가까운 성분으로 적정량 사용의 허용성이 높다. 단, 멜론이나 밀에 대한 알레르기가 있는 경우에는 만약을 위해 주의해야 한다. 현재로서 의약품, 건강기능식품, 식품과의 상호작용으로 인한 유해사항이 보고된 바 없다. 기초연구와 임상시험이 아직 충분하지 않아 향후 연구가 더 필요하다.

효과	항산화
효능: 보통	안전성: 우수

옥타코사놀 octacosanol, octacosyl alcohol

옥타코사놀은 쌀겨, 밀배아, 사탕수수 등에 존재하는 장쇄 알코올류의 일종이다. 건강기능식품으로 운동능 향상, 신경질환 개선을 목적으로 사용된다.

기초연구에서 옥타코사놀이 지방세포의 축척을 억제하고, 근육세포의 유리지방산 동원을 증가시킨다는 보고가 있다. 옥타코사놀은 운동 시 지구력과 내구력 향상에 사용되기도 한다. 건강한 지원자를 대상으로 한 연구에서 밀배아 오일 유래의 옥타코사놀 투여와 운동 트레이닝 병용에 의해 운동능 향상이 시사되었다. 또한, 옥타코사놀에 의한 파킨슨병 환자의 증상 개선 작용도 나타났다. 그 외에도 ALS(근위축성 측색경화증, amyotrophiclateral sclerosis)에 대한 투여 사례도 알려져있다.

일반 식재료에서 유래하는 성분으로 적정량 사용의 허용성이 높다. 현재로서 상호작용으로 인한 유해반응이 보고된 바 없다.

효과	운동능 향상/파킨슨병 증상 개선
효능: 보통	안전성: 우수

올리고당 oligosaccharide

올리고당(oligosaccharide)은 2~10개 정도의 단당이 글리코시드 결합으로 연결된 탄수화물을 총칭한다. 올리고당은 식물에 저장물질로 널리 분포되어 있으며, 동물에는 복합당질로 함유되어 있다. 구체적으로 갈락토올리고당, 자일로올리고당, 프락토올리고당, 대두올리고당, 이소말토올리고당, 유과올리고당, 락툴로즈(lactulose)등이 알려져 있다. 올리고당의 특징으로 소화효소의 영향을 받지 않고(난소화성) 대장까지 도달하여 유익균인 비피더스균 등의 유산균을 증가시키고 유해균을 억제한다는 점을 들 수 있다. 최근 올리고당이 프리바이오틱스(prebiotics)로서 기능성이 주목받고 있어 건강기능식품의 성분으로 사용되고 있다.

유산균 Lactobacillus와 비피더스균(Bifidobacterium)과 같이 장내 세균총의 밸런스를 개선하고 건강 유지에 기여하는 기능성 성분을 프로바이오틱스(probiotics)라 한다. 이에 반해 프리바이오틱스는 난소화성 식품 성분으로 장내 세균총에 존재하는 유익균의 증식과 활성화 촉진 작용을 통해 숙주의 건강 증진에 기여한다. 난소화성 올리고당류는 대표적인 프리바이오틱스이다.

프리바이오틱스를 섭취하면, 비피더스균 등의 특정 균종이 증가하여 장내 세포총이 유의하게 변한다. 또한, 프리바이오틱스는 장내 발효 작용을 통해 지질대사에도 영향을 미친다. 따라서, 프리바이오틱스와 프로바이오틱스를 적절히 조합해 섭취(synbiotics)하면, 장내 세균총의 균형을 개선하고 건강유지 및 질병 예방의 효과를 얻을 수 있다고 알려져 있다.

효과	정장 작용/유익균(유산균 및 비피더스균) 증가
효능: 우수 안전성: 우수	

올리브 잎 olive leaf
학명: Olea europaea

올리브는 열매와 오일이 식용으로 사용되며, 특히 올리브 오일의 기능성이 잘 알려져 있어 식품과 화장품에 많이 사용되고 있다. 한편, 올리브 잎은 전통의학과 민간요법으로 각종 감염증과 생활습관병에 사용되어 왔다. 올리브 잎에는 페놀 화합물의 일종인 올레우로페인(oleuropein)이 존재하며 항산화 작용과 정균 작용의 효능을 나타내고 있다.

기초연구에서 올리브 잎 추출물에 의한 항산화 작용, 강압 작용, 혈당 강하 작용, 요산 저하 작용, 항부정맥 작용이 보고되었다. 예비 임삼시험에서는 고혈압과 당뇨병에 대한 효과가 시사되었다.

효과	고혈압/당뇨병/항산화
효능: 보통	안전성: 우수
주요성분	페놀 화합물의 일종인 올레우로페인(oleuropein). 플라보노이드류 루테올린(luteolin), 헤스페리딘(hesperidin), 루틴(rutin), 아피제닌(apigenin), 퀘르세틴(quercetin), 캄프페롤(kaempferol) 등.
작용기전	- 항산화 작용/항균 작용/항바이러스 작용/항보체 활성/항부정맥 작용/강압 작용 및 혈당 강하 작용 및 요산 저하 작용/방사선장애 보호 작용

	- 본태성고혈압 개선 작용/혈당 강하 작용
용법용량	확립되지 않음
주의사항	동일한 작용기전을 가진 성분과의 병용에 주의
부작용	적정량 사용의 허용성이 높음
상호작용	현재로서 의약품과의 상호작용으로 인한 유해반응이 보고된 바 없음. 단, 올리브 잎이 가진 작용으로 미루어 볼 때 다음과 같은 의약품에 대해서는 이론적으로 상호작용이 있을 수 있음. - 고혈압 치료제 - 당뇨병 치료제
비고	올리브 오일의 기능성의 심혈관질환, 고콜레스테롤혈증, 고혈압, 류마티스관절염, 유방암, 대장암에 대한 위험성 감소 효과가 인정되었다.

요오드 iodine

화학명: I

요오드는 갑상선 호르몬의 구성 성분이 되는 필수 미네랄로, 갑상선에 축적되는 성질을 가졌다. 다시마나 미역 등의 해조류에 풍부하게 함유되어 있다. 세계 각지에서 요오드 결핍으로 인한 갑상선 질환이 발생하고 있지만, 국내 결핍증 발생은 드물다.

섭취된 요오드는 장에서 흡수되어 소변으로 배출된다. 체내에 존재하는 요오드의 70~80%는 갑상선에 축적되어, 티록신(T4)이나

트리요오드티로닌(T3)과 같은 갑상선 호르몬의 구성 요소가 된다. 지금까지 수많은 연구가 진행되어 그 효과와 안전성이 확인되었다. 전 세계적으로 요오드 결핍증이 문제가 되고 있으며, 섭취부족을 예방하기 위한 정책이 시행되고 있다. 예를 들어, 미국에서는 1920년대부터 식용 소금에 요오드를 첨가하고 있다.

해조류를 원료로 한 건강기능식품을 이용하는 경우에는 식이 섭취기준에 따라 이용한다.

요오드는 부족해도 과다해도 갑상선 선종(비대)을 유발한다. 실제로 다시마류를 대량으로 섭취하는 지역에서 과다섭취로 인한 갑상선 선종이 보고되었으며, 요오드의 상한량이 일일 3,000㎍(3mg)인 것에 비해, 해당 지역은 80mg을 섭취한다는 보고가 있었다. 단, 요오드가 함유된 건강기능식품이 원인이 되는 부작용은 알려지지 않았다. 해조류 등 요오드가 함유된 원료를 사용한 건강기능식품을 섭취기준량에 따라 섭취한다면 허용성은 높을 것으로 추정된다.

용법용량	일일 권장섭취량(RDA)은 30~49세 성인남녀를 기준으로 150㎍, 상한량은 3,000㎍이다. 또한, 일반 식이를 통한 일시적인 상한량 초과는 건강이상을 초래하지 않는다.
주의사항	동일한 작용기전을 가진 성분과의 병용에 주의
부작용	적정량 사용의 허용성이 높음

울금(강황) turmeric
학명: Curcuma longa

울금은 생강과 식물로 카레 분말과 머스타드 등 향신료나 식용 색소로 사용된다. 또한, 약용식물로서 아시아 국가 전통의학에서 소화기 계통 질환을 중심으로 널리 이용되어 왔다. 예를 들어, 인도 전통의학인 아유르베다에서 울금은 신체기능유지, 소화관 기능과 간기능 유지, 생리기능 개선, 담석증 개선, 관절염 개선 등의 질환과 병태에 사용되어 왔다. 중국 전통의학에서는 소화기 계통과 비뇨기 계통 기능 부전, 담석증과 생리통에 사용되는 성분이다.

울금의 주성분은 커큐민과 각종 정유이며, 기초연구에서 항염증 작용과 항산화 작용, 세포증식 억제 작용, 항암 작용이 보고되었다. 인체 임상시험은 아직 충분하지 않지만 소화기능 부전 개선과 소화성 궤양 개선작용, 과민성대장증후군에 동반되는 증상 개선, 퇴행성관절염과 류마티스관절염에 동반되는 증상 개선, 고지혈증(이상지질혈증) 개선 작용, 간기능 보호 작용 등이 시사되었다.

효과	소화불량 개선/항염증/항산화
효능: 보통	안전성: 우수
주요성분	약용 부위는 뿌리줄기이며, 주요 유효성분은 노란색소 '커큐민 curcumin' (diferuloymethane)으로 대표되는 커큐미노

	이드류 α, β 투르메론(tumerone) 등을 함유한 정유. 커큐미노이드류에는 bisdemethoxycurcumin과 demethoxy-curcumin등도 있다.
작용	- 항암 작용/항혈소판 작용/소화성궤양 억제/간보호 작용/담즙분비 촉진 작용/지질대사 개선 작용/총콜레스테롤수치 및 LDL 콜레스테롤수치 감소 작용/HDL콜레스테롤 상승 작용/혈청 과산화지질 감소 작용/간cholesterol-7α-hydroxylase 활성 증진 작용/항염증 작용/항산화 작용/심근장애 억제 작용/항알레르기 작용/면역 활성 작용/항균 작용/항바이러스 작용/당뇨병성 신장장애 경감 - 소화불량 개선 작용/소화성궤양 개선/과민성대장증후군에 동반되는 증상 개선/퇴행성관절염 및 류마티스관절염에 동반되는 증상 개선 작용/고지혈증(이상지질혈증) 개선 작용/항염증 작용/만성전부 포도막염 개선작용
용법용량	울금은 표준화된 제품 규격이 없어 제품에 따라 주요성분 함유량이 크게 다르며, 95% 커큐미노이드류를 함유한 규격을 표준으로 삼고 있다. 말린 울금 뿌리에는 3~5% 커큐민이 함유되어 있다. 임상시험 및 증례 시리즈에는 다음과 같은 용법·용량이 있다. - 위장병 및 소화불량: 말린뿌리 분말을 일일 1,000mg(4회 분할) 7일간 - 대장암: 일일 440~2,200mg의 울금(커큐민 양은 36~180mg)을 4개월간 - 항종양: 울금 일일 1,500mg 15~30일간 - 담석산통발작: 커큐민으로 1회 45mg - 담낭수축: 커큐민으로 1회 20mg - 위궤양: 울금뿌리 분말 일일 1,000mg

	- 십이지장궤양: 울금 일일 6g
	- 고지혈증(이상지질혈증): 커큐민 일일 500mg 7일간
	- 항염증: 커큐민 일일 400mg 5일간
	- 류마티스 관절염: 커큐민 일일 1,200mg
주의사항	동일한 작용기전을 가진 성분과의 병용에 주의. 활동성 담낭질환이 있는 환자와 담도폐쇄증 환자에게는 투여하지 않는다.
부작용	적정량 사용의 허용성이 높음. 미국 GRAS(generally recognized as safe)로 분류되어 있다.
상호작용	현재로서 의약품과의 상호작용으로 인한 유해반응이 보고된 바 없음. 단, 울금이 가진 작용으로 미루어 볼 때 다음과 같은 의약품들에 대해서는 이론적인 상호작용이 나타날 수 있다. - 시토크롬 P450 분자종 가운데 CYP1A1/1A2, 2B1/2B2, 2E1에 관련된 제제 - 항응고제 및 혈소판기능억제제 - 고지혈증(치료)약 - 아드리아마이신(염산 독소루비신)
비고	울금이라는 명칭은 일반적으로 가을울금(Curcuma longa, turmeric), 봄울금(Curcuma aromatica, 강황), 보라색울금(Curcuma zedoaria, 봉술, 아출), 자바울금(Curcuma xanthorrhiza, Curcuma xanthorrhiza Boxb, kunyit) 등을 가리킨다. 울금의 건강기능식품으로 주로 가을울금의 뿌리 줄기가 사용되는 경우가 많다. 가을울금은 커큐민 함유량이 높고 봄울금은 정유가 높다. 보라색울금(봉술)은 방향건위제로 사용된다.

유산균 Lactobacillus

학명: Lactobacillus species, Bifidobacterium species

유산균은 당류를 분해하여 젖산을 생성하는 균의 총칭이다. 비피더스균(Bifidobacterium species)과 아시도필루스균(Lactobacillus acidophilus)이 균형을 개선하고, 숙주에게 유익한 작용을 하는 프로바이오틱스로서 유산균이 주목받고 있다. 유산균의 기능성으로 면역 조절 작용, 알레르기 증상 완화 작용, 염증성 장질환 개선 작용, 정장 작용 등이 있다. 또한, 올리고당은 유산균을 이용하는 당류로, 유익균의 영양 공급원으로서 건강기능식품에도 배합된다. 유산균은 발효유와 발효 제품, 유산균 음료, 유제품 등에 사용된다. 대표적인 균종으로 발효유 및 유산균음료에 사용되는 유산간균인 Lactobacillus delbrueckii나 Lactobacillus helveticus, 유산구균인 Lactococcus lactis가 있다. 또한, Lac-B. creve나 B. bifidum와 같은 비피더스균(Bifidobacterium)이 알려져 있다.

유산균 작용을 검증한 임상연구가 많이 보고되고 있으며, 설사 예방 및 치료와 같은 정장 작용, 항생제 복용으로 인한 설사 치료, 항파일로리균 작용, 아토피성 피부염 개선, 칸디다성 질염 재발 예방 효과가 입증되었다.

일반적으로 적정량 사용의 허용성이 높다. 또한 의약품, 건강기능식품, 식품과의 상호작용으로 인한 유해사항이 보고된 바 없다.

효과	정장 작용(설사 예방 및 치료, 장 연동운동 조정, 장내세균총 균형 조절, 유해균 증식 억제)/장내세균총 이상으로 인한 증상 개선/면역 활성/알레르기 완화/염증성 장질환 개선/파일로리균 억제
효능: 우수　안전성: 우수	

율무 job's tears, coix seed
학명: Coix lacryma-jobi

율무는 벼과 율무속에 속하는 식물로, 씨앗이 건강 식품이나 차 음료에 사용된다. 한편, 한방에서는 씨앗을 한약재 의이인(薏苡仁)으로 사용해 왔다.

씨앗에서 코익세노라이드(coixenolide)라는 유효성분이 발견되었다. 그 외 식물스테롤과 감마 토코페롤 등이 존재한다.

기초연구에서 대식세포 활성화 작용, 항염증 작용, 항암 작용, 항비만 작용 및 지질대사 개선 작용을 나타냈다. 예비 임상시험에서 말초혈 림프구 서브세트에 대한 영향이 시사되었다.

한방에서는 종피(껍질)를 제거한 성숙 종자가 이뇨, 소염, 진통, 배농, 우췌(사마귀), 습진 등에 사용되어 왔다.

식용으로 율무 유래의 건강기능식품이 피부미용과 자양강장을 목적으로 이용되고 있다.

전통의학에서 사용되는 성분으로 적정량 사용의 허용성이 높다. 현재로서 의약품과의 상호작용으로 인한 유해사항이 보고된 바 없다.

효과	피부 미용(건강기능식품)/이뇨, 소염, 진통, 배농, 강장 등(한방)
효능: 양호	안전성: 우수

은행나무 추출물 Ginkgo biloba extract
학명: Ginkgo biloba

은행나무의 종자는 중국 전통의학과 일본 한방에서 생약으로 사용되어 왔다. 유럽에서 수많은 임상시험을 통해 은행나무 잎 추출물 제제(GBE, Ginkgo biloba extract)에 대한 검증이 이루어졌으며, 일정한 효능과 효과가 입증되었다. 현재 은행잎 추출물(GBE)은 미국 등에서 가장 많이 사용되는 허브 건강기능식품중 하나이다. 은행잎 추출물은 뇌혈관성 및 알츠하이머병 인지증에 동반되는 증상을 개선하는 작용을 나타낸다. 또한, 폐색성 동맥경화증에 동반되는 간헐성파행증을 개선한다. 게다가 현기증과 이명 개선, 고령자의 인지기능 개선을 시사하는 데이터도 있다. 적정량 사용에 관한 허용성이 높으나 항응고 작용이 있어 출혈 경향에 대한 몇 개의 증례보고가 있으므로 항응고제와 같은 약제와 병용 시에는 주의가 필요하다.

효과	인지증 예방과 치료/말초혈관장애에 따른 간헐성파행 개선
효능: 우수	안전성: 우수
주요성분	플라보노이드류(퀘르세틴, 캄프페롤, 이소람네틴 등), 테르펜류(징코라이드ginkgolides A/B/C/M/J, 비로바라이드bilobalide 등)
작용	- 항산화 작용/혈관평활근 이완 작용/간보호 작용/혈당 조절 작용/항불안 작용/시스플라틴 독성 경감 작용 - 인지증 및 알츠하이머 증상 개선/뇌기능 부전(기억장애, 우울증, 이명 등)증상 개선/기억력 개선 작용 및 고차뇌기능 활성 작용/폐색성 동맥경화증 등 하지혈관장애에 동반되는 간헐성파행 개선/뇌경색 후유증 개선/고혈압, 이명, 고산병, 현기증, 당뇨병성 망막정증, 황반변성증, 생리전증후군, SSRI 복용에 동반되는 성기능 장애 개선
용법용량	- 성인은 표준화된 건조추출제제(GBD)를 일일 80~240mg 복용. 일반적으로 40~60mg의 정제 또는 캡슐을 일일 2~3회 복용 - 간헐성파행에는 일일 120mg보다 240mg이 효과적 - 인지증에는 일일 120~240mg을 3회 나눠 투여한 임상시험이 많음 - 심신 장애가 없는 자를 대상으로 기억력 개선이 목적인 임상

	시험에서는 일일 120~360mg를 3회 나눠 투여 - 이명이나 현기증에는 일일 120~160mg를 2~3회에 나눠 투여. 효과 판정은 4~8주 정도 지속한 후에 실시. 또한, 임상시험에는 플라보노이드류 22~27%와 데르펜류 5~7%를 함유하도록 표준화된 GBE가 사용됨.
주의사항	동일한 작용기전을 가진 성분과의 병용에 주의
부작용	적정량 사용의 허용성이 높음. 미국에서 GBE투여 중 출혈성 질환이 발병한 사례가 몇 건 보고됨. GBE 투여로 인한 출혈성 질환 발병이 인과관계가 있다고 하더라도 매우 드문 부작용으로 생각된다.
상호작용	현재로서 의약품과의 상호작용으로 인한 유해사항이 보고된 바 없음. 단, 은행잎 추출물의 작용으로 미루어 볼 때 다음과 같은 의약품들에 대해 이론적으로 상호작용이 있을 수 있다. - 시토크롬 P450의 분자종 가운데 CYP1A2, 2B, 2C9, 2C19, 2D6, 2E1, 3A4에 관련된 제제 - 아세틸콜린에스테라제 억제제(도네페질염산 등) - 항간질제 - 항응고제 및 혈소판기능억제제 - 강압제 - 딜티아젬(Diltiazem) - 모노아민옥시다제(MAO) 억제제 - 인슐린약제 - 선택적 세로토닌 재흡수 억제제(SSRI) - 티아지드계 이뇨제 - triazolopyridine계 항우울제(트라조돈염산) - 시트르산실데나필 - 5-플루오로우라실

| 비고 | 이론적으로 항응고제 및 항혈소판제와 병용하면 출혈 경향의 증가가 추론되므로 주의가 필요하다. 수술 시 출혈경향(수술 후 출혈 등)에도 주의해야 한다. 외과적 처치 2주 전에는 복용을 중단한다. 또한, 심신 장애가 없는 자에게 은행잎 추출물을 투여한 시험에서는 혈액응고능에 변화를 보이지 않았다. |

이소류신 isoleucine

이소류신은 필수 아미노산 중 하나이며, 분자 구조상의 특징으로 발린, 류신과 함께 가지사슬 아미노산(cranched chain amino acid; BCAA)이라 일컫는다. BCAA는 안정화된 인간 근육 조직에서 단백질 합성 속도 증진 및 단백질 붕괴 속도 억제를 통해 단백질 동화 작용을 나타낸다. 또한, 지구력 운동 후 회복기에도 BCAA는 인간 근육 조직에서 단백질 동화작용을 나타낸다. 이러한 작용은 단백질 합성 조절에 있어 정보 전달 기구에 관여하는 각종 분자에 작용을 통해 발현한다.

최근 BCAA의 기능성을 검증한 연구에서 당 대사와 지질 대사에 대한 조절작용이 시사되었다. 예를 들어 이소류신 투여에 의한 골격근에서 당 섭취 촉진과 간기능에서 당 생성 억제를 통한 혈당 강하 작용 등의 보고가 있었다. 향후, BCAA의 대사 조절 요인의 임상적 의의에 대한 해명이 기대된다.

효능: 양호   안전성: 우수

이소말토올리고당 isomalto-oligosaccharide

이소말토올리고당은 글루코스(포도당)을 구성하는 단순당으로 올리고당의 일종이다(올리고당은 2~10개 정도 단순당이 글리코시드 결합으로 연결되는 탄수화물을 일컫는다). 이소말토올리고당은 미림이나 된장, 간장과 같은 전통 식재료에 존재하는 외에도 단맛을 재는 재료로 공업적인 생산이 가능하다. 이소말토올리고당은 프리바이오틱스(prebiotics)로서의 기능성이 주목받고 있으며, 소화효소의 영향을 받지 않고(난소화성) 대장까지 도달해요 유익균인 비피더스균을 증가시키고 유해균을 억제하는 특징이 있다. 인체 임상시험에서는 이소말토올리고당에 의한 정장 작용이 확인되었으며, 적정량 사용의 허용성이 높다.

임상시험에서 이소말토올리고당을 일일 30g을 4주간 투여 혹은 10g을 30일간 투여한 사례가 있다.

효과	정장 작용/비피더스균 증가

효능: 우수   안전성: 우수

이탈리아목형 Chaste tree, Monk's Pepper
학명: Vitex agnus castus

이탈리아목형은 유럽 전통의학에서 사용되어 온 순비기나무아과의 약용식물이다. 열매 추출물이 생리전증후군(PMS), 생리불순, 황체기능부전증, 고 프로락틴 혈증, 불임, 여드름, 갱년기 장애 등 부인과 질환에 사용되어 왔다. 독일 커미션 E는 이탈리아목형의 적응증(indication)으로 생리불순, 생리전증후군, 유방통을 꼽았다. 이탈리아목형의 작용은 황체와 유사하다고 여겨지며, 황체형성 호르몬과 난포자극 호르몬에 영향을 주지 않고 도파민을 통해 프로락틴 분비를 조절한다. β엔돌핀과 오피오이드 수용체로의 결합을 통한 작용도 한다.

임상연구에서 생리전증후군에 동반되는 증상(유방통, 신경증상, 두통, 변비)의 개선 효과, 월경 전 불쾌장애(pre-menstrual dysphoric disorder, PMDD) 개선 효과 등이 알려져 있다. 또한 황체기능부전 및 생리불순으로 인한 불임증 환자에게 이탈리아목형 추출물이 임신 증가에 효과가 있다는 보고가 있다. 한편 유럽 민간요법으로 이탈리아목형이 모유 분비 촉진을 목적으로 사용되어 왔으나 임상시험에 의한 자료는 충분하지 않다.

효과	생리전증후군(PMS)/불임/생리불순/황체기능부전증/고 프로락틴 혈증/여드름/갱년기장애
효능: 우수　안전성: 우수	
주요성분	약용으로 쓰이는 부분은 열매, 종자, 잎. 열매에는 각종 플라보노이드류(casticin 등), 이리도이드(iridoids)가 함유. 정유 성분으로 리모넨(limonene), 시네올(cineol), 피넨(pinene), 사비넨(sabinene)등이 존재한다.
작용	생리전증후군(PMS)에 동반되는 증상 개선/월경 전 불쾌장애 개선
용법용량	이탈리아목형 열매 추출물을 일일 20mg용량으로 몇 주에서 수개월간 투여.
주의사항	동일한 작용기전을 가진 성분과의 병용에 주의
부작용	적정량 사용의 허용성이 높음. 드물게 메스꺼움 및 구토 등의 소화기 증상, 두통, 현기증, 구강건조, 생리불순, 여드름, 발진, 가려움증과 같은 부작용이 나타날 수 있음
상호작용	현재로서 의약품, 건강기능식품, 식품과의 상호작용으로 인한 유해사항이 보고된 바 없음

인 phosphorus
화학명: P

인은 우리 몸을 구성하는 미네랄 중 하나로 체중의 1% 정도를 차지한다. 단독이 아닌 인산염으로 존재하며, 대부분이 인산칼슘으로써 뼈에 존재한다. 그 외 각 조직 장기나 혈액 등에도 존재한다. 인은 세포막의 구성성분으로 중요하며 물질 운반과 에너지 저장에 관여한다. 혈액이나 간질액의 완충액으로서도 중요한 역할을 한다.

적절한 식단을 통해 섭취하는 경우 결핍되는 일은 거의 없다. 인의 건강 효과로 뼈와 치아의 건강 유지, 유산소 운동 성능 향상, 신장결석 예방 등이 시사되고 있다. 인이 필요한 상태에서는 인산칼슘, 인산칼륨, 인산나트륨 등을 보충한다.

일반적인 영양소로 일정의 안전성이 보장된다. 단, 칼슘, 칼륨, 나트륨과 같은 인산염의 종류에 따라 섭취가 바람직하지 않은 병증도 있으므로 주의가 필요하다. 인이 함유된 건강기능식품과 관련된 건강피해 사례는 알려진 바 없다.

용법용량　　일일 섭취기준량은 30~49세 성인을 기준으로 남성 1,050mg, 여성 900mg, 상한량 3,500mg이다. 또한, 일반 식이를 통한 일시적인 상한량 초과는 건강이상을 초래하지 않는다.

인삼 Asian ginseng, Korean ginseng, Japanese ginseng, Chinese ginseng
학명: Panax ginseng

인삼은 두릅나무과에 속하는 생약으로 중국 전통 의학에서 처방과 한약에 사용되며 일본약전에서는 인삼의 효능으로 허약체질 개선과 육체피로 회복, 병중병후의 체력 회복을 꼽고 있다. 또한, 인삼은 같은 두릅나무과인 전칠인삼과는 유효성분 종류와 함유량에 차이가 있다. 인삼의 대표적인 유효성분은 사포닌 배당체로 분류되는 진세노사이드(ginsenoside)이다. 진세노사이드는 Ra1, Ra2, Ra3, Rb1, Rc, Rd 등 약 30종류 가까이 알려져 있다. 진세노사이드는 중추신경계에서 자극과 억제에 작용한다. 따라서, 인삼의 아답토젠 작용은 생체 항상성을 유지하기 위한 시너지 작용에 기반한 것으로 상정된다.

기초연구에서 항산화 작용, 항바이러스 작용, 항스트레스 작용, 항당뇨병 작용, 항암 작용, 순환 개선 작용 등이 나타났다. 예비 임상연구에서 인지기능 개선, 심혈관질환 예방 및 개선, 협심증 치료, 고지혈증(이상지질혈증) 개선, 혈당 콜레스테롤 개선, 암 환자의 삶의 질 개선, 발기장애 개선, 운동 내용능 개선 등이 시사되었다.

전통 의학에서 사용되어 온 생약 성분으로 적정량 사용의 허용성이 높을 것으로 상정된다. 단, 임신 중이거나 수유 중에는 사용을 피해야 한다. 인삼의 성분에 대해 구갈감과 심장 두근거림, 발진, 메스꺼움, 구토, 불면증이 나타날 수 있다. 알레르기, 과민증, 소화기 증상, 피부 증상을 유발할 수 있다.

현재로서 의약품과의 상호작용으로 인한 유해반응이 보고된 바 없다. 단, 인삼이 가진 작용으로 미루어 볼 때 유사한 효능을 가진 성분과 이론적으로 상호작용이 있을 수 있다. 또한, 시토크롬 P450에 대한 인삼의 작용에 대해서 CYP1A2, 2D6, 2E1, 3A4의 활성에 유의한 영향을 미치지 않는다는 보고가 있는 반면, CYP2D6 저해나 CYP3A4 유도를 나타낸 연구도 있다. 임상적 의의는 명확하지 않으나 해당 의약품과의 병용에는 주의해야 한다. 와파린과 인삼과의 병용을 실시한 임상시험에서 S-warfarin 또는 R-warfarin의 동태에 변화가 없어 상호작용이 인정되지 않았다. 한편, 인삼이 S-warfarin의 클리어런스를 증가시킨 보고가 있다.

효과	아답토젠/스태미나 보충 및 피로회복/허약체질 개선 및 체력 회복/항스트레스/수족냉증 개선/혈소판 응집 저해/발기 장애 개선/항암/항염증/항산화/면역 활성

잎새버섯 hen of the woods, dancing mushroom
학명: Grifola frondosa

잎새버섯은 왕잎새버섯과에 속하는 식용 버섯이다. 잎새버섯의 성분이 암, 당뇨병, 고지혈증(이상지질혈증)과 같은 생활습관병에 대해 효과를 나타내고 있다.

기초연구에서 면역 활성 작용, 항종양 작용, 항균 작용, 혈당 강하 작용, 고혈압 개선 작용, 고지혈증(이상지질혈증) 개선 작용 등이 보고되었다.

예비 임상연구에 따르면 스테이지 II~IV 단계의 암환자에게 잎새버섯 추출물을 투여한 결과, 종양 조직 축소 및 증상 개선이 인정된 비율은 간암 환자 58.3%, 유방암 환자 68.8%, 폐암 환자 62.5% 로 나타났다. 반면 백혈병, 위암, 뇌종양에서는 10~20% 정도의 개선율을 보였다고 한다. 또한, 잎새버섯을 항암제와 병용할 경우, 화학요법 단독에 비해 면역 반응 세포의 활성이 1.2~1.4배 높아진다는 자료도 있다. 단, 인체를 대상으로한 양질의 임상시험이 충분하지 않아 향후 연구성과를 기대하는 바이다.

효과	항암/면역활성/당뇨병, 고지혈증, 고혈압 개선

효능: 보통   안전성: 우수

주요성분	주요 유효성분은 다당류인 β글루칸으로 1,3-β과 1,6-β글루칸이 특징이며, α글루칸, 에스고스테롤, 인지질 등도 존재한다. 다당류가 함유된 MD-fraction과 D-fraction에 의한 항종양 작용이 높다.
작용	- 면역 활성 작용/항종양 작용/항균 작용/혈당 강하 작용/고혈압 개선작용/고지혈증(이상지질혈증) 개선 작용 - 항암 작용(보완 요법)
용법용량	확립되지 않음
주의사항	동일한 작용기전을 가진 성분과의 병용에 주의
부작용	적정량 사용의 허용성이 높음
상호작용	현재로서 의약품과의 상호작용으로 인한 유해사항이 보고된 바 없음
비고	현재로서 항암 치료와 잎새버섯과의 상호작용으로 인한 유해사항이 보고된 바 없다. 따라서 적절한 품질의 제품을 알레르기 및 과민증이 없는 대상자에게 의사의 지시 하에 잎새버섯 제품을 암의 보완 요법으로써 병용한다. 단, 효능과 안전성에 대한 평가는 향후 화학적 근거에 따라 변경될 수 있다. 또한, 비용 대비 효과의 관점에서 판단하는 것도 중요하다.

ㅈ 자일라리아 ~ 지용성 비타민

자일라리아 Xylaria, wulingshen, Wuling Mushroom
학명: Xylaria species, X. nigripes

자일라리아는 세계 각지에 분포되어 있는 Xylariaceae과 버섯류의 총칭이다. X. Arenicola, X. crasiliensis, X. escharoidea, X. furcate, X. nigripes, X. piperiformis, X. rhizomorpha 등 많은 종류가 발견되고 있다. 중국 민간요법에서 자일라리아(X. nigripes)가 사용되어 왔다. 자일라리아에는 다당류, 비타민, 미네랄, 식물스테롤 등이 함유되어 있어, 건강 유지 및 질병 예방 작용을 한다. 각종 자일라리아에는 xylariamide A와 xanthone(크산톤)류가 단리되어 있다.

기초연구에서 항산화 작용이 보고되었다. 전통의학에서 사용되어 온 성분으로 적정량 사용의 허용성이 높을 것으로 추정된다.

자일로올리고당 Xylo-oligosaccharide

자일로올리고당은 식이섬유인 자일란을 식품용 효소로 올리고머 분해하여 얻는 올리고당의 일종이다. 체내 소화 효소로는 가수분해되지 않는 난소화성이지만, 비피더스균 등 장내 유익균의 영양원이 되기 때문에 장내 환경을 개선하는 작용을 하는 기능성 식품 성분으로 사용된다. 자일로올리고당은 다른 올리고당에 비해 적은 투여량으로 정장 작용을 나타내는 특징이 있다. 일반적으로 자일로올리고당은 옥수수(학명 Zea mays), 옥수수 속대(옥수수 낟알이 달려있는 속대, corn cob)에 존재하는 자일란을 자일라나아제로 효소 반응시켜 얻는다. 건강식품 소재로 버개스(사탕수수의 남은 찌꺼기, bagasse)도 알려져 있다.

효과	정장 작용
효능: 양호	안전성: 우수
주요성분	자일로, 자일로바이오스, 자일로트리오스
작용	장내 세균총 개선/변비 개선/장내 유해산물 억제/배변 횟수 개선
용법용량	임상연구에서 0.4g~4.2g 사이로 투여한 사례가 있음
주의사항	동일한 작용기전을 가진 성분과의 병용에 주의
부작용	적정량 사용의 허용성이 높음
상호작용	현재로서 의약품과의 상호작용으로 인한 유해반응이 보고된

	바 없음
비고	일일 0.4~0.7g 정도의 비교적 소량 투여량으로 효과를 볼 수 있다.

자일리톨 Xylitol

자일리톨은 식물에 광범위하게 존재하는 당알코올의 일종으로 감미료의 천연소재로 사용된다. 자일리톨은 설탕과 같은 단맛을 내면서 에너지는 설탕의 3/4 (3kcal/g) 수준이다. 자일리톨은 혈당에 영향을 미치지 않아 당뇨병 질환에 감미료로서 사용된다. 또한, 구강 내 세균에 의한 발효가 없어 산이 생성되지 않으므로 비우식성을 활용한 기능성 표시가 추잉껌 등에 사용된다. 적정량 사용의 허용성이 높으며, 미국에서 GRAS (generally recognized as safe)로 분류되어 있다.

또한, 과다 섭취에 따른 증상으로 설사와 복부팽만감이 알려져 있으나, 소량부터 섭취해가면 점진적으로 소화기 증상을 예방할 수 있다. 현재로서 의약품과 건강기능식품의 상호작용으로 인한 유해반응은 보고된 바 없다.

효과	충치 예방

효능: 양호   안전성: 우수

장미 rose

학명: rosa centifolia

장미에 함유되어 있는 폴리페놀류가 항알레르기 활성을 나타낸다. 야생종 장미(Rosa centifolia)의 잎을 가열 추출한 성분인 장미 엑기스 또는 장미 꽃잎 추출물이 꽃가루 알레르기 예방의 건강기능식품으로 사용되기 시작했다.

주요 성분으로 폴리페놀의 일종인 유게닌(eugeniin)등이 있으며, 꽃가루 알레르기나 알레르기성 비염 증상 개선이 보고되고 있다. 유게닌은 IgE 항체와 비만세포의 결합 방지와 비만세포의 히스타민 방출 억제와 같은 작용을 한다. 그 외 혈소판 응집을 억제하는 작용과 항바이러스 작용도 나타낸다.

예비 연구에서 유게닌에 의한 항알레르기 효과가 보고되었다. 구체적으로 장미꽃 열수추출성분이 인체의 IgE 항체-IgE 수용체 결합 억제와 히스타민 방출 억제와 같은 작용을 나타낸다고 한다.

꽃가루 알레르기 등의 알레르기 증상 예방으로 장미 꽃잎 추출물의 건강기능식품을 일일 400~800mg 섭취한다. 꽃가루 알레르기 및 알레르기성 비염에 첨차(甜茶)와 소엽 오일 등을 함께 병용하는 것도 가능하다.

일반적으로 적정량 사용의 허용성이 높을 것으로 추정되며, 현재로서 의약품과의 상호작용으로 인한 유해사항이 보고된 바 없다.

효과	꽃가루 알레르기/알레르기성 비염/아토피성 피부염에 따른 증상 완화/항산화
효능: 보통 안전성: 우수	

전동싸리 Melilot, Sweet Clover
학명: Melilotus officinalis

전동싸리는 콩과 전동싸리속에 속하는 약용식물이다. 유효성분으로 항응고 작용을 하는 쿠마린 유도체, 항산화 작용을 하는 플라보노이드류(쿼르세틴 등), 트리테르펜류(사포닌 등)가 주를 이루며 그 외 휘발성 유지도 존재한다. 이들 성분이 서로 협력하여 염증을 억제하고, 체액 성분의 삼출로 인한 병증을 개선한다. 그 결과, 정맥과 림프관의 염증성 또는 폐색성 부종에 효과를 발휘한다.

전동싸리는 림프계와 정맥 순환계의 순환을 개선하고 부종을 억제하는 건강기능식품으로 이용된다. 다이어트의 목적으로 이용되는 경우도 있으나, 전동싸리가 소화관에서 지방을 흡수하거나 체내 지방합성을 억제하는 등의 체지방을 감소시키는 작용은 입증되지 않았다.

기초연구에서 혈관과 림프관 평활근 이완 작용, 소화관 평활근 이완 작용, 항염증 작용이 시사되었다. 예비 임상연구에서 유방암 수술 후에(겨드랑이 림프절 절제술) 상완부종이 일어난 환자 24명을 대상으로 전동싸리를 6개월간 투여한 결과, 상완 둘레 길이 감소(개선) 및 부종에 동반되는 자각증상 개선이 입증되었다. 그 외 지발성 림프 부종에 대한 효과도 보고되었다.

효과	정맥과 림프계 순환부전으로 인한 부종 개선/부종에 동반하는 통증 등의 증상 개선
효능: 양호	안전성: 우수
주요성분	쿠마린 유도체, 플라보노이드류, 트리테르펜류
작용	- 평활근 이완 작용/소화관 평활근 이완 작용/항염증 작용 - 림프순환 및 부종 개선 효과
용법용량	확립되지 않음
주의사항	동일한 작용기전을 가진 성분과의 병용에 주의
부작용	적정량 사용의 허용성이 높음
상호작용	현재로서 의약품과의 상호작용으로 인한 유해사항이 보고된 바 없으나, 전동싸리가 가진 작용으로 미루어 볼 때 다음과 같은 의약품에 대해서는 이론적으로 상호작용이 있을 수 있다. - 항응고제 및 혈소판 기능 억제제

- 간독성이 있는 의약품

위의 의약품과의 병용에는 신중을 기하며 의사의 지시 하에 관련 지표를 모니터한다.

정어리 펩타이드 sardine peptide, valyl-tyrosine

정어리 펩타이드(바릴티로신)는 정어리에서 얻는 단백질 분해 산물로, 정어리 펩타이드에 함유된 바릴티로신(VY)이 ACE 활성을 억제하여 강압작용을 나타낸다. SHR(고혈압자연발병) 실험쥐를 이용한 기초연구와 여러 예비 임상연구에서 고혈압 개선 작용이 보고되었다.

효과	고혈압 개선
효능: 양호	안전성: 우수
주요성분	바릴티로신 valy-tyrosine (VY)
작용	ACE 활성 억제에 의한 강압 작용
용법용량	바릴티로신을 일일 0.4mg 배합
주의사항	동일한 작용기전을 가진 성분과의 병용에 주의
부작용	적정량 사용의 허용성이 높음. 참고로 ACE억제제와 동일한 부작용(예를 들면 마른 기침 등)이 예상된다.
상호작용	현재로서 의약품과의 상호작용으로 인한 유해반응이 보고된 바 없음. 단, 정어리 펩타이드가 가진 작용으로 미루어 볼 때 이론적으로 고혈압 치료제와 상가작용 및 상호작용이 있을 수 있음.

중국해당화
학명: Rose roxburghii

중국해당화는 중국 남서부에서 자생하는 장미과에 속하는 낙엽 활엽관목이다. 중국해당화에는 비타민 C가 풍부하게 함유되어 있어 천연 비타민 C 건강기능식품의 소재로 사용된다. 비타민 C외에도 각종 폴리페놀류가 존재하여 항산화 작용 등에 의한 건강유지 및 질병 예방 효과를 나타낸다.

기초연구에서 중국해당화에 의한 LDL 산화 억제 및 동맥경화 억제와 같은 작용이 인정되었으며, 인체 임상연구에서는 중국해당화 건강기능식품에 의한 항산화 작용이 보고되었다.

풍부한 식경험이 있는 성분이기 때문에 일반적으로 허용성이 높을 것으로 생각된다. 증상에 따라 적절한 품질의 제품을 사용한다면 현재로서 특별한 문제는 없다. 단, 비타민 C 함량이 높은 제품을 섭취한다면 이론적으로 비타민C 섭취 시와 유사한 부작용과 상호작용이 발생할 수 있다.

지용성 비타민 lipid-soluble vitamins

지용성 비타민은 소수성 성질을 가진 분자로 모두 이소프렌 유도체이다. 지용성 비타민에 속하는 것은 비타민 A, D, E, K이다. 비타민 A(레티놀, Retinol)은 시각 기능 유지와 당단백질 합성에 관여하며 β-카로틴은 프로비타민 A(비타민A 전구체)이다. 비타민 D는 칼슘과 인의 대사에 관여하며, 스테로이드 프로호르몬이다. 비타민 E는 지용성 항산화 물질로 각종 토코페롤 및 토코트리에놀로 구성된다. 비타민 K는 혈액 응고 인자의 생합성에 필요하다.

이들 비타민류는 체내 수요에 필요한 양만 합성되기 때문에 식이를 통해 섭취해야 한다. 비타민 A와 D는 과다 섭취로 인한 중독증(과잉증)이 발생할 수 있다.

ㅊ 차 ~ 첨차

차 tea, black tea, green tea, oolong tea
학명: Camellia sinensis

차는 모두 동백나무과 Camellia sinensis(카멜리아 시넨시스) 잎이 원료이다. 홍차(black tea), 녹차(green tea) 우롱차(oolong tea)의 차이점은 발효 차이이다. 홍차는 발효차, 우롱차는 반발효차이다. 녹차는 갓 딴 찻잎을 가열처리한 비발효차이며, 잎에서 유래하는 비타민 등의 성분이 풍부하게 함유되어 있다. 공통적인 유효성분으로 카테킨류, 탄닌류, 그 외 파이토케미컬류(폴리페놀류), 카페인이 있다. 녹차에는 아미노산의 일종인 테아닌이 유의하게 존재한다.

차 카테킨은 발효에 영향을 받기 때문에 녹차에 많이 함유되어 있다. 차의 유효성분은 발효의 정도, 차 나무의 재배 방법과 차 수확 시기, 이용하는 잎의 부분, 제다 방법에 따라 차이가 있다. 차 카테킨은 기초연구와 역학조사를 통해 항암 작용이 보고되었다. 또한 최근에는 카테킨에 의한 항비만 작용도 알려졌다.

홍차 폴리페놀에 대한 항산화 작용과 항염증 작용이 심장병 예방 작용과 생활습관병 예방 작용을 하는 것으로 보고되었다.

풍부한 식경험을 가진 식용 성분으로 일반적으로 허용성이 높다.

차가버섯 chaga, chagi
학명: Inonotus obliquus

차가버섯은 러시아를 중심으로 추운 지역에서 채취되는 버섯류의 일종이다. 면역 활성 작용을 하는 β글루칸이 풍부하게 함유되어 있고, 높은 항산화 작용을 하여 항종양 효과가 기대되고 있다.

기초연구에서 차가버섯 유래의 다당류에 의한 B세포 및 대식세포의 활성화 작용, 항암 작용, 항산화 작용, 항염증 작용이 보고되었다. 방사선 방어 효과 및 항알레르기 작용, 히스타민 유리 억제 작용, 혈소판 응집 억제 작용과 같은 데이터도 시사되었다. 시베리아 지역 전통요법에서 차가버섯을 암에 대한 민간요법으로 사용하거나, 항암제 및 방사선요법의 부작용을 경감하기 위해 사용하기도 했다고 한다.

전통의학에서 사용되어 온 약용 성분으로 적정량 사용의 허용성이 높을 것으로 추정된다.

현재로서 의약품과의 상호작용으로 인한 유해사항이 보고된 바 없다. 단, 차가버섯이 가진 작용으로 미루어 볼 때 항응고제 및 혈소판 기능 억제제와 이론적으로 상호작용이 있을 수 있다. 해당 의약품과 병용 시에는 필요에 따라 임상 소견과 검사 지표의 경과를 관찰해야 한다.

현재로서 암 치료와 차가버섯과의 상호작용으로 인한 부작용이 보고된 바 없다. 따라서, 적절한 품질관리 하에 제조된 제품을 알레르기 및 과민증이 없는 대상자가 의사의 지시하에 병용하는 경우, 차가버섯 제품을 암 치료의 보완요법으로 이용할 수 있다. 단, 효능과 안전성에 대한 평가는 향후 과학적 근거에 따라 바뀔 수 있다. 예를 들어 차가버섯에는 항산화 작용이 있어 이론적으로 차가버섯을 대량 투여하는 화학요법과 방사선요법 효과와 길항작용을 할 가능성도 배제할 수 없다. 나아가 비용 효율성 측면에서 판단하는 것도 중요하다. 기초연구와 임상시험이 아직 충분하지 않아 향후 연구성과를 기대하는 바이다.

효과	면역 활성/항산화/혈소판 응집 억제/히스타민 유리 억제/항알레르기
효능: 보통　안전성: 우수	

참깨 sesame
학명: Sesamum indicum

참깨는 전통적으로 양생음식 또는 향신료로 널리 이용되어 왔다. 참기름은 조미료로 사용된다. 참깨 종자유는 올레산과 리놀레산 등 불포화 지방산을 포함하고 있다. 또한 팔미트산과 스테아르산 등의 존재도 알려져 있다.

최근 참깨와 참기름의 생리활성 작용에 대한 연구에서 세사민(sesamin)이 유효성분으로 주목받고 있다. 세사민은 참깨 리그난의 일종으로 항산화 작용, 강압 작용, 콜레스테롤 저하 작용, 면역 활성 작용과 같은 다양한 작용을 한다. 예비 임상연구에 따르면 고콜레스테롤 환자에게 세사민을 일일 32.4mg을 4주, 이어 64.8mg을 4주, 총 8주간 투여한 결과, 총 콜레스테롤 및 LDL 콜레스테롤 대조 그룹에 비해 유의하게 감소하였다. 또한 100mg의 세사민을 7일간 투여한 연구에서 알코올 대사 촉진 작용을 시사하는 연구 결과도 보고되었다.

적정량 사용의 허용성이 높다.

참깨 펩타이드 sesame peptide, sesame peptide powder(SPP)
학명: Sesamum indicum

참깨 펩타이드란 참깨 유래의 단백질 분해 산물(펩타이드)이다. 최근 연구에 따르면 참깨 단백질 분획을 효소적으로 분해한 산물(참깨 펩타이드)이 안지오텐신 변환효소(ACE) 활성을 억제하여 혈압 강하 작용을 나타내는 것으로 밝혀졌다. 참깨 펩타이드의 강압 작용은 자연발생 고혈압 흰쥐를 이용한 동물실험과 정상 고수치 및 경증 고혈압 환자를 대상으로 한 인체 임상 연구를 통해 확인되었다. 임상연구에서 참깨 펩타이드를 일일 500mg 투여한 결과, 유의미한 강압 작용이 인정되었다. 참깨에 함유된 ACE 억제 펩타이드에 대한 연구에서 Leu-Ser-Ala, Leu-gin-Pro, Leu-Lys-Tyr, Ile-Val-Tyr, Val-Ile-Tyr, Leu-Val-Tyr, Met-Leu-Pro-Ala-Tyr의 7종류의 펩타이드의 강압 작용이 확인되었다.

적정량 사용의 허용성이 높다.

효과	고혈압 개선
효능: 양호	안전성: 우수

천수국 marigold, tagetes
학명: Tagetes erecta, Tagetes patula, Tagetes glandulifera

천수국은 국화과에 속하는 한해살이 식물로 색소에 루테인을 함유하고 있어, 기능성 식품 소재 및 건강기능식품의 성분으로 사용된다. 천수국은 중량 대비 86%의 루테인과 제아잔틴을 함유하고 있다. 천수국의 루테인 및 디에스테르에서 8가지의 모노에스테르가 확인되었다. 풍부한 식경험을 가진 식용 성분으로 적정량 사용의 허용성이 높다. 미국 GRAS(generally recognized as safe)로 분류되어 있다.

철분 iron
화학명: Fe

성인의 체내 철분 저장량은 남성 4~5g으로 여성은 남성의 70% 정도이다. 철분의 대부분은 적혈구 내 헤모글로빈(혈색소) 속에 헴철(기능성 철분)로 존재한다. 철분은 적혈구 내 헤모글로빈을 구성하는 인자이며 산소를 운반하는 기능을 한다. 또한, 철의 일부는 근육 내에 미오글로빈으로 존재하며, 근육 내에서 산소 운반과 체내 산화 및 환원 반응에 관여한다.

일반적으로 철분은 흡수 효율이 낮다. 따라서 월경 출혈로 철분이 손실되는 여성은 철분 부족이 발생하지 않도록 주의해야 한다. 단, 과도한 철분은 활성산소에 의한 산화장애와 관여가 있음이 알려져 있어 필요 이상의 섭취는 바람직하지 않다.

철분 보충에 의한 효과로 철분 결핍성 빈혈 예방과 개선, 철분 결핍 소아에게서 나타나는 고차기능 장애 개선, 심부전 환자의 조혈인자 제제 효과 촉진 등을 들 수 있다. 철분 결핍에 따른 증상이 나타나는 경우 또는 월경이 있는 여성에게 철분 결핍성 빈혈 예방 및 개선이 목적인 경우 권장량에 따라 섭취한다.

또한, 식품에 함유된 비타민과 미네랄, 탄닌산 등의 구성이 철분의 흡수 효율에 영향을 미친다는 자료도 알려져 있다. 따라서 철분 결핍에 따른 병태가 개선되지 않는 경우, 이러한 성분으로 인한 영향을 고려하여 섭취 방법에 주의한다.

용법용량	일일 권장량(RDA)은 30~49세 성인을 기준으로 남성 7.5mg, 폐경 여성은 6.5mg, 폐경전 여성은 10.5mg, 상한량은 남성 55mg, 여성 40mg이다. 또한 일반 식이를 통한 일시적 상한량 초과는 건강 이상을 초래하지 않는다.
주의사항	동일한 작용기전을 가진 성분과의 병용에 주의
부작용	적정량 사용의 허용성이 높다. 고용량을 섭취할 경우 드물게

	위장장애 등을 일으킬 수 있다. 과도한 철분 섭취는 권장하지 않으므로 필요 이상으로 섭취하지 않는다.
상호작용	철분과 일부 의약품과의 상호작용이 알려져 있으며 병용에 주의한다(의약품 첨부문서 확인)

첨차(甜茶) Sweet tea leaver, Chinese Blackberry
학명: Rubus suavissimus

첨차는 장미과 산딸기속에 속하는 식물의 잎으로, 약용과 식용에 사용된다. 'Chineses Sweet tea'라고 하기도 한다.

첨차에 함유된 유효성분으로 폴리페놀류와 루부소사이드(rubusoside)등이 알려져 있다. 첨차의 폴리페놀(GOD형 엘라지타닌, GOD ellagitannin)이 항염증 및 항알레르기 작용을 하여 꽃가루 알레르기 및 알레르기성 비염에 사용된다. 섭취 후 비교적 빠르게 효과가 나타나는 것이 특징이다.

첨차의 항알레르기 효과에 대한 기초연구와 임상시험이 보고되고 있다. 동물실험에서 첨차에 의한 히스타민 과다 분비 억제 작용, 아토피성 피부염 증상 개선 작용이 나타났다. 여러 예비 임상연구에서 알레르기성 비염 환자와 삼나무 꽃가루 알레르기 환자를 대상으로 한 실험에서 증상 완화 효과가 보고되었다.

일반적으로 적정량 사용의 허용성이 높다. 현재로서 의약품과의 상호작용으로 인한 유해사항이 보고된 바 없다.

효과	꽃가루 알레르기 및 알레르기성 비염에 동반되는 증상 완화/아토피성 피부염 증상 개선/항히스타민
효능: 양호 안전성: 우수	

ㅋ 카르노신 ~ 키토산

카르노신 carnosine
화학명: β-alanyl-L-hystidine

카르노신은 알라닌과 히스티딘으로 구성된 디펩타이드로 동물의 근육조직에 풍부하게 존재한다. 카르노신은 안세린(β-alanyl-I-methyl-L-histidine)과 함께 히스티딘 함유 디펩타이드(Histidine-containing dipeptides; HCDP)의 총칭이다.

카르노신은 항산화 작용, 인지증 예방 작용, 백내장 예방 작용, 항당화(glycation) 작용, 허혈성 장애 억제 작용, 항산화 작용, 아연 흡수 촉진 작용, 금속 킬레이트 작용등 다양한 작용이 보고되고 있다. 또한, 근육 내 카르노신은 노화에 따라 감소하기 때문에 항노화 의학으로 그 응용이 시사되고 있다. CBEX(닭가슴살 추출물(chicken creast extract))유래의 카르노신에는 항우울과 같은 작용을 시사한 데이터도 알려져 있다.

예비 임상연구에서 파키슨병의 보완적 치료로 의의, 자폐증 증상 개선과 같은 작용이 시사되었다. 그 외 N-아세틸카르노신

(N-acetylcarnosine)에 의한 백내장 예방 및 개선 작용을 시사하는 임상연구가 보고되고 있다.

풍부한 식경험을 가진 성분으로 적정량 사용 시 허용성이 높을 것으로 생각된다.

효과	운동 시의 근육 피로 완화/항산화/인지증 예방
효능: 보통	안전성: 우수
주요성분	카르노신 (β-alanyl-L-hystidine)
작용	- 항산화 작용/인지증 예방 작용/백내장 예방 작용/항당화(glycation) 작용/허혈성장애 억제 작용/항암 작용/금속킬레이트 작용/아연 흡수 촉진 작용 - 파키슨병/백내장
용법용량	임상연구에서 일일당 800mg의 L-카르노신을 8주간 투여한 사례가 있음
주의사항	동일한 작용기전을 가진 성분과의 병용으로 인한 상가작용 및 상승작용에 주의
부작용	적정량 사용의 허용성이 높음. 현재로서 특별히 문제가 되는 부작용은 알려져 있지 않다.
상호작용	현재로서 의약품, 건강기능식품, 식품과의 상호작용으로 인한 유해반응이 보고된 바 없다. 단, L-카르노신과 아연을 복합한 의약품 제제 첨부 문서에 페니실라민 제제 혹은 레보티록신나트륨과 동시에 복용하면 병용약제 효과를 감소시킬 수 있다고 기재되어있으므로 병용 시에는 간격을 두고 복용한다.
비고	인간과 소, 돼지와 같은 포유류에서 HCDP(히스티딘 함유 디펩타이드)는 안세린보다 카르노신이 차지하는 비율이 더 높다.

닭과 같은 조류에는 안세린의 비율이 카르노신보다 더 많다. 참치 등 대형 회유 어종은 안세린이 HCDP의 대부분을 차지한다.

카제인포스포펩타이드 casein phosphor peptide, CPP

카제인포스포펩타이드(CPP)는 우유의 단백질 성분인 카제인의 단백질분해효소 작용으로 얻는 포스포세린 함량이 높은 펩타이드이다. 경구섭취한 카제인이 소화되면 소장에서 생리활성을 가진 CPP가 된다. CPP는 아미노산 배열로 SerP-SerP-SerP-Glu-Glu-Ile-Val-Pro-Asn을 포함한다. CPP는 소장에서 가용성 칼슘을 증가시키고 인과 칼슘의 침전 형성을 억제하여 소화관에서 칼슘 흡수를 촉진한다. 이러한 작용으로 CPP를 함유한 식품이 칼슘 흡수를 촉진하는 기능성 식품으로 사용된다. 또한, 카제인포스포펩타이드-비결정인산칼슘복합체(CPP-ACP)는 치아의 법랑질 재광화를 촉진하는 작용을 가져 추잉껌의 기능성 성분으로 사용된다. 적정량 사용의 허용성이 높다.

일반 식재료에서 유래하는 성분으로, 안전성이 높고 증상에 맞는 적합한 품질의 제품을 용법과 용량에 준수하여 사용하는 경우, 특별한 부작용이 발생하지 않을 것으로 판단된다.

효과	소화관의 칼슘 흡수 촉진/치아의 법랑질 재광화 촉진
효능: 양호 안전성: 우수	

카카오 cacao, cocoa

학명: Theobroma cacao (Theobroma sativum)

카카오에는 플라보노이드계 파이토케미컬의 일종인 플라바놀류의 항산화 작용 등의 기능성이 알려져 있다. 지금까지 여러 무작위 배정 비교실험에서 카카오 폴리페놀 섭취에 의한 혈관기능의 개선과 고혈압 개선의 효과가 보고되었다.

총 173명의 피험자가 포함된 5건의 무작위 배정 비교시험(평균 2주)을 메타 분석한 결과, 카카오 함유 식단 그룹이 카카오 비함유 식단 그룹에 비해 수축기 혈압의 4.7mmHg 감소를(95%CI -7.6to - 1.8mmHg; p=0.002) 보였으며, 이완기 혈압은 2.8mmHg (95%CI -4.8to -0.8mmHg; p=0.006) 감소를 보였다. 이들의 RCT에서 카카오 폴리페놀 투여량은 213mg, 295mg 또는 500mg 이었다. 또한 카카오 폴리페놀이 함유된 코코아 음료의 단회 섭취로 혈관 기능이 개선되었다는 보고도 있다.

카카오의 효과가 플라바놀류 등 카카오 폴리페놀의 양에 따라 달라지기 때문에, 초콜릿을 사용하는 임상연구에서는 다크 초콜릿을 투여하고 있다. 또한, 플라보노이드류가 고농도 함유된 코코아는 당류 섭취가 과잉되지 않게 조정하고 있다.

풍부한 식경험을 바탕으로 한 기능성 식품 소재이기 때문에 적정량 사용의 허용성이 높을 것으로 예상한다.

효과	경증고혈압 개선/혈관 기능 개선/지질대사 개선/인지기능 개선/LDL 산화 억제
효능: 양호	안전성: 우수
주요성분	카카오 씨앗에는 각종 알칼로이드류와 탄닌류가 존재한다. 테오브로민(theobromine), 트리고넬린(trigonelline), 카페인 성분등이 함유되어 있다. 테오브로민은 카카오의 기능성 성분 중 하나로 특징적인 작용을 한다. 카카오 폴리페놀로 플라바놀(flavanol(flavan-3-ol))등 각종 플라보노이드류가 존재하며, Flavan-3-ol 올리고머는 프로시아니딘(procyanidin)으로 알려져 있다. 순 코코아 100g 중 식이섬유는 23.9g (불용성 식이섬유 18.3g), 테오브로민은 1.7g, 카페인은 0.2g 존재한다.
작용	- 혈관내피세포에서 NO합성효소활성 증진 작용, 동맥경화 억제 작용 - 경증고혈압 개선(강압) 작용/고혈압환자의 인슐린 저항성의 유의한 감소, 인슐린 감수성 항진, 수축기 혈압과 이완기 혈압의 유의한 감소, 혈관기능 개선, 총 콜레스테롤 수치와 LDL 수치의 유의한 감소/코코아에 의한 LDL산화변성억제작용 및 NO를 통한 혈관확장작용
용법용량	카카오 폴리페놀 (플라바놀)일일 투여량은 수십 mg에서 수백 mg정도이다. 예를 들어, 혈압저하작용 (고혈압개선작용)을 나타

	낸 RCT에서 카카오 폴리페놀의 투여량은 213mg, 294mg, 500mg이다. 임상연구에서는 일일 88mg의 플라바놀을 투여, 520mg 또는 993mg의 플라보노이드류를 투여한 사례도 있다.
주의사항	동일한 작용기전을 가진 성분과의 병용으로 인한 상가작용 및 상승작용에 주의
부작용	일반 식재료에서 유래하는 기능성 성분으로 적정량 사용의 허용성이 높다. 초콜릿에 함유된 테오브로민의 작용을 검토한 임상연구에서 심혈관계에 대한 문제는 나타나지 않았으나, 메스꺼움 등 소화기 증상을 유발할 수 있다.
상호작용	현재로서 의약품, 건강기능식품, 식품과의 상호작용으로 인한 유해반응이 보고된 바 없다. 단, 카카오가 가진 작용으로 미루어 볼 때 다음과 같은 의약품에 대해서는 이론적으로 상호작용이 있을 수 있다. - 고혈압 치료제 - 아데노신 함유 제제 - 아드레날린 작용제 - 에스트로겐 제제 - 에르고타민 - 퀴놀론계 항생제 - 클로자핀 - 경구피임약 - 디설피람 - 디피리다몰 - 시메티딘 - 테오필린 - 페닐프로판올아민

	- 풀루코나졸 - 베라파밀 - 멕시레틴 - MAO억제제 위의 의약품과 병용은 가능하지만 만일을 위해 신중히 투여한다.
비고	카카오 콩은 초콜릿이나 코코아 등에 사용된다. 중남미 원산지 카카오 (학명 Theobroma cacao) 열매에는 20~40알 정도의 카카오 콩이 들어있으며, 발효와 건조 등의 처리를 거쳐 카카오 매스가 된다. 카카오 매스에 우유 성분과 당질 등을 섞어 가공한 것이 초콜릿이다. 카카오 매스에서 지질성분인 카카오 버터를 어느 정도 추출하고 남은 찌꺼기를 가공한 분말이 코코아 파우더이며, 분유나 당류가 첨가된 조제 코코아가 코코아 음료로 섭취된다. 다크 초콜릿과 코코아에는 카카오 유래의 폴리페놀이 풍부하게 존재한다.

카테킨 catechin, EGCG

카테킨은 녹차에 함유된 파이토케미컬로 폴리페놀류에 속한다. 녹차의 떫은 맛 성분으로 알려져 있으며, 기능성 식품 성분으로 최근 체지방 감소 작용 등 생활 습관병 예방 작용을 나타내고 있다.

녹차의 카테킨 종류에는 EC(에피카테킨), ECG(에피카테킨 갈레이트), EGC(에피갈로카테킨), EGCG(에피갈로카테킨 갈레이트) 등이 있다. 특히 EGCG는 강한 항산화 작용과 항암 작용을 하여, 작용기전으로 종양세포의 증식 억제 및 세포사멸 유도와 종양세포에 영양을 주는 신생 혈관의 형성을 억제하는 작용이 항암 효과를 나타내고 있다. 녹차 카테킨의 항암 작용에 대해 지금껏 많은 역학조사 자료가 보고되었다. 또한, 최근 예비 임상연구에서 비만과 고질혈증(이상지질혈증)에 대한 효과도 보고되고 있다.

효과	항산화/위점막 보호/지질과산화 억제/항비만/고지혈증(이상지질혈증) 개선/구내염 예방/항암(식도암, 위암, 췌장암, 방광암 등)
효능: 양호	안전성: 우수
주요성분	EC(에피카테킨, epicatechin), EGC(에피카테킨 갈레이트, epicatechin gallate), EGC(에피갈로카테킨, epigallo catechin), EGCG(에피갈로카테킨 갈레이트, epigallocatechin gallate) 등
작용	- 항산화 작용/항암 작용/항염증 작용 - 체지방 감소 작용(항비만 작용) - 항암 작용
용법용량	차 카테킨의 일일 섭취량을 540mg로 설정한 사례가 있음
주의사항	동일한 작용기전으로 가진 성분과의 병용에 주의
부작용	적정량 사용의 허용성이 높음
상호작용	현재로서 의약품과의 상호작용으로 인한 유해반응이 보고된 바 없음. 단, 유사한 작용을 가진 성분과는 이론적으로 상호작용이 있을 수 있음.
비고	녹차에서 유래하는 제품(건강기능식품)을 사용할 때, 카테킨 이외의 성분과 의약품과의 이론적인 상호작용이 상정된다.

예를 들어, 카페인은 교감신경 활성 작용을 가져 다른 많은 의약품과의 상호작용을 유발할 수 있다. 또한, 녹차에는 비타민 K가 함유되어 있어, 과잉 섭취 시에는 와파린과의 상호작용을 유발할 수 있다.

칼슘 calcium
화학명: Ca

칼슘은 체중의 1.5~2% 정도를 차지하고 있으며, 그 중 99%는 탄산염과 인산염으로 뼈와 치아에 존재하고 나머지는 근육과 신경, 혈액 속에 존재한다. 뼈는 칼슘의 저장고 역할을 하며 필요에 따라 칼슘을 침착시키거나 혈액으로 용출시키기도 한다. 혈액 속 칼슘은 생명활동에 필요한 조절 기능을 담당한다.

칼슘 섭취에 의한 효능으로 골다공증 및 골절 예방, 생리전증후군(PMS) 증상 완화, 폐경 후 골다공증 치료, 신장병 환자의 인, 갑상선 호르몬 대사 조절 등이 있다.

용법용량	일일 권장 섭취량은 30~69세 성인을 기준으로 남성 600mg, 여성 600mg, 상한선은 2,300mg이다.
주의사항	동일한 작용기전으로 가진 성분과의 병용에 주의
부작용	적정량 사용의 허용성이 높음. 과잉 섭취하면 위장장애를 유발할 수 있다. 일일 상한치 (2,300mg) 이상을 장기간 섭취하면

	신장결석 발병 위험을 유발한다. 과다 섭취에 따른 신장결석 위험에는 마그네슘을 병용하여 대응한다. 마그네슘이 칼슘의 이소성 침착(신장 등 연부조직에 침착)을 억제하는 작용을 한다.
상호작용	칼슘과 일부 의약품과의 상호작용이 알려져 있어 병용에 주의해야 한다(의약품의 첨부문서를 확인). 칼슘의 흡수 과정에는 다양한 요소가 영향을 미친다. 예를 들어, 수산이나 피틴산, 인산 등은 칼슘의 흡수를 억제하는 한편 비타민 D와 일부 아미노산은 칼슘의 흡수를 촉진한다.

캣츠 클로 Cat's claw
학명: Uncaria tomentosa

캣츠 클로(당살초)는 남미 페루 원산지로 꼭두서니과 덩굴성 한해살이 식물이다. 유효성분으로 각종 알칼로이드류가 함유되어 있다. 임상연구에서 퇴행성 관절증과 관절염의 통증 경감 작용이 보고되었다. 기초연구에서는 백혈구 탐식 작용과 T림프구 기능 증진을 나타냈다.

주요성분인 린코필린은 혈관 내피 세포를 이완시켜, 말초혈관을 확장시키고 교감 신경계의 흥분을 억제하여 혈압을 조절한다. 항염증 작용은 종양괴사인자 α(TNFα)의 생성 억제 작용 등을 한다. 예비 임상연구에서 류마티스 관절염과 퇴행성 관절염의 증상 완화 작용이 보고되고 있다. 예를 들어 류마티스 치료제를 투여중인 류마티스 관절염 환자 40명을 대상으로 캣츠 클로 추출물을 24~52주간 투여한 결과, 관절의 붓기와 통증과 같은 증상의 유의한 개선이 확인되었다. 또한, 퇴행성 관절염 환자 45명을 대상으로 캣츠 클로 동결 건조 분말을 투여한 임상시험에서도 증상의 유의한 개선이 확인되었다.

효과	류마티스 관절염과 퇴행성 관절염의 통증 완화/항염증/진통/항산화/면역 활성
효능: 양호	안전성: 우수
주요성분	린코필린(Rhynchophylline), mitraphylline, pteropodine (uncarine C), isopteropodine(uncarine E), speciophylline(uncarine D)과 같은 알칼로이드류, 퀴노바산 배당체 (quinovic acid glycosides), 카테킨류, 탄닌류, 폴리페놀류 등
작용	- 항염증 작용/면역 활성 작용/항바이러스 작용 - 류마티스 관절염과 퇴행성 관절염의 증상 완화
용법용량	확립되지 않음. 캣츠 클로 추출물을 일일 250mg 또는 350mg 용량으로 8주간 투여한 임상연구가 있음
주의사항	동일한 작용기전을 가진 성분과의 병용에 주의. 임신 또는 수유 중의 안전성은 확인되지 않아 만일을 위해 사용을 피한다.
부작용	적정량 사용의 허용성이 높음. 단, 두통과 현기증과 같은 신경계 증상, 메스꺼움, 구토, 설사와 같은 소화기 증상, 발진과 같은 피부 증상을 유발할 수 있다.
상호작용	현재로서 의약품과의 상호작용으로 인한 유해반응이 보고된 바 없음. 단, 캣츠 클로가 가진 작용으로 미루어 볼 때 다음과 같은

의약품에 대해서는 이론적으로 상호작용이 있을 수 있다.
- 시토크롬 P450 분자종 가운데 CYP3A4에 관련된 제제
- 강압제
- 면역억제제
위의 위약품과 병용에는 신중을 기해야 하며 의사의 지시 하에 관련 지표를 모니터한다.

커큐민 curcumin

커큐민은 생강과 식물 울금(학명 Curcuma longa)에 존재하는 노란색 색소성분이다. 카레가루와 머스터드 등에 향신료나 식용 색소로 사용된다. 울금의 주성분은 커큐민과 각종 정유이며, 기초연구에서 항염증 작용과 항산화 작용, 세포증식 억제 작용, 항암 작용이 보고되었다. 인체를 대상으로 한 임상시험이 아직 충분하지 않으나, 소화불량 개선과 소화성 궤양 개선 작용, 과민성 대장 증후군에 동반되는 증상 개선, 퇴행성 관절염과 류마티스 관절염에 동반되는 증상 개선, 고지혈증(이상지질혈증) 개선 작용, 간기능 보호 작용 등이 시사되었다.

울금은 식재료로 사용되는 성분이며 이와 동등한 투여량이라면 일반적으로 허용성이 높다. 미국에서는 GRAS(gen-erally recognized as safe)로 분류되어 있다. 인체를 대상으로 가을울금 유래의 커큐민을 일일 8,000mg 용량을 3개월간 투여한 임상시험에서 안전성이 입증되었다.

효과	항산화/항염증
효능: 양호	안전성: 우수

커피 coffee

학명: coffea arabica, coffea robusta 외

커피나무는 아프리카 원산지로 꼭두서니과 상록수이다. 대표적인 원두로 아라비카와 로부스타가 있다. 주요 성분으로 카페인 외에 클로로겐산(chlorogenic acid)과 그 분해 생성물인 카페익산(caffeic acid)등의 폴리페놀류가 알려져 있다.

기초연구에서 커피 성분(카페스톨)에 의한 항암 작용과 항당뇨병 작용이 나타났다. 커피향은 이완 작용과 인지 기능 개선에 효과가 있다. 역학 연구에서는 습관적인 커피 섭취에 의한 대장암 위험 감소 작용, 폐암 위험 감소 작용, 당뇨병 발병 위험 감소 작용, 저혈압 개선 작용, 담석질환(담석증) 억제 작용, 통풍 위험 감소 작용, 인지기능 유지 작용, 파킨슨병 위험 억제 작용이 시사되었다. 커피는 카페

인이 함유된 음료로 혈압 상승 작용을 하지만, 역학 연구에서의 커피 섭취와 고혈압 발병의 연관성은 부정적이다.

풍부한 식경험이 있는 식용 성분으로 허용성이 높을 것으로 상정된다. 단, 카페인 작용으로 인한 두통, 불면증, 흥분, 메스꺼움, 구토, 위장장애, 이뇨작용, 부정맥 등이 유발될 수 있다. 현재로서 의약품과의 상호작용으로 인한 유해반응이 보고된 바 없다. 단, 커피가 가진 작용으로 미루어 볼 때 교감신경 활성화 작용의 의약품 및 카페인과의 상호작용을 가진 의약품 등과는 이론적으로 상호작용이 있을 수 있으며, 알렌드로네이트(alendronate)의 생체 이용률을 60% 감소시킨다. 또한, 카페인이 가진 작용으로 미루어 볼 때 다음과 같은 의약품에 대해서는 이론적으로 상호작용이 있을 수 있다.

- 시토크롬 P450 분자종 가운데 CYP1A2에 관련된 제제
- 항혈소판제 및 항응고제
- clozapine
- 시메티틴(cimetidine)
- 디설피람(disul-firam)
- 에스트로겐

위의 의약품과의 병용에는 신중을 기하며 의사의 지시 하에 관련 지표를 모니터한다.

| 효과 | 항산화/항암/당뇨병 발병 위험 감소/통풍 위험 감소/인지 기능 유지/파킨슨병 위험 억제 |

컴프리 comfrey, common comfrey
학명: Symphytum officinale

컴프리는 코카서스 지방 원산지로 지치과 심피툼속의 다년생 식물이다. 어린잎을 식용으로 사용하기도 했다. 심피툼(Symphytum) 종 컴프리에는 common comfrey로 알려져 있는 일반적인 Symphytum officinale외에도 Symphytum asperum과 Symphytum x uplandicum, Symphytum caucasicum등이 있다. 컴프리의 약용 부위는 잎, 줄기, 뿌리 부분이며 유럽과 미국에서는 차 음료와 건강기능식품으로 소화기 계통 증상과 호흡기 계통 증상 등에 사용되어 왔다.

그러나 최근 컴프리 섭취에 따른 간의 정맥폐색성질환 등의 부작용 사례가 해외에서 보고되고 있다. 미국에서는 컴프리 제품의 자발적 회수가 권고됐으며, 캐나다에서는 컴프리가 함유된 식품의 섭취를 금하는 권고가 내려졌다. 또한 독일에서는 섭취 제한에 관한 지침이 발표되었다. 컴프리에 함유된 피롤리지딘 알칼로이드(pyrrolizidine alkaloids; PAs) 성분이 간 손상을 유발하는 것으로 알려졌다.

케피어 kefir

케피어는 발효유의 일종으로 코카서스 지역에서 유래하는 전통 음식이다. 프로바이오틱스 작용이 있어 기능성 식품 재료로 사용된다. 케피어는 유산균과 효모가 함유된 케피르그레인(kefir grain)을 생우유에 첨가하여 발효시켜 생산한다. 케피르그레인에는 그 특유의 유산균과 효모가 공존하며, 발효 과정에서 콜리플라워 모양의 복합체를 형성한다.

케피어에는 Lactobacillus kefiri, Loctococcus lactis 등의 유산균과 Saccharomyces cerevisiae와 같은 효모가 존재한다. 케피어의 향균 작용에 관한 연구에서 케피어 유래의 유산균이 58종 검토되었다.

케피르그레인의 유산균이 생산하는 수용성 다당류는 글루코스와 갈락토스로 구성된 케피란(kefiran, 갈락토글루칸)이 있으며, 다양한 기능성이 알려져 있다. 구체적으로 향균 작용, 항진균 작용, 항종양 작용이 알려져 있다. 케피어 또는 케피란의 작용에 관한 기초 연구에서 장내 세균총를 통한 면역 활성 작용, T세포를 통한 면역 활성 작용, 항염증 작용, 천식 실험쥐 시험에서 항염증 작용, 혈당 저하 작용, 정장 작용, 지질대사 개선 작용, 혈압 상승 억제 작용들이 보고되었다.

풍부한 식경험이 있는 식용 성분으로 적정량 사용의 허용성이 높다.

효과	정장 작용/면역 활성/항염증/생활습관병 예방
효능: 보통	안전성: 우수
주요성분	- 유산균: Lactobacillus kefiri, Lb. lactis, Lb. dilbrueckii, Lb. helveticus, Lb. casei, Lb. kefiranofaciens, Lb. kifirgranum, Lb. parakefir 등 다양한 종류가 발견되었다 - 효모: Saccharomyces cerevisiae 등 - 다당류: 케피란(kefiran)
작용	정장 작용/항균 작용/항진균 작용/면역 활성 작용/항염증 작용/항종양작용/고혈압개선 작용
용법용량	확립되지 않음
주의사항	동일한 작용기전을 가진 성분과의 병용으로 인한 상가작용 및 상승작용에 주의
부작용	적정량 사용의 허용성이 높으며, 현재로서 특별히 문제가 될 만한 부작용이 알려진 바 없음
상호작용	현재로서 의약품, 건강기능식품, 식품과의 상호작용으로 인한 유해반응이 알려진 바 없음
비고	케피어는 유산균과 효모의 공생(symbiosis)에 의한 산물로 유산균에 의한 젖산 발효와 효모에 의한 알코올 발효로 생성된다. 한편, 요구르트는 유산균에 의한 발효로만 이루어진다.

코끼리마늘 elephant garlic
학명: Allium ampeloprasum

코끼리마늘(리크, leek)은 서양 마늘에 비해 무취 성분인 스코르디닌이 풍부하게 함유되어 있어, 건강식품 소재에서 '무취마늘'로 이용되고 있다. 또한 코끼리마늘 외에 부추(Allium)속에 속하는 서양마늘(갈릭, 학명Allium sativum), 명이나물(학명 Allium victorialis var. Platyphyllum), 파(학명 Allium fistulosum), 락교(학명 Allium chinense G. Don), 쪽파(학명 Allium wakegi), 부추(학명 Allium tuberosum)등이 있다.

건강기능식품 성분으로 서양 마늘(동결 건조 추출물과 AGE 및 숙성 마늘)과 코끼리마늘(무취마늘)이 많이 이용된다.

코엔자임 Q10 coenzyme Q10, CoQ10
화학명: 2,3 dimethoxy-5 methyl-6-decaprenyl benzoquinone

코엔자임 Q10(CoQ10)은 체내에 광범위하게 분포한 비타민 유사 물질로 특히 심장, 간, 신장, 췌장과 같은 조직에 풍부하게 존재한다. CoQ10의 체내 농도는 노화에 따라 감소한다. 또한 심질환, 당뇨병, 근위축증, 파킨슨병, 악성종양, HIV/AIDS와 같은 만성질환에는 CoQ10이 감소한다는 보고가 있다. 현재 다양한 생활습관병과 만성질환 예방 및 개선, 안티에이징(항노화)와 같은 목적에 CoQ10이 사용되고 있다.

임상시험에서 CoQ10 투여에 의해 효능이 시사된 질환은 고혈압, 당뇨병, 허혈성심질환, 심부전, 심근증, 파킨슨병, 근위축증, 프리이드라이히 운동실조증(Friedreich ataxia), 헌틴턴병, 편두통, 남성 불임증, 스타틴 유도성 근질환 등이다. 건강 기능 식품으로서의 CoQ10의 효능효과는 ATP생성 작용과 항산화 작용의 기전을 기반으로 한다.

효과	고혈압/허혈성 심질환/혈관 기능 개선 작용/심부전/근위축증/운동능 향상/항산화 작용/ATP생성 증가 작용
효능: 양호	안전성: 우수
주요성분	코엔자임 Q10
작용	- 항산화 작용/ATP생성 증가 작용 - 고혈압/허혈성 심질환/심부전/근위축증/운동능 향상/2형 당뇨병의 혈관 기능 개선/임신중독증 위험 감소 작용
용법용량	일반적으로 일일당 30~360mg. 임상시험에서 일일 1,200mg 투여한 사례가 있음.
주의사항	동일한 작용기전을 가진 성분과의 병용에 주의
부작용	적정량 사용의 허용성이 높음. 단, 위장 증상(위장 불쾌감, 식욕 감퇴, 구토, 설사) 및 과민증(발진)을 유발할 수 있음.

상호작용	- 와파린과 CoQ10의 병용 투여로 와파린의 항응고 작용이 감소된 증례가 보고되었다. 임상적 의의가 확실하게 밝혀지지 않았으나 병용 투여에 신중해야 한다. - 스타틴(HMG-CoA 환원효소 억제제)은 혈중 CoQ10 수치를 감소시키기 때문에 스타틴계 의약품 투여 시에는 CoQ10 섭취를 권장한다.

콘드로이틴 chondroitin, chondroitin sulfate

콘드로이틴은 관절 연골과 결합조직의 구성성분이다. 콘드로이틴은 글루코사민(glucosamine)등에서 구성되는 일련의 분자 및 글리코사노글루칸 중 하나이다. 콘드로이틴은 분자량이 크기 때문에 소화관에서의 흡수율이 높지 않다.

기초연구에서 항염증 작용, 지질대사 개선 작용, 항동맥경화 작용, 항혈전 형성 작용등을 나타냈다. 임상시험에서 퇴행성 관절증과 관절염에 대한 효과가 인정되었다. 글루코사민과 병용하는 경우가 많다. 유산 콘드로이틴의 골관절증에 대한 효과를 검증한 메타분석에 따르면 7건의 이중맹검 무작위 배정 위약 대조시험에서 총 372명의 환자 데이터를 분석한 결과, 위약 투약 그룹에 비해 콘드로이틴 투여 그룹에서 Lequesne index 및 통증 VAS에서의 유의미한 개선이 인정되었다. 콘드로이틴에 의한 개선 효과를 보려면 2~4개월 간 투여를 해야 한다. 퇴행성 관절염 환자에게 글루코사민과 콘드로이틴을 병용하여 투여하는 것보다 중증도가 높은 환자에게서 효과가 확인되었다는 보고가 있다.

효과	퇴행성 관절증과 관절염에 동반하는 증상의 예방 및 개선
효능: 보통	안전성: 우수
주요성분	콘드로이틴(콘드로이틴 황산염, 유산 콘드로이틴)
작용	- 항염증 작용/지질대사 개선 작용/항동맥경화 작용/항혈전 형성 작용 - 퇴행성 관절증과 관절염에 동반하는 증상 개선
용법용량	일일 800~1,500mg(2~3회 분할) 섭취. 글루코사민과 병용하는 경우가 많다.
주의사항	동일한 작용기전을 가진 성분과의 병용에 주의
부작용	적정량 사용의 허용성이 높으나, 가슴 두근거림과 메스꺼움, 구토, 설사와 같은 위장 장애를 유발할 수 있음
상호작용	현재로서 의약품과의 상호작용으로 인한 유해반응이 보고된 바 없음. 단, 와파린 복용중인 환자에게 고용량의 글루코사민(3,000mg/일) 및 콘드로이틴(2,400mg/일)을 병용투여하면 와파린 작용이 증강할 수 있다. 콘드로이틴에는 극히 약한 항응고 작용이 있으나, 일반적인 용법 및 용량에는 상호작용으로 인한 부작용의 위험성이 거의 없다.

콜라겐 collagen

콜라겐은 단백질의 일종으로 뼈, 연골, 힘줄, 피부와 같은 조직에 풍부하게 존재한다. 결합조직의 주요 구성 성분인 콜라겐은 뼈, 관절, 피부에 대한 기능성 식품으로 사용된다.

지금까지의 연구에서 콜라겐에 의한 뼈 대사 개선 작용, 관절염과 골다공증 개선 작용이 시사되었다. 또한 피부에 대한 작용을 검증한 예비 임상시험에서 피부의 수분 유지, 유연성 및 탄력 증가, 피부 트러블 개선과 같은 작용이 보고되었다.

건강기능식품으로 사용되는 원재료는 소, 돼지, 생선 유래의 성분이며, 적정량 사용의 허용성이 높다. 단, 콜라겐 성분 부작용으로 발진, 위장 증상 등의 알레르기 증상과 과민증이 나타날 수 있다. 또한, 콜라겐의 가수분해물에 유래하는 정제 단백질이 젤라틴(gelatin)이며, 젤라틴은 미국 GRAS(generally recognized as safe)로 분류되어 있다.

효과	뼈, 연골, 피부 기능 유지/골다공증 예방 및 개선/관절질환 예방 및 개선/피부 미용 효과
효능: 양호　안전성: 우수	

콜레우스 포스콜리
학명: Coleus forskohlii

콜레우스 포스콜리는 인도와 네팔에서 자생하는 꿀풀과 식물이며, 유효성분으로 디테르펜류 포스콜린이 존재한다. 포스콜린은 평활근과 심근의 아데닐산 고리화효소를 활성화하여 c-AMP(cyclic AMP)의 생성을 증가시킨다. 포스콜린에는 지방 분해 촉진 작용이 있어 다이어트 건강기능식품에 콜레우스 포스콜리가 사용된다. 지방세포의 지방 분해 과정에서 카테콜아민류와 같은 지방분해 촉진 호르몬이 지방세포막에 존재하는 β-아드레날린 수용체와 결합하여 G단백질을 통해 아데닐산 고리화효소를 활성화하고 c-AMP를 증가시킨다. 이로 인해 호르몬 감수성 리파아제가 인산화되어 활성됨으로써 지방 분해가 일어난다. 예비 임상연구에서 콜레우스 포스콜리에 의한 감량 효과가 보고되었다.

효과	비만(콜레우스 포스콜리 또는 포스콜린을 경구투여)
효능: 양호	안전성: 우수
주요성분	디테르펜류의 일종, 포스콜린(forskolin)
작용	- 아데닐산 고리화효소 활성화 작용/c-AMP 생성 증가 작용/혈소판 기능 저해 작용/지방분해 촉진 작용/항비만 작용 - 항비만 작용/체지방량 감소/체중 감소/제지방 체중 유지

용법용량	비만인에게 10% 포스콜린 추출물을 일일당 500~1,000mg (2~3회 분할)을 8~12주간 식전에 경구 투여
주의사항	동일한 작용기전을 가진 성분과의 병용에 주의
부작용	적정량 사용의 허용성이 높음. 경구 섭취로 인한 일시적 소화기 증상(연변, 설사)을 유발할 수 있으나 섭취를 중단하면 완화된다.
상호작용	현재로서 의약품과의 상호작용으로 인한 유해반응이 보고된 바 없음. 단, 포스콜린은 항혈소판 작용이 있기 때문에 이론적으로 항응고제, 혈소판 기능 억제제와 병용하면 상가작용 및 상승작용을 유발할 수 있다. 병용에는 신중을 기하며 의사의 지시 하에 관련지표를 모니터링 할 것.

―

퀘르세틴 quercetin

퀘르세틴은 플라보노이드로 분류되는 파이토케미컬 중 하나이다. 플라보노이드류는 수많은 식물에 아그리콘 또는 배당체로 존재한다. 식이에 함유된 플라보노이드 배당체로는 쿼시트린(quercitrin), 루틴(rutin), 로비닌(robinin)등이 많다. 소화관에서 쿼시트린과 루틴은 퀘르세틴으로 로비닌은 캄프페롤(kaempferol)로 분해된다. 퀘르세틴 또는 플라보노이드류는 항염증 작용, 항산화 작용, 순환개선 작용, 모세혈관 취약성 개선 작용과 같은 작용을 한다.

기초연구와 역학조사에 따르면 퀘르세틴 및 플라보노이드류는 혈관 내피 기능을 개선하고 심혈관 질환을 예방한다. 나아가 예비 임상연구에서 고혈압과 허혈성 심질환 환자에게 투여하여 혈관 내피 기능 개선이 나타났다. 전립선염 효과로는 카테고리 ⅢA 혹은 ⅢB의 만성 골반 통증 증후군(chronic pelvic pain syndrome, 전립선 관련 통증 증후군)이 있는 남성 피험자에게 퀘르세틴(1,000mg 2회 분할)을 투여한 임상 연구에서 증상 개선 작용이 인정되었다. 풍부한 식경험이 있는 식용 성분으로 적정량 사용의 허용성이 높다. 현재로서 의약품, 건강기능식품, 식품과의 상호작용으로 인한 유해 사항이 보고된 바 없다.

효과	항염증/항산화/순환 개선/모세 혈관 취약성 개선/혈관 내피 기능 개선/심혈관 질환 예방 및 개선
효능: 양호 안전성: 우수	

크랜베리 cranberry

학명: Vaccinium macrocarpon

크랜베리 열매는 요로감염증(urinary tract infection; UTI) 재발 예방 및 치료에 사용된다. 유효성분으로 안토시아닌류와 퀸산, 트리테르펜류, 카테킨류, 탄닌류, 플라보놀류가 함유되어 있어, 방광과

요도에 세균이 부착되는 것을 억제한다. UTI 예방에 크랜베리 과즙 섭취 또는 건강기능식품 투여의 효능이 보고되었다.

크랜베리 과즙은 신맛이 강해 식용에는 보통 감미료가 첨가된다. 감미료가 첨가된 크랜베리 과즙을 사용한 방법은 10건 이상의 임상시험을 통해 그 효능과 안정성이 입증되었다. 신맛이 강한 과즙 대신에 건강기능식품에 사용되기도 한다.

효과	요로감염증 재발 예방/요로감염증 치료(의사의 지시 하에 고용량 투여)
효능: 우수	안전성: 우수
주요성분	프로안토시아닌류
작용	- 항균 작용/항바이러스 작용/항진균 작용/항산화 작용/항암 작용 - 요로감염증(재발) 예방/요로감염증 치료/소변 산성화/소변 탈취 작용/항산화 작용
용법용량	크랜베리 과즙을 경구투여. - 요로감염증 치료: 일일 16~32fl.oz. (약 0.47~0.95L) 투여 (무당/감미료 무첨가 과즙) 또는 일일 18fl.oz. (약 0.5L) 이상 투여(무당/감미료 무첨가 과즙) - 요로감염증 예방: 일일 4~32fl.oz. (약 0.12~0.95L) 투여
주의사항	동일한 작용기전을 가진 성분과의 병용에 주의
부작용	적정량 사용의 허용성이 높음
상호작용	크랜베리 과즙이 가진 작용으로 미루어 볼 때 다음과 같은 의약품에 대해서는 이론적으로 상호작용이 있을 수 있다. - 시토크롬 P450 분자종 가운데 CYP2C9에 관련된 제제 - 와파린

	- 아스피린(아세틸살리실산) - 양성자 펌프 억제제 위의 의약품과의 병용에는 신중을 기하며 의사의 지시 하에 관련 지표를 모니터한다.
비고	크랜베리 섭취가 소변으로 옥살산 배출을 촉진하기 때문에 옥살산 칼슘 결석 형성의 가능성이 지적되는 한편 임상시험에서 크랜베리 섭취가 마그네슘과 칼륨 배출을 촉진하는 효과가 있어, 결석 형성의 억제를 시사하는 자료가 있다. 현재로서 크랜베리 섭취가 결석 형성을 촉진 또는 결석증을 유발한다는 명확한 근거는 입증되지 않았다.

크레아틴 creatine

크레아틴은 아미노산의 일종으로 근육, 뇌, 혈액 속에 유리크레아틴 또는 크레아틴인산으로 존재한다. 크레아틴은 근육 수축 시에 에너지원인 ATP 재생에 사용된다. 크레아틴 함유의 보충제를 섭취하면 저항운동(무산소 운동)시의 운동 능력 향상의 효과가 있다. 생체 내 크레아틴의 생합성에는 글리신, 아르기닌, 메티오닌과 같은 아미노산이 관여한다. 크레아틴의 사르코신(sarcosine, N-메틸글리신) 부분은 글리신과 S-아데노실메티오닌에서 유래한다. 간에서 합성된 크레아틴은 대부분 근육조직에 분포된다. 크레아티닌

(creatinine)은 크레아틴의 탈수물(무수물)로 근육 내에서 크레아틴인산의 비가역적 비효소적 탈수와 인산의 이탈에 의해 생성된다. 크레아틴 보충제를 단기 투여(며칠)하면 에르고제닉 효과 메커니즘으로 근육조직 내 크레아틴인산 저장량 증가, 운동 시의 크레아틴인산 재생 속도 증가, ATP 생성 증진 등을 꼽을 수 있다. 크레아틴 보충제 장기 투여(1주에서 월 단위로 투여)와 근력 운동을 병행하면 크레아틴이 근대사에 미치는 직접적, 간접적인 영향 즉 근육 단백질의 붕괴를 억제 또는 단백질 합성을 촉진하는 매커니즘이 상정된다.

효과	저항성 운동의 성능 개선/만성심부전의 운동내용능 개선/근위축증의 근력 개선
효능: 양호	안전성: 우수
주요성분	크레아틴(creatine)
작용	- 근수축능 개선/ATP생성 항진 - 저항운동(무산소 운동)의 운동능력 향상/근육량 증가/만성심부전의 운동내용능 개선 작용/근위축증의 근력 개선 작용
용법용량	단기투여: 크레아틴 로딩으로 일일 20g을 수일 간. 또는 일일 285~300mg/kg. 장기투여: 일일 30~50mg/kg
주의사항	동일한 작용기전을 가진 성분과의 병용에 주의
부작용	적정량 사용의 허용성이 높음
상호작용	현재로서 의약품과의 상호작용으로 인한 유해반응이 보고된 바 없음

크로뮴 chromium, chromium picolinate

크로뮴은 필수미량원소 중 하나로 에너지 대사에 있어 중요한 미네랄이다. 식품에 존재하는 크로뮴의 대부분은 3가 크로뮴이다(참고로 6가 크로뮴은 중독을 일으킨다). 크로뮴은 당 대사, 지질 대사, 단백질 대사에 관여한다. 식생활의 변화나 노화에 따라 잠재적 크로뮴 결핍으로 인해 당 대사이상 등의 생활습관병이 발생할 수 있다. 임상연구에서 피콜린산 크로뮴 투여에 의한 당뇨병 환자의 혈당 조절 개선 작용, 지질대사이상증 개선 작용이 인정되었다. 또한, 다이어트(감량)용 보조제 성분으로 피콜린산 크로뮴을 배합하는 경우가 있으나, 피콜린산 크로뮴의 감량(체지방 감소) 효과를 입증한 양질의 임상연구는 알려져 있지 않다. 크로뮴을 함유한 건강기능식품은 2형 당뇨병의 내당능장애와 인슐린 저항성 개선, 지질대사이상증 등의 개선 목적으로 보완 의료로서 사용된다.

적정량 사용의 허용성이 높다. 현재로서 의약품과의 상호작용으로 인한 유해반응이 보고된 바 없다.

효과	2형 당뇨병의 내당능장애와 인슐린 저항성 개선/지질대사 이상증 개선
용법용량	일일 권장섭취량(RDA)은 30~49세 성인을 기준으로 남성 40㎍, 여성 30㎍, 상한량은 정해져 있지 않다.

크릴오일 krill oil

크릴오일은 크릴에서 추출한 지질 성분이다. 크릴에는 여러 종류가 알려져 있는데 일반적으로 Antarctic Krill (학명 Euphausia superba)이 크릴오일의 건강기능식품 원료로 사용된다. 기능성분으로 오메가3계 필수 지방산과 아스타잔틴이 함유되어 있다.

항염증 작용과 항산화 작용이 있으며, 임상연구에서 항염증 작용, 이상지질혈증 개선 작용, 생리통 개선 작용이 보고되었다. 또한 심혈관 병변, 류마티스 관절염, 골관절염 중 하나(또는 여러)의 증상을 가진 환자를 대상으로 한 임상시험에서도 지표에 개선 작용이 나타났다. 크릴오일의 작용기전은 오메가3계 필수 지방산과 아스타잔틴과 같은 유효성분의 상가작용과 상승작용에 의한 것으로 추정된다. 임상시험에서 DHA, EPA가 주성분인 어유(魚油)를 투여한 대조 그룹에 비해 크릴오일을 투여한 그룹의 효능이 입증되었다.

효과	이상지질혈증 개선/관절염 및 관절증 증상 개선/생리통 개선/생리전증후군(PMS) 증상 개선/항염증/항산화
효능: 양호 안전성: 우수	
주요성분	오메가3계 지방산, 아스타잔틴
작용	항염증 작용/항산화 작용

용법용량	임상시험에서 일일 300mg, 1g, 3g 등을 투여한 사례가 있으며, 이상지질혈증에는 일일 500mg 투여
주의사항	동일한 작용기전을 가진 성분과의 병용에 주의
부작용	적정량 사용의 허용성이 높음
상호작용	현재로서 의약품과의 상호작용으로 인한 유해반응이 보고된 바 없음

클로렐라 chlorella, green algae, freshwater seaweed
학명: Chlorella species (Chlorella pyrenoidosa, chlorella vulgaris)

클로렐라는 민물에서 자라는 녹조의 일종으로 단백질, 아미노산, 비타민, 미네랄와 같은 영양소가 풍부하게 함유되어 있다. 또한, 항산화 작용이 있는 클로로필(엽록소)의 함유량도 많다. 현재 식용 클로렐라로 특정 종류가 재배되고 있다. 클로렐라는 각종 필수 영양소가 중량 대비 풍부하게 존재하여 건강기능식품으로 주목받고 있다. 그러나 클로렐라는 주식이 아니기 때문에 영양소 공급원으로 한계가 있다.

기초연구에서 항바이러스 작용, 항암 작용, 면역활성 작용, 당뇨병 예방 작용이 시사되었다. 예비 임상시험에서는 클로렐라 단독이 아닌 다른 성분과의 병용으로 효과가 인정된 케이스가 있다. 예를 들어 DHA와 클로렐라의 병용 섭취로 고지혈증(이상지질혈증) 개선, γ아미노산(GABA) 함유 클로렐라에 의한 고혈압 개선과 같은 보고가 있다. 또한 섬유근육통 환자를 대상으로 2개월간 복용한 결과, 통증이 개선된 데이터도 있다.

효과	각종 영양소 보충/항산화/생활습관병 예방과 개선
효능: 보통	안전성: 우수
주요성분	단백질, 아미노산, 비타민, 미네랄, 클로로필(엽록소)
작용	항산화 작용/항바이러스 작용/항암 작용/면역활성 작용/당뇨병 예방 작용
용법용량	확립되지 않음
주의사항	동일한 작용기전을 가진 성분과의 병용에 주의
부작용	적정량 사용의 허용성이 높음. 단, 메스꺼움, 구토, 설사와 같은 소화기 증상, 광과민증 등 피부 장애를 일으킬 수 있음. 드물게 알레르기 증상과 과민증, 간 장애가 나타날 수 있음.
상호작용	와파린 복용중에는 비타민 K가 많이 함유된 식품 섭취를 피해야 한다. 클로렐라에는 비타민 K(비타민K1)를 포함한 클로로필(엽록소)가 존재한다. 지금까지 와파린을 복용 중인 환자에게 클로렐라 섭취에 의한 것으로 추정되는 트롬보 검사 수치의 변동이 보고되었다. 따라서, 병용을 삼간다.

키토글루칸 chitoglucan

키토글루칸(버섯키토산)은 식용버섯에서 추출하는 성분으로 식물성 키토산 및 다당류(β글루칸 등)를 함유하고 있다. 동물성 기능성 식재료에서 유래하는 키토산과 마찬가지로 지방 흡수 억제 및 지방 분해 촉진으로 체중과 체지방을 감소시킨다.

기능성 식품 소재인 키토산은 게나 새우와 같은 갑각류 껍데기를 구성하는 뮤코다당류의 일종으로, 다당류 키틴에서 유래하는 N-아세틸글루코사민이 부분적으로 탈아세틸화된 폴리머이다. 키토글루칸은 팽이버섯, 표고버섯, 잎새버섯과 같은 식용버섯 추출물을 탈아세틸화 처리하여 얻는다.

동물 실험에서 키토글루칸 투여에 의한 지질 흡수 저해 작용 및 지질 배출 증가 작용이 보고되었다. 키토산의 항비만 작용을 검증한 여러 메타분석에서 키토산의 효과가 입증되었다. 예를 들어, 15건의 무작위 배정 비교시험으로 총 1219명의 피험자를 분석한 코크란 리뷰에서 키토산 투여에 의한 유의한 체중 감소(WMD-1.7kg; 95%CI-2.1to-1.3kg; p〈0.00001), 총 콜레스테롤 수치의 유의한 감소(0.2-mmol/L; 95%CI-0.3to-0.1; p〈0.00001), 수축기 혈압 및 이완기 혈압의 유의한 감소가 보고되었다.

예비 임상연구에서 BMI 25 이상의 비만인 10명을 대상으로 일일 300mg의 키토글루칸을 8주간 투여한 결과, 체중과 체지방의 유의한 감소가 입증되었다.

풍부한 식경험을 가진 식용 성분으로 적정량 사용의 허용성이 높을 것으로 생각된다.

효과	항비만
효능: 보통	안전성: 우수
주요성분	식물 키토산, 다당류(β글루칸 등)
작용	- 지질 흡수 억제 작용/지방세포 비대화 억제 작용 - 체지방 감소 작용
용법용량	키토글루칸을 일일 2회 300mg (점심, 저녁)을 8주간 투여한 사례가 있음
주의사항	동일한 작용기전을 가진 성분과의 병용으로 인한 상가작용 및 상승작용에 주의
부작용	임상시험와 증례 시리즈의 문헌에서 키토산으로 인한 중대한 유해사항이 보고된 바 없으며, 경구 투여에 의한 키토산의 허용성이 높을 것으로 생각됨
상호작용	현재로서 의약품, 건강기능식품, 식품과의 상호작용으로 인한 유해반응이 보고된 바 없음

키토산 chitosan

키토산은 게나 새우와 같은 갑각류 껍데기를 구성하는 뮤타 다당류의 일종으로 다당류 키틴에 유래하는 N-아세틸글루코사민이 부분적으로 탈아세틸화한 폴리머이다. 동물실험에서 지질에 키토산이 결합하는 것으로 소화관에서 지질 흡수를 저해하는 것이 보고되었다. 또한, 체중과 체지방을 감소시키고 혈중 콜레스테롤 수치를 저하시킨다는 보고도 있다. 키토산의 항비만 작용을 검증한 메타 분석에서 15건 무작위 배정 비교시험으로 총 1,219명의 피험자를 분석한 결과, 위약 그룹에 비해 키토산을 투여한 그룹에서 유의한 체중 감소 작용 (가중평균차 -1.7kg; p<0.00001), 총 콜레스테롤 수치의 유의한 감소(-0.2mmol/L; p<0.00001), 수축기 혈압과 이완기 혈압에서 유의한 감소가 입증되었다. 단, 대변의 지방 배설량에 관해서는 양쪽 그룹간 유의미한 차이는 나타나지 않았다. 또한, 유해사항 발생빈도도 양쪽 그룹간 차이는 없었다.

효과	비만/이상지질혈증/고혈압
효능: 양호	안전성: 우수
주요성분	키토산. 뮤타 다당류의 일종. 글루코사민과 N-아세틸글루코사민의 폴리머로 고분자와 저분자가 있다.

작용	- 항비만 작용/고지혈증(이상지질혈증) 개선 작용/지질 흡수 억제 작용 - 항비만 작용
용법용량	항비만 작용을 검증한 임상시험에서 용법과 용량을 일일 1~3g (3회 분할) 식전에 투여한 사례가 많다. 기간은 4~24주 정도.
주의사항	동일한 작용기전을 가진 성분과의 병용에 주의
부작용	적정량 사용의 허용성이 높음
상호작용	현재로서 의약품과의 상호작용으로 인한 유해반응이 보고된 바 없음. 인체를 대상으로 한 임상시험에서 대변의 지방 배설량에 대한 영향이 없었기 때문에, 키토산 섭취가 지용성 비타민류 등의 흡수 과정에서 유의한 작용을 한다고 생각하기 어렵다.

ㅌ 태반 ~ 티로솔

태반 placenta

태반에는 각종 아미노산, 미네랄, 핵산 성분, 사이토카인류가 존재한다. 약리작용은 특정 단일성분에 의한 것이 아닌 여러 성분의 시너지 효과에 기반한 것으로 추정된다.

돼지 태반 추출물을 이용한 임상시험에서 피부결(보습) 기능 개선 작용, 피부미용(기미 억제) 작용이 입증되었다. 인간 태반 제제(주사제)를 이용한 인체 임상시험에서 만성간염 및 간경변의 대한 간 기능 개선, 갱년기 장애 환자의 증상 개선, 초산부의 모유 분비 장애 개선이 보고되었다.

효과	피부결 개선/피부 미용/간 기능 개선/자양강장
효능: 보통	안전성: 우수
주요성분	각종 아미노산(아스파라트산, 아라닌, 아르기닌, 이소류신, 글리신, 글루탐산, 시스틴, 트레오닌, 세린, 티로신, 발린, 페닐알라닌, 히스티딘, 프로린, 리딘, 메티오닌, 로이신), 미네랄(나트륨, 칼륨, 칼슘, 마그네슘, 인, 철분), 핵산성분(아데닌, 구아닌, 시트신, 티민, 우라실), 그 외 생리 활성 물질(사이토카

작용	인류) 등. - 자외선에 의한 피부 손상 억제 작용/티로시나아제 억제(멜라닌 생성억제) 작용/간 세포 증식(간재생) 촉진 작용/지방간 개선 작용/간손상 억제 작용/조직 호흡 촉진 작용/상처 회복 촉진 작용/항피로 작용/유리체 및 구결막하출혈 흡수 촉진 작용 - 피부결(보습) 기능 개선 작용/피부 미용(기미 억제) 작용
용법용량	확립되지 않음
주의사항	동일한 작용기전을 가진 성분과의 병용에 주의
부작용	적정량 사용의 허용성이 높음. 건강식품 소재인 돼지 태반 추출물의 안전성을 검토한 기초연구 결과가 있으며 독성이 인정되지 않았다. 단, 단백질 및 아미노산을 함유한 생물학적 제제이므로 체질에 따라 알레르기나 과민증 등의 발현이 예상된다. 또한, 의약품에서는 드물게 발진, 발열, 소양증, 메스꺼움, 오한과 같은 과민증을 유발할 수 있다.
상호작용	현재로서 의약품과의 상호작용으로 인한 유해사항이 보고된 바 없음

테아닌 theanine, L-theanine, γ-glutamylethylamide

테아닌(γ-글루타밀산에틸아미드, γ-glutamylethylamide)은 녹차에 함유된 아미노산의 일종으로, 항불안 작용이 있어 흥분 및 긴장을 완화시키는 이완 효과가 있다. 최근 녹차의 기능성 성분인 카테킨류에 의한 다양한 작용이 주목받고 있다.

카테킨류는 녹차뿐만 아니라 홍차 등에도 함유되어 있지만, 테아닌은 홍차보다 녹차에 풍부하게 존재한다. 녹차의 쓴맛과 떫은 맛이 카테킨류이며, 감칠맛과 단맛이 테아닌에 의한 것이다. 글루타밀산의 대사 경로로 재배 시 일광 노출량이 적으면 테아닌이 되고, 반대로 일광노출량이 많으면 테아닌이 분해되어 카테킨 생성을 촉진한다. 따라서 녹차의 종류와 수확 시기에 따라 테아닌과 카테킨의 함량이 달라진다.

기초연구에서 실험쥐에게 테아닌을 투여한 결과, 기억력 및 학습 능력의 개선을 나타냈다. 그 외 허혈에 의한 뇌신경세포 손상 경감 작용, 강압 작용, 뇌내 세로토닌량 조절 작용, 카페인에 의한 각성 작용 억제 효과가 보고되었다.

예비 임상시험에서 건강한 자를 대상으로 일일 200mg의 L-theanine을 투여한 결과 이완 효과가 입증되었다. 그 외 임상시험에서 이완 효과, 생리전증후군(PMS) 증상 개선, 항비만 작용 등이 시사되었다.

또한 녹차의 항암 작용으로 카테킨 작용이 기초연구에서 많이 보고되고 있다. 한편 테아닌 자체에는 항암 작용이 알려져 있지 않다. 기초연구에서 테아닌과의 병용 투여에 의한 항암제의 작용 증강 효과가 입증되었다.

테아닌은 녹차에 존재하는 식품 성분이지만, 녹차에는 카페인도 함유되어 있기 때문에 테아닌만 효율 좋게 섭취하기 위해서는 건강기능식품을 이용하는 것이 좋다. 일반적인 식재료에서 유래하는 성분으로 적정량 사용의 허용성이 높다. 현재로서 의약품과의 상호작용으로 인한 부작용이 보고된 바 없다.

효과	이완 효과
효능: 보통	안전성: 우수

토코트리에놀 tocotrienol

화학명: tocotrienol, alpha tocotrienol, beta tocotrienol, delta tocotrienol, gamma tocotrienol

토코트리에놀은 비타민 E의 일종으로 강한 항산화 작용이 있어 동맥경화성 질환 등의 생활습관병 예방 목적으로 이용된다.

비타민 E는 크게 토코페롤과 토코트리에놀 두 가지로 나뉘며, 각각 알파(α), 베타(β), 감마(γ), 델타(δ)로 분류된다. 자연계에는 α-, β-, γ-, δ-토코페롤과 α-, β-, γ-, δ-토코트리에놀 총 8가지 종류가 알려져 있다. 이 중 d-α-토코페롤은 자연계에 광범위하게 존재하며 강한 생물학적 활성을 가지고 있다. 일반적으로 비타민 E의 건강기능식품은 d-α-토코페롤이 주성분이다.

토코트리에놀은 식물성 유지의 성분으로 특히 팜유 오일에 풍부하게 존재하며 그 외 쌀과 보리류, 코코넛 유지 성분에도 존재한다. 단, 카놀라 오일 및 올리브 오일, 땅콩, 대두 등 흔히 사용되는 식물성 오일에는 토코트리에놀이 거의 함유되어 있지 않다.

토코트리에놀은 항산화 작용, 동맥경화 예방 작용, 항암 작용, 면역 활성 작용, 콜레스테롤 저하 작용, 혈전증 예방 작용 등이 보고되고 있다.

토코트리에놀의 용량은 일일 100~200mg 정도이다. 임상연구에서 200mg의 γ-토코페롤 단독 투여 외에 비타민 E 복합제(α-토코페롤 40mg + β-토코페롤 48mg + γ-토코페롤 112mg + δ-토코트리에놀 60mg)와 같은 사례도 있다.

풍부한 식경험이 있는 식용 성분으로 적정량 사용의 허용성이 높다. 일일 320mg까지 투여한 실험에서 높은 안전성을 나타냈으며, 과잉증은 알려지지 않았다.

현재로서 의약품, 건강기능식품, 식품과의 상호작용으로 인한 유해 사항이 보고된 바 없다. 단, 동일한 작용기전을 가진 성분과 병용에는 만일을 대비해 주의한다. 또한, 토코트리에놀은 시토크롬 P450 3A4(CYP3A4)유전자 발현을 항진하기 때문에, 약물 대사에 영향을 미쳐 부작용을 일으킬 가능성이 있다. 현재로서 CYP에 대한 작용을 통한 토코트리에놀과 의약품과의 상호작용은 알려져 있지 않으나 만일을 대비해 주의해야 한다.

효과	항산화/동맥경화 예방/항암/면역 조절/콜레스테롤 저하/혈전증 예방
효능: 보통	안전성: 우수

통캇알리 Tongkat Ali
학명: Eurycoma longifolia

통캇알리는 말레이시아 민간요법에서 남성의 강장을 목적으로 사용되는 약용 식물이다. 불임과 발기부전에 사용된다.

통캇알리의 뿌리에는 유효성분으로 콰시노이드류(quassinoids)와 알칼로이드류, 트리테르펜류가 존재한다. 생물학적 활성을 가진 콰시노이드류로 유리코마논(eurycomanone)과 유리코마놀(eurycomanol) 등이 알려져 있다.

기초연구에서 강장 작용, 항말라리아 작용, 항궤양 작용, 세포독성 작용, 세포증식 억제 작용, 항종양 작용, 아포토시스 유도체 작용이 보고되었다. 또한, 동물실험에서 통캇알리에 의한 최음작용이 시사되었다. 예비 임상연구에서 강장 작용이 보고되었으나 양질의 임상시험 연구는 충분하지 않다.

일반적으로 단기간에 효과를 기대할 수 없으므로 지속적으로 사용한다. 동남아시아 각국의 민간요법으로 사용되는 약초로 적정량 사용의 허용성이 높다. 또한, 말레이시아의 조사에 따르면 통캇알리의 일부 제품에서 중금속 오염이 산발적으로 검출되었다. 따라서, 신뢰가 가는 제품을 선택하는 것이 중요하다.

효과	강장 작용/최음 작용
효능: 보통	안전성: 우수

티로솔 tyrosol

티로솔(tyrosol) 및 하이드록시티로솔(hydroxytyrosol)은 올리브 열매에 함유되어 있는 폴리페놀류이다. 올리브 오일의 항산화 작용은 티로솔, 하이드록시티로솔, 올레우로페인(oleuropein)과 같은 유효 성분에 의한 작용이다.

인체 내 동태에 대해서도 임상시험을 통해 검증이 이루어지고 있다. 티로솔 및 하이드록시티로솔은 강한 항산화 작용을 가졌으며 LDL

콜레스테롤 산화 억제, 티로시나아제 활성 억제에 의한 멜라닌 생성 억제와 같은 작용이 보고되었다.

최근에는 피부에 관한 미용(피부결 개선, 피부 미용, 미백)을 목적으로 건강기능식품의 이용이 이루어지고 있다.

일반적인 식재료에서 유래하는 성분으로 적정량 사용의 허용성이 높다.

효과	항산화/피부 미용 및 미백
효능: 보통	안전성: 우수

ㅍ 파슬리 ~ 필발

파슬리 Parsley, Common Parsley, Garden Parsley

학명: Petroselinum crispum

파슬리는 미나리과 향신료로 잎, 씨앗, 뿌리가 식용 및 약용으로 사용된다. 미국과 유럽에서는 각종 소화기 계통 질환과 신장 비뇨기 계통 질환에 사용되어 왔다.

유효성분으로 플라본류의 아피제닌(apigenin)을 함유하고 있어, 항산화 작용과 항염증 작용을 나타낸다. 종자 유래의 유지에는 탈취 작용을 가진 아피올(apiole)과 피넨(pinene)과 같은 정유 성분이 존재하며 구취 방지 보조제로 사용된다.

일반 식재료에서 유래하는 성분으로 적정량 사용의 허용성이 높다. 미국에서 GRAS(generally recognized as safe)로 분류되어 있다. 단, 파슬리에 함유된 아피올과 미리스티신(myristicin)과 같은 성분은 대량섭취 및 과잉섭취 시 독성을 유발한다. 또한, 파슬리에는 자궁 자극 작용, 낙태 작용이 있다고 한다. 전통의학에서 파슬리는 신장질환 환자에게 금기시되어 왔다. 그리고 이론적으로 부종과 고혈압을 악화시킬 가능성이 있다.

현재로서 의약품과의 상호작용으로 인한 유해사항이 보고된 바 없다. 다만, 파슬리가 가진 작용으로 미루어 볼 때 와파린, 아스피린(아세틸살리실산), 이뇨제와는 이론적으로 상호작용이 있을 수 있다. 따라서, 이러한 의약품과의 병용에는 필요에 따라 임상 소견과 검사 지표의 경과를 관찰한다.

효과	탈취 작용/항산화 작용
효능: 보통 안전성: 우수	

파파야 papaya
학명: Carica papaya

파파야의 미숙된 열매나 잎, 종자에는 파파인이라 하는 프로테아제(단백질분해효소)가 함유되어 있다. 단백질 분해 활성 및 위점막 보호 작용을 위해 소화보호제로 이용된다. 파파인은 papain, chymopapain, papaya proteinaseⅢ(PPⅢ), papaya proteinaseⅣ(PPⅣ) 등으로 슈퍼 패밀리를 구성한다. 동남아시아에서 민간요법으로 파파야 추출물이 소화 보조제나 구충제로 널리 이용되어 왔다. 또한 단백질분해효소 활성을 이용한 조리법에는 파파야 종자가 이용된다.

단백질분해효소 활성을 응용한 보완치료에는 파파인과 판크레아틴(pancreatin), 트립신(trypasin), 키모트립신(chymotrypsin), 브로멜라인(bromelain)과 같은 효소제가 사용되며, 항염증 작용과 면역 조절 작용이 보고되고 있다.

기초연구에서 파파인의 위점막 보호 작용, 이뇨 작용, 혈압 강하 작용, 소화기 궤양 예방 작용 등이 보고되었다. 예비 임상연구에서는 파파야 추출물이 수술과 외상에 동반되는 염증 및 통증의 완화를 보고하였다.

일반적으로 적정량 사용의 허용성이 높으며, 미국에서 GRAS (generally recognized as safe)로 분류되어 있다. 또한, 정제되지 않은 파파야 추출물은 피부증상과 위장장애와 같은 알레르기 증상과 과민증을 유발할 수 있다.

파파야 추출물과 와파린과의 상호작용을 부정할 수 없는 증례가 1건 보고된 바 있다. 그러나 파파야 추출물 섭취와 인과관계를 나타내는 작용 기전은 불분명하다. 따라서, 만일을 위해 파파야 건강기능식품과 와파린과의 병용에 주의하고, INR 등의 관련 지표를 모니터한다.

효과	소화 보조/항염증
효능: 보통	안전성: 우수

판토텐산 pantothenic acid

판토텐산은 조효소 A(CoA, 코엔자임A)의 구성성분으로 비타민 B군 중 하나로 분류된다. 판토텐산은 판토인산(pantoic acid)과 베타알라닌의 결합으로 생성된다. 거의 대부분의 식품에 함유되어 있어 결핍되는 일은 거의 없다. 판토텐산은 소화기관에서 흡수되어 체내에서 대사를 받아 조효소 A를 생성한다. 판토텐산은 구연산 회로의 반응과 지방산의 합성 및 산화에 관여하여 에너지 대사에서 중요한 역할을 한다.

용법용량	일일 권장량은 30~49세 성인을 기준으로 남성 6mg, 여성 5mg이다.

포도씨 추출물 grape seed extract
학명: Vitis vinifera

포도씨앗에는 유효성분으로 프로안토시아니딘류(proanthocyanidin)와 레스베라트롤(resveratrol), 프로시아니딘이 존재한다. 기초연구에서 항산화 작용, 항염증 작용, 항암 작용을 나타냈다. 포도씨 추출물을 이용한 예비 임상연구에서 LDL 콜레스테롤 산화 억제 작용, 이상지질혈증 개선 작용, 혈관 내피 기능 개선 작용, 항비만(에너지 섭취량 감소) 작용, 항산화 작용, 정맥순환장애 개선 작용, 기미(chloasma) 개선 작용이 보고되었다. 그 외 포도씨 추출물이 함유된 건강기능식품에 의한 피부결 개선 효과도 보고되었다.

효과	항산화/혈관 내피 기능 개선/섭취 에너지 억제/고콜레스테롤혈증 개선/피부결 개선/기미 개선
효능: 보통	안전성: 우수
주요성분	프로안토시아니딘류, 레스베라트롤
작용	항산화 작용/항염증 작용
용법용량	임상연구에서 프로안토시아니딘 환산 200mg 또는 400mg을 투여, 포도씨 추출물(GSE)을 일일 2g(폴리페놀량 1g)을 투여, 프로시아니딘을 300mg 투여한 사례가 있다.
주의사항	동일한 작용기전을 가진 성분과의 병용에 주의
부작용	적정량 사용의 허용성이 높음
상호작용	현재로서 의약품, 건강기능식품, 식품과의 상호작용으로 인한 유해사항이 보고된 바 없으나, 포도 유래의 성분(레드와인 추출물)에 대해서는 이론적으로 상호작용이 있을 수 있다.

포스파티딜세린 phosphatidylserine, PS

포스파티딜세린은 인지질의 일종으로 인간의 뇌와 신경조직에 풍부하게 존재한다. 신경세포막과 미토콘드리아 등에서 정보전달 기구의 중요한 역할을 한다. 포스파티딜세린은 생합성되는 외에도 식품에서도 얻을 수 있다.

지금까지의 연구에 의하면 포스타티딜세린은 아세틸콜린, 세로토닌, 도파민과 같은 신경전달 물질을 증가시키는 것으로 나타났다. 예비 임상시험에서 알츠하이머병과 인지기능 장애, 기억력 장애에 대한 효과가 시사되었다. 일반 식재료에서 유래하는 성분으로 적정량 사용의 허용성이 높다. 단, 일일 300~600mg의 고용량 투여 시에는 위장장애와 불면증과 같은 부작용이 보고된 바 있다.

현재로서 의약품과의 상호작용으로 인한 유해사항이 보고된 바 없으나, 포스파티딜세린 투여가 아세틸콜린 대사에 영향을 미칠 가능성이 있다. 따라서, 아세틸콜린에스테라아제 억제제, 콜린작동제, 항콜린제 등의 의약품과의 병용에는 필요에 따라 임상 소견과 검사지표의 경과를 관찰한다.

효과	알츠하이머병/인지증/인지기능장애
효능: 보통　안전성: 우수	

폴리글루탐산 polyglutamic acid

폴리글루탐산은 다수의 글루탐산이 결합한 폴리머로 음전하를 띠고 있다. 폴리글루탐산에는 폴리-알파-글루탐산(poly-alpha-glutamic acid)과 폴리-감마-글루탐산(poly-gamma-glutamic acid) 2종류가 알려져 있다. 낫토의 점질물에는 폴리-감마-글루탐산이 함유되어 있다.

폴리글루탐산은 칼슘이 다른 물질과 난용성의 복합체로 형성되는 것을 억제하는 작용을 가졌기 때문에, 폴리글루탐산을 경구섭취하면 장내 칼슘 흡수가 증가한다.

낫토의 점질물에 의한 칼슘 흡수 효과가 in vitro 및 in vivo에서 검증되었다. In vitro 연구에 따르면 낫토 점질물은 칼슘과 인의 복합체 형성을 억제하여 칼슘이 가용성을 증진한다. 실험쥐를 이용한 연구에서 폴리글루탐산이 주성분인 낫토의 점질물을 투여한 결과, 소장에서 칼슘의 가용성 증진이 입증되었다.

효과	칼슘 흡수 촉진
효능: 보통	안전성: 우수
주요성분	폴리-알파-글루탐산(poly-alpha-glutamic acid), 폴리-감마-글루탐산(poly-gamma-glutamic acid)

작용	칼슘의 가용성 증진 작용
용법용량	폴리글루탐산 53mg과 칼슘 200mg을 함유한 제품이 있다.
주의사항	동일한 작용기전을 가진 성분과의 병용에 주의
부작용	적정량 사용의 허용성이 높음
상호작용	현재로서 의약품과의 상호작용으로 인한 유해사항이 보고된 바 없음

폴리페놀 polyphenol

폴리페놀은 벤젠 고리 등의 방향족 고리에 여러 개의 수산기(-OH기, 하이드록시기)를 가진 화합물의 총칭이다. 식물종에서 수천 가지 이상의 폴리페놀류가 발견되고 있으며, 수백 종류 이상이 식용 식물에 함유되어 있다. 식물이 자외선과 해충, 병원균으로부터 자신을 보호하기 위해 폴리페놀류를 생성한다. 폴리페놀류를 경구섭취하면 항산화 작용과 항염증 작용에 기반하는 효능과 효과를 얻을 수 있다. 폴리페놀류는 보통 아글리콘이라는 골격 구조에 당이 결합한 배당체로서 식물성 식품에 존재한다. 일반적으로 폴리페놀류는 경구섭취하면 소화효소에 의해 당이 떨어져 나와 아글리콘으로 기능성을 발휘하는 경우가 많다.

폴리페놀류는 페놀 고리의 수에 따른 기능과 구조의 차이에 따라 분류된다. 구체적으로 플라보노이드류(flavonoids)와 리그난류(lignans) 등이 있다. 플라보노이드류는 플라보놀류(퀘르세틴, 캄프페롤, 미리세틴 등), 플라본류(아피제닌, 루테올린 등), 이소플라본류(다이제인, 제니스테인, 글리시테인 등), 플라바논류(헤스페레틴, 나린게닌 등), 안토시아니딘류, 플라바놀류(카테킨류)등으로 분류된다. 또한, 플라보노이드가 중합된 프로안토시아니딘류도 있다. 역학연구에서 식물성 식품을 많이 섭취하면 동맥경화성 질환과 암 발병 위험성이 낮아지는 것이 밝혀졌다. 이러한 질환의 발병 기전에는 산화 장애와 염증이 관여되어 있기 때문에, 폴리페놀류의 항산화 작용 및 항염증 작용에 의한 질환 위험성 감소 효과로 추정된다. 일반 식물성 식품에 함유되어 있는 성분으로 적정량 사용의 허용성이 높다.

효과	항산화/항염증/항암/동맥겨화성 질환 예방
효능: 양호 안전성: 우수	

푸룬 prune, plum
학명: Prunus domestica

푸룬은 서양자두나무의 열매(말린 과일)로, 식용으로 과즙 음료나 말린 과일 등이 이용된다. 유럽과 미국에서는 푸룬이 적절한 완하(緩下)작용을 하는 식재료로 널리 알려져 있다.

푸룬은 식이섬유, 과당, 소르비톨, 폴리페놀류 등을 함유하고 있으며, 100g당 약 7.2g의 식이섬유가 존재한다. 단, 과즙 음료(푸룬주스) 제품에는 일반적으로 불용성 식이섬유가 제외되어 있다. 푸룬의 완하작용은 소르비톨에 의한 것으로 추정된다. 소르비톨 함량은 건조열매 14.7g/100g, 과즙 6.1g/100g이다.

폴리페놀류의 함량은 100g당 184mg으로 비교적 풍부하다. 클로로겐산(chlorogenic acid)과 네오클로로겐산(neochlorogenic acid) 등이 함유되어 있어 항산화 작용을 한다. 크립토클로로겐산(cryptochlorogenic acid)도 발견되었다.

푸룬의 풍부한 식이섬유, 과당, 소르비톨 성분들이 식후과혈당 수치를 천천히 상승시키는 것으로 추정된다. 그 외 칼륨 함량은 말린 과일 가식부 100g당 480mg으로 풍부하다.

기초연구에서 푸룬 유래의 폴레페놀류에 의한 인체 LDL 산화 억제 작용, 푸룬 유래의 식이섬유에 의한 고콜레스테롤 혈증 개선 작용이 시사되었다. 그 외 체내 대장암 세포 아포토시스 유도 작용, 항산화 작용이 보고되었다.

예비 임상연구에서 고콜레스테롤 혈증 개선 및 완하 작용이 나타났다.

풍부한 식경험을 토대로 한 성분으로 적정량 사용의 허용성이 높다. 현재로서 의약품과의 상호작용으로 인한 유해사항이 보고된 바 없다.

효과	완하 작용/항산화/콜레스테롤 감소
효능: 보통	안전성: 우수
비고	식물명은 서양자두나무(학명 Prunus domestica)이며, 푸룬(prune)은 서양자두나무의 열매(말린 과일)이다.

프락토올리고당 fructooligosaccharide

프락토올리고당은 과당(fructose)과 포도당(글루코스, glucose)로 구성된 올리고당의 일종이다(올리고당은 2~10여개의 당류가 글리코시드 결합으로 연결된 탄수화물). 프락토올리고당은 많은 천연 식물성 식품에 존재하며, 프리바이오틱스(prebiotics)로서의 기능성이 주목받고 있다. 소화효소에 영향을 받지 않고(난소화성) 대장까지 도달하여 유익균인 비피더스균을 증가시키고, 유해균을 억제하는 특징을 가졌다. 또한, 프락토올리고당의 칼슘 흡수 촉진과 이소플라본류의 흡수 촉진과 같은 작용도 시사되었다.

인체 임상연구에서 프락토올리고당에 의한 정장 작용, 칼슘 흡수 촉진 작용, 마그네슘 흡수 촉진 작용이 보고되었다. 또한, 크론병 환자에게서 정장 작용을 보인 연구도 알려져 있다. 그러나, 과민성 대장증후군 환자를 대상으로 한 실험에서 유의미한 효과는 나타나지 않았다. 폐경 여성을 대상으로 한 실험에서는 프락토올리고당이 구리 흡수를 촉진했지만, 아연 및 셀레늄 흡수에는 영향을 미치지 않았다.

효과	정장 작용/비피더스균 증가
효능: 우수	안전성: 우수
주요성분	프락토올리고당
작용	정장 작용/칼슘 흡수 촉진 작용/마그네슘 흡수 촉진 작용
용법용량	임상연구에서 프락토올리고당의 일일 2.5g, 5.0g, 7.5g, 10g 투여, 2주간 20g 투여, 3주간 15g 투여, 5주간 10g을 투여한 사례가 있다.
주의사항	동일한 작용기전을 가진 성분과의 병용에 주의
부작용	적정량 사용의 허용성이 높음
상호작용	현재로서 의약품과의 상호작용으로 인한 유해사항이 보고된 바 없음

프로폴리스 bee propolis, propolis

프로폴리스는 꿀벌이 유칼립투스나 포플러 등의 나무에서 수집하는 식물 성분에 꿀벌의 분비물이 합쳐져 만들어진 물질이다. 프로폴리스의 강한 살균 작용 및 항산화 작용을 프로폴리스를 벌집의 구조물로 사용하여 벌집 내부를 부패나 미생물의 위협으로부터 보호한다. 유효성분은 플라보노이드계 파이토케미컬이며, 기초연구에서 항균 작용과 항바이러스 작용, 항산화 작용, 항염증 작용과 같은 다양한 효과가 나타났다. 외국의 많은 기초연구에서도 항종양 작용, 간 보호 작용, 위 점막 보호 작용, 방사선 방어 작용, 항균 및 항바이러스 작용등이 보고되었다.

프로폴리스는 원산지에 따라 식물에서 유래하는 성분이 달라진다. 이는 지역에 따라 꿀벌이 채취하는 식물이 달라지기 때문이다. 프로폴리스의 형태는 캡슐이나 정제, 젤 형태의 제품, 팅크 등이 있다. 프로폴리스는 알코올 또는 물로 추출하는 방법이 일반적이다.

효과	항균/항바이러스/항진균/항산화/항염증/간보호/상기도염
효능: 보통　안전성: 우수	
주요성분	플라보노이드류(퀘르세틴, 피노셈브린, 피노반크신, 갈랑긴, 캄프페롤, 크리신, 나린게닌 등), 테르펜류

작용	- 항균 및 항바이러스 작용/항산화 작용/항염증 작용/항종양 작용/간 보호 작용/위 점막 보호 작용/방사선 방어 작용 - 위 점막 보호 작용/상기도염/(외용제)항바이러스 및 항진균 작용
용법용량	임상연구에서 일일 500mg을 경구투여, 50mg/mL의 플로폴리스를 10.0mL 또는 15.0mL (2회 분할) 경구투여 등이 있다. 단, 경구 투여에 의한 용법용량이 확립된 바는 없다. 외용제로 프로폴리스 3~5% 함유액이 있다. 그 외 프로폴리스가 함유된 치약 외용제 사례도 있다.
주의사항	동일한 작용기전을 가진 성분과의 병용에 주의
부작용	적정량 사용의 허용성이 높음. 단, 발진 등의 피부증상과 위장장애와 같은 알레르기 증상이나 과민증이 나타날 수 있다.
상호작용	현재로서 의약품과의 상호작용으로 인한 유해사항이 보고된 바 없으나, 프로폴리스 가진 작용으로 미루어 볼 때 다음과 같은 의약품에 대해서는 이론적으로 상호작용이 있을 수 있다. - 시토크롬 P450 분자종 가운데 CYP1A2, 2B1, 3A4, 2E1에 관련된 제제 위의 의약품과의 병용에는 신중을 기하며 의사의 지시 하에 관련 지표를 모니터한다.

피버퓨 feverfew, midsummer daisy

학명: Tanacetum parthenium, Chrysanthemum parthenium, Matricaria parthenium

피버퓨는 유럽과 미국에서 몇 세기에 걸쳐 이용되어 온 전통적인 허브로 특히 만성 편두통 예방에 이용된다. 유효성분으로 세스퀴테르펜 락톤류가 상정되며 피버퓨 잎에 존재한다. 파르테놀리드(parthenolide) 등 39여종 이상의 성분이 발견되었으며, 이들 성분의 시너지 작용이 효과를 발휘하는 것으로 추정된다. 피버퓨의 편두통 효과에 대해 유럽과 미국에서 여러 임상시험이 보고되고 있으며, 편두통 예방 및 발작 횟수 감소에 효과가 있는 것으로 판단된다. 예를 들어, 147명을 대상으로 12주간 피버퓨를 투여한 임상시험에서 한달에 4회 이상 편두통이 발작하는 환자 그룹에게서 예방 효과가 입증되었다고 한다.

효과	편투통 예방/편두통 발작 횟수 감소
효능: 양호	안전성: 우수
주요성분	파르테놀리드 등의 세스퀴테르펜 락톤류.
작용	- 혈소판 응집 억제 작용/혈소판의 세로토닌 방출 억제 작용/항염 작용/혈관 연축 억제 작용/항히스타민 작용/혈관 내피세포 보호 작용/COX-2(cyclooxygenase-2) 선택적 억제 작용 - 편두통 예방/편두통 발작 횟수 감소 작용
용법용량	일일 50~100mg의 피버퓨 추출물(파르테놀리드 0.20~0.35%)을 투여
주의사항	동일한 작용기전을 가진 성분과의 병용에 주의
부작용	적정량 사용의 허용성이 높음
상호작용	현재로서 의약품과의 상호작용으로 인한 유해사항이 보고된 바 없으나, 다음과 같은 의약품에 대해서는 이론적으로 상호작용이 있을 수 있다.

- 시토크롬 P450 분자종 가운데 CYP1A2, 2C8, 2C9, 2D6, 3A4에 관련된 제제
- 항응고제 및 혈소판 기능 억제제.

위의 의약품과의 병용에는 신중을 기하며 의사의 지시 하에 관련 지표를 모니터한다.

피쉬오일 fish oil

피쉬오일(어유)은 DHA(도코사헥사엔산, docosahexaenoic acid) 및 EPA(에이코사펜타엔산, eicosapentaenoic acid)가 주요 유효성분이다. DHA 및 EPA는 정어리나 고등어 등 등푸른 생선에 많이 함유되어 있는 다가불포화지방산의 일종이다. 중성지방 수치를 개선하고 동맥경화질환을 예방하는 작용을 한다. 항응고 작용, 항알레르기 및 항염증 작용 등도 알려져 있다.

역학연구에서 피쉬오일의 섭취가 심혈관질환 감소, 나이관련황반병성증(AMD) 감소, 인지증 진행 억제와 연관성을 나타냈다. 소아의 혈중 DHA의 저수치와 ADHD와의 관련성이 시사되었다. DHA 및 EPA가 풍부한 어류를 적당량 섭취하면 심혈관계 사망률이 36% 감소(95% CI, 20~50%, $p<0.001$), 전체 사망률이 17%감소(95% CI, 0~32%, $p=0.046$)한다고 한다.

임상연구에서 고중성지방혈증 개선과 우울증 개선을 나타냈다.

효과	고중성지방혈증 개선/인지증 예방/심혈관질환 예방/동맥경화 질환 예방
효능: 양호	안전성: 우수
주요성분	n-3계 지방산(DHA, EPA)
작용	지질대사 개선/동맥경화 억제/항응고 작용/항알레르기 및 항염증 작용
용법용량	임상연구에서 일일 수백mg에서 1g 또는 2g 정도 투여한 사례가 많다. 고지혈증(이상지질혈증) 환자에게 4g의 DHA 또는 EPA를 투여한 임상시험도 있다. 1차 예방 목적의 경우, 피쉬오일의 오메가3계 지방산 섭취량은 DHA와 EPA를 합해 하루 총 250mg이면 충분하다는 발표가 있다. 일반적인 일일 기준량은 성인 30~49세를 기준으로 남성 2.6g 이상, 여성 2.2g 이상이다.
주의사항	동일한 작용기전을 가진 성분과의 병용에 주의
부작용	적정량 사용의 허용성이 높음
상호작용	현재로서 의약품과의 상호작용으로 인한 유해사항이 보고된 바 없으나, 오메가3계 지방산이 가진 작용으로 미루어 볼 때, 항응고제 및 이상지질혈증 치료제, 고혈압 치료제와는 이론적으로 상가작용이 있을 수 있다. 따라서, 이러한 의약품과의 병용에는 필요에 따라 임상 소견 및 검사 지표의 경과를 관찰한다

피크노제놀 pycnogenol
학명: Pinus pinaster

피크노제놀은 프랑스 남서부에서 자생하는 '프랑스 해안송'이라는 소나무의 나무껍질 추출물에서 유래하는 건강기능식품이다. 유효성분으로 각종 플라보노이드류를 함유하고 있어 각종 생활습관병 예방, 정맥순환장애 개선, 생리전증후군(PMS) 증상 개선, 혈관 이완으로 고혈압 개선과 같은 효과가 보고되었다.

피크노제놀은 프로안토시아니딘(proanthocyanidin 또는 프로시아니딘, procyanidin)으로 통칭되는 여러 종류의 플로보노이드가 존재한다. 피크노제놀 투여에 의한 효과는 이들 플라보노이드류에 의한 항산화 작용 및 항염증 작용에 근거하는 것으로 추정된다. 원래 피크노제놀이라는 명칭은 프로시아니딘류의 총칭으로 사용되었었다.

임상시험에서 만성정맥부전증, 당뇨성 망막증, 고콜레스테롤혈증, 고혈압, 천식, 관상동맥질환, 생리전증후군, 발기부전, ADHD(주의결핍 과다행동 장애)와 같은 병태에 대한 피크노제놀 투여가 보고되었다. 특히 만성정맥부전증에 피크노제놀 투여에 의한 효과가 시사되었다. 또한, 건강한 자에게 피크노제놀을 투여한 결과,

COX(cyclooxygenase)-1 및 COX-2의 억제 작용이 보고되었다.

효과	항산화/항염증/면역 활성/만성정맥부전증 개선/생리전증후군 증상 개선/천식의 보완요법/고혈압 개선/운동능력 향상/ADHD
효능: 양호	안전성: 우수
주요성분	프로안토시아니딘(proanthocyanidin 또는 프로시아니딘, procyanidin)
작용	- 항염증 작용/항산화 작용/LDL 콜레스테롤 산화 억제/혈소판 응집 억제/NK세포 활성 증진/T림프구 및 B림프구 기능 증진 - 만성정맥부전증/당뇨성 망막증/고콜레스테롤 혈증/고혈압/천식/관상동맥질환/생리전증후군/발기부전/ADHD
용법용량	임상연구에서는 일일 100mg, 120mg, 150mg(3회 분할)한 사례가 많음. 부인과 질환에는 일일 30~60mg, 고혈압에는 일일 200mg을 투여
주의사항	동일한 작용기전을 가진 성분과의 병용에 주의
부작용	적정량 사용의 허용성이 높음
상호작용	현재로서 의약품과의 상호작용으로 인한 유해사항이 보고된 바 없음. 단, 항응고제 및 혈소판 기능 억제제나 면역억제제, 항암제와는 이론적으로 상호작용이 나타날 수 있으니 이들의 약품과의 병용 시에는 필요에 따라 임상 소견 및 검사 지표 경과를 관찰한다.

필발

학명: Piper longum L.

인도 원산지의 후추과 덩굴식물로 학명은 Piper longum L. 이며, 잘 익은 과수를 필발이라 부른다. 과수는 다육질의 원통형 모양으로 그 형태에서 일명 긴 후추, 롱페퍼, 인도 긴 후추라고도 불린다. 건조시킨 것이 카레 등의 황신료로서 사용된다. 그 외 전통의학에서 방향성 건위제로 이용되어 왔다. 건강기능식품이 수족냉증 개선, 혈액순환 개선, 건위 작용을 목적으로 사용된다.

효과	수족냉증 개선/혈액순환 개선/건위 작용
효능: 양호	안전성: 우수
주요성분	신미성분인 piperine, piperlongmine 등
작용	α-글루코시다아제 억제 활성/종양세포의 신생혈관 억제/간 손상 억제/방사선 장애 억제/가임 개선/MAO억제 작용/항종양 작용/면역 조절 작용
용법용량	확립되지 않음
주의사항	동일한 작용기전을 가진 성분과의 병용에 주의
부작용	적정량 사용의 허용성이 높음
상호작용	현재로서 의약품과의 상호작용으로 인한 유해사항이 보고된 바 없으나, 후추 성분이 가진 작용으로 미루어 볼 때 CYP3A4 및 P당 단백질에 대사되는 제제 전반과는 이론적으로 상호작용이 있을 수 있다. 따라서, 이러한 의약품과의 병용에는 필요

	에 따라 임상 소견 및 검사 지표의 경과를 관찰한다.
비고	후추과에는 12속 3,000여 종이 알려져 있으며, 대부분이 열대 지역에 분포한다. 향신료로 흔히 쓰이는 것은 필발과 같은 후추과인 Piperaceae nigrum L.이다. 인도 원산의 덩굴식물이며, 미숙과가 후추(pepper), 흑후추(black pepper)라 불린다. 미숙과의 껍질을 제거한 씨앗이 백후추(white pepper)이다. 모두 전통의학에서 방향성 건위제로 사용되어 왔다. 유효성분으로 신미성분인 피페린(piperine), 정유 l-phellandrin 등이 존재한다.

ㅎ 핵산 ~ 히알루론산

핵산 nucleic acid, deoxyribonucleic acid, ribonucleic acid

핵산은 DNA(데옥시리보핵산)과 RNA(리보핵산)으로 이루어진 유전정보를 담고 있는 분자이다. 핵산은 염기(퓨린 또는 피리미딘 염기), 당(펜토오스), 인산으로 구성된 뉴클레오타이드가 기본구성으로 인산디에스테르 결합으로 연결된 폴리뉴클레오타이드 구성으로 되어있다. DNA와 RNA는 당 부분이 데옥시리보오스(DNA) 혹은 리보오스(RNA)인지에 따라 구분된다. 건강기능식품에 사용되는 '핵산' 제품의 일반적인 원재료는 연어의 이리나 효모이다. 예를 들면 DNA는 이리 추출물, RNA에는 효모 추출물이 사용된다.

핵산은 수술이나 감염 등 다양하게 스트레스가 유발되는 상황에서 그 필요성이 높아지고 있다. 퓨린 및 피리미딘은 간에서 뉴클레오타이드풀에 저장되어 사용된다. 평소 식단에 핵산(DNA 또는 RNA)을 추가하여 섭취하는 것으로 상처 치유 촉진과 면역 활성과 같은 기능성이 시사되고 있다. 인체를 대상으로 한 임상연구에서 경구 또는 경장으로 RNA, L-아르기닌, 오메가3 지방산을 수술 전후로 투여한 결과, 면역활성 작용, 상처치유 촉진, 감염증 감소, 회복기간 단축과 같은 효과가 인정되었다. 임상연구는 상부 소화기관 종양 수술과 관상동맥우회술에서 위약대조, 무작위배정, 이중맹검으로 진행되었으며 그 효과가 보고되었다.

효과	수술 후 면역활성, 상처치유 촉진, 감염증 감소/회복기간 단축
효능: 양호	안전성: 우수
주요성분	DNA(데옥시리보핵산) 및 RNA(리보핵산)
작용	- 면역조절 작용/상처치유 촉진 작용 - 수술 후의 면역 활성 작용/상처치유 촉진/감염증 감소/회복기간 단축 작용
용법용량	확립되지 않음. RNA의 경장 투여 사례는 일일 30mg/kg
주의사항	동일한 작용기전을 가진 성분과의 병용에 주의
부작용	적정량 사용의 허용성이 높음
상호작용	현재로서 의약품과의 상호작용으로 인한 유해반응이 보고된 바 없음

헤스페리딘 hesperidin

화학명: hesperetin-7-O-rutinoside

헤스페리딘은 감귤류 등에 많이 존재하는 플라보노이드계 파이토케미컬의 일종이다. 역학연구에서 헤스페리딘의 섭취가 적으면 모세혈관 취약성, 사지통증과 야간경련과 같은 증상과 연관이 있음이 알려져 있다.

기초연구에서 헤스페리딘에 의한 항산화 작용과 고지혈증(이상지질혈증) 개선 작용이 나타났다. 임상연구에서는 헤스페리딘을 포함한 플라보노이드류를 투여한 예비 임상연구에서 이상지질혈증 환자에 대한 지질 대사 개선 작용이 나타났다. 또한, 단백질분해효소 제제와 헤스페린의 병용투여로 만성정맥부전의 증상 개선이 인정되었다. 이는 헤스페리딘 또는 플라보노이드류가 리폭시게나아제(lipoxygenase), 사이클로옥시게나아제(cyclooxygenase), 포스포라이페이스(phospholipase)의 활성 억제를 하여 항염증 작용을 하는 것으로 추정된다. 마찬가지로 헤스페리딘을 포함한 단백질분해효소 제제를 이용한 임상연구에서 당뇨병 환자에 대한 대사 개선 작용이 시사되었다.

효과	항염증/항산화/순환개선/수족냉증 개선/모세혈관 취약성 개선/혈관내피 기능 개선/심혈관 질환의 예방 및 개선
효능: 양호	안전성: 우수
주요성분	헤스페리딘은 배당체(hesperetin-7-O-rutinoside)이며, 아글리콘은 헤스페레틴(hesperetin)
작용	- 항산화 작용/항염증 작용/이상지질혈증 개선 작용 - 이상지질혈증 개선 작용
용법용량	확립되지 않음

주의사항	동일한 작용기전을 가진 성분과의 병용에 주의
부작용	풍부한 식경험이 있는 식용 성분으로 적정량 사용의 허용성이 높음. 또한, 바이오플라보노이드 복합체를 투여한 임상연구에서 위염, 설사, 복통 등의 소화기 증상, 두통이 보고되었다.
상호작용	현재로서 의약품과의 상호작용으로 인한 유해사항이 보고된 바 없음

호로파 fenugreek

학명: Trigonella foenum-graecum, Trigonella foenugraecum

호로파는 콩과 일년생 식물로 씨앗이 인도와 북아프리카의 전통의학에서 사용되어 왔다. 호로파 씨앗 특유의 성분으로 트리고넬린, 4-하이드록시이소류신(4-OH-Ile)등이 존재하며, 식후 과혈당을 억제한다. 4-OH-Ile은 호로파의 특이적 아미노산으로 인슐린 분비 촉진 작용이 있어 혈당 강하 작용을 하는 성분 중 하나이다. 또한 호로파에는 쿠마린 유도체 등의 성분도 존재한다. 기초연구 및 예비 임상시험에서 당뇨병 및 이상지질혈증에 대한 효과가 보고되었다.

효과	2형 당뇨병/이상지질혈증
효능: 보통	안전성: 우수
주요성분	종자가 약용 부위로 트리고넬린(trigonelline), 4-하이드록시이소류신(4-hydroxyisoleucine, 4-OH-Ile), sotolon이 존재.

작용	- 글루코스 의존증 인슐린 분비 촉진 작용/당뇨병 개선 작용/고지혈증(이상지질혈증) 개선 작용/혈소판 응집 억제 작용 - 1형 및 2형 당뇨병의 혈당 조절 개선 작용/고지혈증(이상지질혈증) 개선 작용
용법용량	확립되지 않음
주의사항	동일한 작용기전을 가진 성분과의 병용에 주의
부작용	적정량 사용의 허용성이 높으며, 미국에서 GRAS(generally recognized as safe)로 분류되어 있다.
상호작용	현재로서 의약품과의 상호작용으로 인한 유해반응이 보고된 바 없음. 단, 호로파가 가진 작용으로 미루어 볼 때 다음과 같은 의약품에 대해서는 이론적으로 상호작용이 나타날 수 있다. - 항응고제 및 혈소판 기능 억제제 - 당뇨병 치료제 - 칼륨 배설 촉진제 - 갑상선 호르몬제 위의 위약품과의 병용에는 신중을 기하며 의사의 지시 하에 관련 지표를 모니터한다.

호박씨 pumpkin seed
학명: Cucurbita pepo

호박씨 (Cucurbita pepo L., 페포종) 추출물은 전립선 비대증과 과민성 방광염 등 배뇨 장애에 사용된다. 완숙된 재배종(Cucurbita pepo)의 건조 씨앗에서 추출한 호박씨 추출물이 영양제 성분으로 사용된다.

호박씨가 여성의 배뇨 장애(과민성 방광, 빈뇨)에 효과를 나타내는 작용기전은 lariciresinol과 secoisolariciresinol과 같은 리그난 종의 작용에 의한 것이다. 경구섭취한 리그난류는 인간의 장내 세균에 의해 대사되어 혈중 enterolactone(식물 에스트로겐의 일종)의 증가를 가져온다. 전립선 비대증에 대한 효과를 나타내는 작용기전으로 리그난류(식물 에스트로겐)와 식물스테롤의 작용이 상정된다. 임상연구에서 호박씨 추출물 단독투여 또는 소팔메토와 병용 투여로 전립선 비대증에 동반되는 증상 개선이 보고되었다.

효과	전립선 비대증의 증상 경감/과민성 방광의 증상 경감
효능: 보통	안전성: 우수
주요성분	호박씨 지질부분에는 리놀레산, 올레산, 팔미트산, 스테아르산 등의 불포화지방산이 존재한다. 또한, 식물스테롤이 함유되어 있어 전립선 비대증에 개선 작용을 나타내는 것으로 생각된다. 나아가 lariciresinol과 secoisolariciresinol 등의 리그난류도 상정되고 있다. 그 외 α-토코페롤, γ-토코페롤, β-카로틴, 루테인도 존재한다.
작용	리그난류에 의한 식물 에스트로겐 유사 작용, 식물스테롤에 의한 작용 등
용법용량	전립선 비대증에 대한 임상연구에서 일일 호박씨 추출물 480mg (3회 분할)
주의사항	동일한 작용기전을 가진 성분과의 병용에 주의
부작용	적정량 사용의 허용성이 높음

상호작용	의약품과의 상호작용으로 인한 유해반응이 보고된 바 없음
비고	영양제 성분으로 사용되는 호박씨 추출물은 완숙된 재배종 (Cucurbita pepo L., 페포종)의 씨를 건조하여 추출한 것이다.

―

홍경천 roseroot
학명: Rhodiola rosea

홍경천(로디올라 로제아)는 아시아부터 유럽과 북미에 걸쳐 고산지대에서 볼 수 있는 돌나무과 약용 식물로 고대 그리스 시대부터 사용되어 왔다. 특히 러시아와 조지아의 전통의학에 활용되어 왔다. 1960년대에 구소련에서 약리효과를 연구한 결과, 운동능력과 뇌의 고차기능을 향상시키는 작용이 밝혀졌으며, 아답토젠으로 사용되기 시작했다. 현재는 홍경천에 의한 항스트레스 작용, 항피로 작용, 항우울 작용, 인지기능 개선 작용 등이 주목받고 있다.

기초연구에서 한랭 자극과 방사선 장애와 같은 스트레스로부터 예방, 피로 감소, 학습과 기억력 등의 능력 개선이 나타났다. 또한, 심장 허혈장애에 동반하는 부정맥 개선과 심근 보호 작용 등도 확인되었다. 이는 내재성 오피오이드류를 통한 작용으로 추정된다. 그 외 뇌의 도파민과 세로토닌에도 영향을 미치는 것으로 나타났다.

예비 임상시험을 통해 홍경천에 의한 항스트레스 작용, 항우울 작용, 항피로 작용이 나타났다. 예를 들어, 50명의 의사를 대상으로 한 실험에서 야근 중의 피로감과 인지기능을 검토한 결과, 2주간의 홍경천 투여로 개선을 보였다. 또한, 128명의 우울증 환자를 대상으로 한 임상시험에서 홍경천의 항우울 작용이 보고되었다.

효과	항스트레스/항피로/자양강장/뇌의 고차기능 및 인지기능 개선/항우울
효능: 양호	안전성: 우수
주요성분	유효성분으로 살리드로사이드(salidroside)라는 페닐프로파노이드 배당체가 존재한다. 그 외 각종 알칼로이드류, 폴리페놀류가 검출되었으며 rhodioloside, rhodiolin, rosin, rosavin, rosarin, rosiridin, rosiridol, lotaustralin 등의 성분이 알려져 있다.
작용	- 항스트레스 작용 - 경증~중등증의 우울증에 대한 개선 작용/스트레스에 동반하는 피로 개선 작용
용법용량	항우울 작용을 나타낸 임상시험에서 일일 340mg 또는 680mg의 추출물을 6주간 투여. 항피로 작용을 나타낸 임상시험에서 일일 576mg을 4주간 투여.
주의사항	동일한 작용기전을 가진 성분과의 병용에 주의
부작용	적정량 사용의 허용성이 높음
상호작용	현재로서 의약품과의 상호작용으로 인한 유해사항이 보고된 바 없음

홍국 red yeast rice
학명: Monascus purpureus

홍국은 붉은누룩곰팡이속의 홍국균을 쌀에 심고 발효하여 얻는 제품으로 중국과 다른 아시아 국가에서 착색료 등의 식재료로 이용되어 왔다.

홍국의 유효성분으로 모나콜린류(monacolins)가 발견되어 콜레스테롤 합성을 억제한다. 특히 모나콜린 K(monacolin K)는 HMG-CoA 환원효소를 억제하는 작용을 한다. 모나콜린 K는 메비놀린(mevinolin) 또는 로바스타틴(lovastatin)으로 알려져 있으며, 이들은 고콜레스테롤 혈증에 사용되는 의약품 성분이다.

홍국을 8~12주 투여하면 총콜레스테롤 및 LDL을 유의하게 감소시킨다. 또한, 홍국에 의한 고혈압 개선 작용도 보고되었다.

기초연구에서 홍국 투여에 의한 조직 내 CoQ10(코엔자임 Q10) 농도 감소를 나타내, CoQ10과의 병용이 권장된다.

효과	콜레스테롤 감소/고혈압 개선
효능: 우수	안전성: 우수
주요성분	홍국에는 10종류의 모나콜린류(일명 meviniv acid)가 함유되어 있으며, 그 중 가장 고농도로 존재하는 것이 모나콜린 K이다. 모나콜린 K는 메비놀린 또는 로바스타틴으로도 알려져

	있다. 그 외 스테롤류(β시토스테롤, 캄페스테롤, 스티그마스테롤, 사포게닌), 이소플라본류, 각종 지방산도 포함되어 있다.
작용	- HMG-CoA 환원효소 억제 작용/콜레스테롤 감소 작용/고혈압 개선 - 고콜레스테롤 혈증 개선 작용/고혈압 개선 작용
용법용량	일반적으로 임상연구의 용량은 일일 2.4g이다. 또한, 홍국 2.4g에는 중량 대비 0.4%(9.6%)의 모나콜린류가 함유되어 있으며, 그 중 0.2%(4.8mg)는 모나콜린 K(로바스타틴)이다.
주의사항	동일한 작용기전을 가진 성분과의 병용에 주의
부작용	적정량 사용의 허용성이 높다. 또한, 홍국의 작용기전은 스타틴계 제제와 유사하므로 횡문근육해증의 부작용이 상정된다.
상호작용	현재로서 의약품과의 상호작용으로 인한 유해사항이 보고된 바 없으나, 홍국이 가진 작용으로 미루어 볼 때 다음과 같은 의약품에 대해서는 이론적으로 상호작용이 있을 수 있다. - 시토크롬 P450 분자종 가운데 CYP3A4에 관련된 제제 - 이상지질혈증 치료제; 겜피브로질(gemfibrozil) - 스타틴계 제제 - 갑상선 호르몬제(levothyroxine) 위의 의약품과의 병용에는 신중을 기하며 의사의 지시 하에 관련 지표를 모니터한다.

후추 pepper, black pepper, white pepper

학명: Piperaceae nigrum L.

후추과 식물은 12속 3,000여종 정도가 알려져 있으며, 이 대부분이 열대 지역에 분포되어 있다. 향신료로 흔히 쓰이는 후추는 인도 원산의 후추과 덩굴성 저목인 Piperaceae nigrum L.이다. 덜 익은 열매가 후추(pepper), 검은 후추(black pepper)로 불린다. 잘 익은 열매의 껍질을 제거한 종자가 흰 후추(white pepper)이다. 모두 전통의학에서 방향성 건위제로 사용되어 왔다.

유효성분으로 매운맛 성분인 피페린(piperine), 정유 l-phellandrin 등이 존재한다.

기초연구에서 피페린에 의한 항산화 작용, 항당뇨병 작용이 보고되었다. 적정량 사용의 허용성이 높다. 미국에서 GRAS(generally recognized as safe)로 분류되어 있으며, 현재로서 의약품과의 상호작용으로 인한 유해반응이 보고된 바 없다. 단, 후추가 가진 작용으로 미루어 볼 때 CYP3A4나 P당단백질에 의해 대사를 받는 제제 전반과 이론적으로 상호작용이 있을 수 있다. 따라서, 이러한 의약품과 병용 시에는 필요에 따라 임상 소견과 검사 지표 경과를 관찰한다. 또한 후추과 식물에 긴 후추(학명 Piperaceae longum L., 일명 롱페퍼, 인도의 긴 후추)가 있다. 롱페퍼의 익은 과수(果穗)가 필발로 건강기능식품 성분으로 사용된다.

후코이단 fucoidan

후코이단은 모즈쿠(갈조류)와 미역, 다시마 등 해조류에 존재하는 다당류이다. 해초의 끈적끈적한 성분 중 하나로 생활습관병 등에 대한 효과가 보고되었다.

후코이단은 푸코스가 주성분으로 황산기와 우론산 등이 결합한 다당류(황산화폴리푸코스 다당류)의 총칭이다.

원료가 되는 식용 갈조류의 종류에 따라 후코이단의 종류와 함량이 달라지며 생리 작용에도 차이가 있다.

기초연구에서 후코이단의 항산화 작용, 아포토시스 유도에 의한 항암 작용, 항균 작용 등이 보고되었다. 또한, 후코이단의 피부 상처 회복 작용에 대해서는 실험을 통해 그 효과가 시사되었다. 그 외 위점막 보호 작용과 위궤양 회복 촉진 작용에 대한 보고도 있다. 후코이단은 난소화성의 다당류이기 때문에, 장내 담즙산에 의한 콜레스테롤 흡수를 억제하여 혈중콜레스테롤 감소 작용을 나타내는 것으로 추정된다.

일반적인 식재료에 가까운 성분으로 적정량 사용의 허용성이 높으며, 현재로서 의약품과의 상호작용으로 인한 유해사항이 보고된 바 없다.

효과	항응고/콜레스테롤 감소/찰상 회복 촉진/위 점막 보호
효능: 보통	안전성: 우수

흑초 black vinegar, black rice vinegar, rice vinegar, unpolished rice vinegar

흑초는 양조식초의 일종으로 곡물식초로 분류된다. 발효와 숙성 과정에서 생기는 아미노카보닐 반응(마이야르반응)에 의해 갈색 또는 흑갈색으로 착색되어 흑초라고 불린다. 흑초는 일반적으로 알코올 발효된 누룩에 종초를 첨가해 발효조에서 아세트산 발효시키는 정적발효법(표면발효법)으로 제조된다. 그 외 통기발효법(전면발효법)과 같은 제조법도 있다.

흑초에는 구연산 등의 유기산, 각종 아미노산, 아세트산이 함유되어 있다. 또한, 다이하이드로페루릭 산(dihydroferulic acid; DFA)과 다이하이드로시나프산(dihydrosinapic acid; DSA)이 존재해 항산화 작용을 나타낸다. 기초연구에서 흑초에 의한 항산화 작용, 고혈압 개선 작용, 지질대사 개선 작용이 보고되었다. 인체를 대상으로 한 예비 임상연구에서는 흑초 함유 식품에 의한 생리전증후군(PMS) 및 생리통에 대한 증상 완화 작용이 나타났다. 식초에 함유된 아세트산을 이용한 인체 임상 시험에서 항비만 작용과 고혈압 개선 작용이 보고되었다.

적정량 사용의 허용성이 높다. 현재로서 의약품과의 상호작용으로 인한 유해반응이 보고된 바 없다.

| 효과 | 피로회복/고혈압 개선 작용/체중 증가 억제 및 감소 |

흰강낭콩 common bean, kidney bean, white kidney bean
학명: Phaseolus vulgaris

흰강낭콩 추출물의 α-아밀라아제 억제 작용 성분이 탄수화물을 흡수 지연시켜 항비만 작용 및 항당뇨 작용을 시사하고 있다.

예비 임상연구에서 다음과 같은 결과가 보고되었다. 먼저 건강한 자와 인슐린 비의존성 당뇨병 환자를 대상으로 한 시험에서 50g의 탄수화물(stachi) 식단과 흰강낭콩 추출물을 병용해서 투여한 결과, 대조군에 비해 식후 혈당 수치 및 인슐린 수치 상승이 건강한 자와 당뇨병 환자 두 그룹 모두에서 억제되었다. 또한 흰강낭콩 추출물 제품(Phase 2)의 체중감소 효과를 검증한 무작위 배정, 이중 맹검, 위약 대조 임상시험에서 비만인 50명에게 위약 그룹과 Phase2 (3,000mg, 2회 분할) 투여 그룹으로 8주간 실험한 결과,

39명이 1차 스크리닝을 통과하고 27명이 실험을 완료하였다. 실험 종료 시점의 체중 감소 폭은 Phase2 투여그룹이 3.79파운드(1주 평균 0.47파운드), 위약 그룹은 1.65파운드(1주 평균 0.21파운드)를 나타냈다(p=0.35). 중성지방 수치에 대해서도 Phase2 투여그룹은 평균 26.3mg/dL 감소, 위약 그룹은 평균 8.2mg/dL 감소하였다(p=0.07).

효과	당뇨병/비만
효능: 보통	안전성: 우수
주요성분	α-아밀라아제 억제 폴리펩티드, 식이섬유
작용	- α-아밀라아제 저해/항비만 및 당뇨병 개선 및 지질대사 개선 작용 - 항비만 작용 및 지질대사 개선 작용
용법용량	비만인에게 일일 900~1,800mg을 3~12개월 투여한 사례와 일일 3,000mg을 8주간 투여한 사례가 있음.
주의사항	동일한 작용기전을 가진 성분과의 병용에 주의
부작용	적정량 사용의 허용성이 높음. 단, 메스꺼움, 구토, 위통증, 설사를 유발할 수 있으며, 또한 조리되지 않은 흰강낭콩을 섭취하면 구토나 설사를 유발할 수 있다.
상호작용	현재로서 의약품과의 상호작용으로 인한 유해반응이 보고된 바 없음

흰느타리버섯

학명: Pleurotus cornucopiae

흰느타리버섯은 느타리과 느타리속에 속하는 버섯으로 주로 쓰러진 느릅나무 및 고목의 나무가지에서 자생한다. 최근 인공재배 기술이 확립되면서 생활습관병 예방을 위한 기능성 식품 소재로 활용되고 있다. 주요 유효성분은 다당류인 베타글루칸이며 그외 당알코올의 일종인 만니톨, 비타민류, 미네랄류, 각종 지질이 함유되어 있다. 기초연구에서 ACE 억제 작용 및 고혈압 개선 작용, 유전자 손상 억제 작용, 피트산 분해 활성, 2형 당뇨병의 혈당 억제 작용 등이 보고되었다. 또한 원재료 제조업체에 의해 종양 세포 증식 억제 작용, 면역 활성 작용, 혈당 상승 억제 작용이 시사되었다. 단, 인체를 대상으로 한 양질의 임상연구는 알려져 있지 않다.

풍부한 식경험을 가진 식용 성분으로 적정량 사용의 허용성이 높을 것으로 추정된다. 현재로서 의약품과의 상호작용으로 인한 유해사항은 보고된 바 없다. 또한 기초연구와 임상시험이 아직 충분하지 않아 향후 연구 성과가 기대되는 바이다.

효과	생활습관병 예방과 개선
효능: 보통	안전성: 우수

주요성분	(1→3)β-D-글루칸
작용	ACE 억제 작용 및 고혈압 개선 작용/유전자 손상 억제 작용/피트산 분해 활성
용법용량	확립되지 않음. 필요에 따라 전문의와 상담.
주의사항	동일한 작용기전을 가진 성분과의 병용으로 인한 상가작용 및 상승작용에 주의
부작용	식용 또는 건강기능식품 섭취에 관련된 특별한 문제는 알려져 있지 않음. 그러나 직업성 천식이나 흰느타리버섯 재배 농가의 호흡기 질환에 대한 증례 보고가 있음.
상호작용	현재로서 의약품, 건강기능식품, 식품과의 상호작용으로 인한 유해사항이 보고된 바 없음
비고	버섯류를 항암 작용의 목적으로 투여하는 경우가 있는데, 이는 숙주의 면역에 대한 활성화 작용에 의한 것이다. 유효성분인 다당류는 주로 β1,3-D-글루칸과 β-1,6-D-글루칸이다. 암 치료(화학요법, 방사선요법)시 흰느타리버섯 함유의 건강기능식품의 섭취가 상정되고 있다. 현재로서 암 치료와 흰느타리버섯의 상호작용으로 인한 유해사항은 보고된 바 없다. 따라서 적절한 품질관리 하에 제조된 제품을 알레르기 및 과민증이 없는 대상자에게 의사의 지시 하에 병용하는 조건으로 흰느타리버섯 제품을 암 치료의 보완요법으로 사용한다. 단, 효능과 안전성에 대한 평가는 향후 과학적 근거에 따라 변경될 수 있다. 또한 비용 효과적 관점에서 판단하는 것도 중요하다.

히알루론산 hyaluronic acid

히알루론산은 피부(표피와 진피), 연골, 관절액과 같은 체내 조직에 존재하는 뮤코다당류이다. 보습 기능이 뛰어나 피부 탄력성과 점탄성, 보습성을 유지하는데 중요한 역할을 한다. 히알루론산은 관절 연골과 관절액의 쿠션으로 작용하여 완충작용을 한다. 또한, 안구 내 유리체에도 존재한다.

피부의 히알루론산은 노화에 따라 감소하기 때문에, 미용 목적으로 이용되는 안티에이징(항노화)용 건강기능식품으로 주목받고 있다. 피부(진피)는 교원섬유인 콜라겐과 탄력섬유인 엘라스틴 및 뮤코다당류로 구성되어 있다. 히알루론산은 뮤코다당류로 보습기능이 있어 피부 탄력성을 유지하는 작용을 한다. 사람의 피부 속 히알루론산 양은 30대 이후부터 줄어들어 40대 이후로는 급격히 감소한다. 이에 따라 피부의 점탄성도 함께 감소된다.

피부 내 히알루론산은 대부분 각질층에 존재한다. 히알루론산은 친수성과 소수성 성질을 모두 가져 천연 보습 성분 작용 외에도 세라미드 등의 세포간 지질과 공동으로 피부 기능을 유지하는 것으로 추정된다. 또한, 히알루론산은 콜라겐보다 대사 회전이 빠르다는 특징이 있다.

히알루론산의 기능으로는 항산화 물질로서의 작용과 면역계에 미치는 영향이 시사되었다. 다양한 세포에서 히알루론산이 결합한 수용체가 발견되어 세포 내 정보 전달 기구에 대한 분석이 이루어지고 있다.

체내 조직의 구성성분으로 적정량 사용의 허용성이 높다.

| 효과 | 피부 보습성 및 점탄성 유지/피부와 관절연골 기능 유지 |

A - Z DHA ~ S-아데노실메티오닌

DHA docosahexaenoic acid

DHA(도코헥사엔산)은 EPA(에이코사펜타엔산, eicosapentaenoic acid)와 함께 어유에 많이 함유된 고도 불포화 지방산의 일종이다. 중성지방 수치를 개선하고 동맥경화성 질환을 예방한다. 항스트레스, 항알레르기, 항염증과 같은 작용도 알려져 있다.

DHA는 n-3계 지방산으로 분류되는 고도 불포화 지방산이다. 불포화 지방산에는 EPA와 DHA 등의 n-3계와 아라키돈산과 γ-리놀레산 등의 n-6계가 있다. DHA는 체내에서 합성이 충분하지 않기 때문에 일반적으로 체내 DHA의 양은 어유 섭취량을 반영한다. DHA는 체내에서 중추신경계, 망막, 심장, 모유 안에 많이 함유되어 있다. DHA는 아라키돈산과 지질 대사 경로에서 경합하기 때문에, n-3계와 n-6계와의 균형이 생활습관병 등의 이환율에 영향을 미치는 것으로 여겨진다.

역학연구에서 DHA 섭취가 심혈관 질환 감소, 나이관련 황반 변성(AMD) 감소, 인지증 진행 억제와의 연관성을 나타냈다. 소아의 혈중 DHA 저수치와 ADHD와의 관련이 시사되었다. DHA 및 EPA

가 풍부한 어류를 적절히 (미국 기준 일주일에 1~2인분 정도)섭취하면 심혈관 사망이 36% 감소하고 전체 사망률이 17% 감소한다는 연구 결과가 있다. 임상연구에서 고중성지방 혈증 개선, 우울증 개선을 나타냈다.

효과	고중성지방 혈증 개선/인지증 예방/심혈관 질환 예방/동맥경화성 질환 예방
효능: 양호	안전성: 우수
주요성분	DHA(도코헥사엔산, docosahexaenoic acid)
작용	- 고중성지방 혈증 개선/우울증 개선/동맥경화성 질환 예방 - 심혈관 질환 감소/나이관련 황반 변성(AMD) 감소/인지증 진행 억제
용법용량	임상연구에서 일일 수백mg ~ 1g 또는 2g 정도 투여한 사례가 많다. 이상지질혈증 환자에게 DHA를 4g 투여한 임상시험도 있다. 일차 예방 목적인 경우 어유 오메가3계 지방산 섭취량은 DHA와 EPA를 합하여 일일 250mg으로 충분하다. n-3계 지방산을 기준으로 설정된 일일권장량은 30~49세 기준으로 남성 2.6g 이상, 여성 2.2g 이상이다.
주의사항	동일한 작용기전을 가진 성분과의 병용에 주의
부작용	적정량 사용의 허용성이 높음
상호작용	현재로서 의약품과의 상호작용으로 인한 유해사항이 보고된 바 없음

EPA eicosapentaenoic acid, icosapentaenoic acid

EPA(에이코사펜타엔산, eicosapentaenoic acid)는 DHA(도코사헥사엔산, docosahexaenoic acid)와 함께 피쉬오일에 많이 함유되어 있는 다가불포화지방산의 일종이다. 중성지방수치를 감소시키고 동맥경화성 질환을 예방한다. EPA의 기능으로는 혈소판응집억제 작용, 항염증 작용, 항알레르기 작용, 적혈구변형능 항진과 혈액 점도 개선과 같은 작용이 알려져 있다.

EPA나 DHA등 오메가-3(n-3계) 지방산은 오메가-6(n-6계) 지방산과 함께 세포막을 결성하는 인지질에 존재한다. EPA가 대사되면 에이코사노이드라 일컫는 생리활성물질로 전환되어 다양한 작용을 한다.

기초연구에서 EPA투여에 의한 총 콜레스테롤, LDL, VLDL의 감소와 HDL의 증가가 보고되었다. 역학연구에서는 피쉬오일의 섭취로 심혈관 질환 감소, 나이관련황반변성(AMD) 감소, 인지증 진전 억제와의 관련성이 확인되었다.

임상연구에서는 고중성지방혈증 개선, 우울증 개선을 나타냈다.

효과	고중성 지방 혈증 개선/인지증 예방/심혈관질환 예방/동맥경화성 질환 예방
효능: 양호	안전성: 우수
주요성분	에이코사펜타엔산
작용	혈소판 응집 억제 작용/항염증 작용/항알레르기 작용 등
용법용량	임상연구에서 일일 수백mg ~ 1g 또는 2g정도 투여한 사례가 있다.
주의사항	동일한 작용기전을 가진 성분과의 병용에 주의
부작용	적정량 사용의 허용성이 높음
상호작용	현재로는 의약품과의 상호작용으로 인한 유해반응이 보고된 바 없음

L-카르니틴 L-carnitine

화학명: 3-hydroxy-4-N-trimethylaminobutyrate, 3-carboxy-2-hydroxy-N,N,N-trimethyl-1-propanaminium inner salt, beta-hydroxy-gamma-trimethylammonium butyrate

L-카르니틴은 체내에 존재하는 아미노산 중 하나이며, 세포 미토콘드리아 내막에 존재한다. 조직별로 보면 특히 심근과 골격근에 많이 존재한다. 특정 질환과 L-카르니틴 농도 증감의 관련성이 보고된 바 있다. 예를 들어 선천성 대사 이상이나 간경변, 하수체기능 저하증, 간기능의 합성 저하, 막수송운반의 부전, 신장의 재흡수 기능

장애 등으로 인해 혈중 L-카르니틴 농도 저하와 적혈구 등에서 L-카르니틴 농도 저하가 나타난다. 또한, 만성피로증후군 환자, 합병증을 동반한 당뇨병 환자에게서 혈중 L-카르니틴 농도의 저하가 보고되었다. L-카르니틴은 말기신장질환, 만성심부전, 협심증, 심근경색, 디프테리아심근염, 갑상선기능항진증, 남성불임 등에 효과를 나타내고 있다. 예비 임상연구에서 L-카르니틴이 비만에 보완요법으로 효과가 있음이 보고되었다.

효과	비만증/말기 신장 질환/만성심부전/협심증/심근경색/디프테리아 심근염/갑상선기능 항진증/남성불임증/카르니틴 결핍증
효능: 우수	안전성: 우수
주요성분	내재성 카르니틴은 L-카르니틴 및 프로피오닐-L-카르니틴, 그외 아실-카르니틴에스테르로 구성된 카르니틴 풀로 존재한다.
작용	- 심장기능개선 및 심근장애 억제 작용 - 비만증/말기신장질환의 수반증상 개선 작용/만성안정협심증의 운동내용능 개선/만성심부전에 따른 증상 개선/운동능력 및 지구력 향상/정자 운동성 개선 작용
용법용량	- 비만증: L-카르니틴 300mg을 함유한 포뮬러 식단을 석식으로 4주간 투여 - 만성 안정 협심증 및 만성심부전에 일일 2g (2회 분할)경구 투여
주의사항	동일한 작용기전을 가진 성분과의 병용에 주의
부작용	적정량 사용의 허용성이 높음. 소화기증상 등이 나타날 수 있음.
상호작용	다음과 같은 의약품에 대해서는 상호작용이 있을 수 있다.

	- 아세노쿠마롤(Acenocoumarol)
	- 와파린(Warfarin)
	- 지도부딘(Zidovudine, AZT)
	- Cefditoren Pivoxil
	- 세프디토렌 피복실(Pivampicillin)
	- 카르바마제핀(Carbamazepine)
	- 페노바르비탈(Pheno-barbital)
	- 페니토인(Phenytoin)
	- 발프로산(Valproic acid)
	- 갑상선 호르몬제
비고	미국의 일일 허용섭취량(ADI)은 20mg/kg이다.

S-아데노실메티오닌 SAMe, ademetionine, adenosylmethionine
화학명: S-adenosyl-L-methionine

S-아데노실메티오닌(SAMe)은 아미노산의 일종으로 메티오닌에서 합성되어 생체 내에 넓게 분포한다. 체내에서 100가지 이상의 생화학 반응에 관여하지만 노화에 따라 감소한다.

예비 임상시험에서 경증에서 중증도의 우울증, 관절염, 알코올성 또는 약제성 간손상, 섬유근육통에 대한 효과가 보고되었다.

SAMe의 항우울 작용 메커니즘에 대한 자세한 사항은 아직 밝혀지지 않았다. 뇌내 세로토닌 대사에 미치는 영향, 도파민과 노르에피네프린의 농도에 대한 작용이 보고되었다. 관절염과 류마티스 관절염에 대한 효과는 SAMe에 의한 항염증 작용, 연골 수복 촉진 작용 등이 알려졌다. 간손상시에는 메티오닌에서 SAMe의 합성 기능이 감소되어 이에 SAMe를 투여함으로써 개선이 인정되었다.

효과	항우울/파킨슨병에 동반되는 우울증 개선/관절염 개선/류마티스관절염에 따른 증상 개선/알코올 및 약제성 간손상 개선/섬유근육통 개선
효능: 양호	안전성: 우수
주요성분	S-아데노실메티오닌(S-adenosyl-L-methionine)
작용	- 뇌내 세로토닌 대사 조절/도파민 및 노르에피네프린 대사 조절/항염증 작용/연골 수복 촉진 작용 - 우울증/관절증 및 관절염/알코올성 및 약제성 간손상/섬유근육통
용법용량	- 우울증: 400~1,600mg/일 - 관절증 및 관절염: 600mg/일 - 알코올성 간손상 및 간병변: 1,200~1,600mg/일 - 섬유근통증: 800mg/일
주의사항	동일한 작용기전을 가진 성분과의 병용에 주의
부작용	적정량 사용의 허용성이 높으나 고용량을 섭취하면 두통과 소화기 증상이 나타날 수 있음.
상호작용	SAMe가 가진 작용으로 미루어 볼 때 다음과 같은 의약품에 대해서는 이론적으로 상호작용이 있을 수 있다. - 항우울제 - 덱스트로메토르판(dextromethorphan) - 페티딘(meperidine)

- 펜타조신(pentazocine)
- 트라마돌(tramadol)
- levodopa
- 모노아민옥시다제(MAO) 억제제

위의 의약품과의 병용에는 신중을 기하며 의사의 지시 하에 관련 지표를 모니터한다.

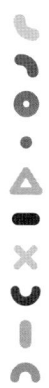

세상의 모든 비타민

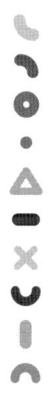